Ilse Gutjahr

Das große
Dr. Max Otto Bruker
Ernährungsbuch

Als wir 1969 unserem Berliner Ferienkind einmal einen dicken Sonnenblumenstrauß ins Zimmer stellten, meinte der Fünfjährige in breitestem Dialekt „Dat hab ik ehrlich nich jewusst, dat die Dinga wirklich wachsen." Er kannte sie nur vom Werbefernsehen.

„Sag mir, was du isst,
und ich sage dir, was du bist.“

Brillat-Savarin,
Die Physiologie des Geschmacks

Ilse Gutjahr

Das große Dr. Max Otto Bruker Ernährungsbuch

mit Fotos von Stephan Geiger

ISBN 978-3-89189-065-3
15. Auflage, 2022

Gesamtherstellung: Kösel, Krugzell
Fotos: Stephan Geiger, Köln
Umschlaggestaltung: Martin Gutjahr-Jung

Alle Krankheiten haben eine einheitliche Ursache: den Verstoß gegen die Schöpfungsgesetze

Dr. M. O. Bruker

Dankeschön

Alle Rezepte wurden in unserer hauseigenen Lehrküche zubereitet und an Ort und Stelle probiert.

Besonderen Dank an Erika Richter, die mir dabei eine große Hilfe war. Sie ist Köchin, Hauswirtschaftsmeisterin und natürlich Gesundheitsberaterin GGB.

Herzlichen Dank auch an Stephan Geiger, der die hervorragenden Fotos machte. **Die Speisen wurden übrigens ungeschönt fotografiert, also weder künstlich gefärbt noch mit Lack eingesprüht oder auf andere Art aufgepeppt und aufpoliert. Wir verzichten bewusst auf jeden optischen Betrug!**

Inhaltsverzeichnis

Fragen und Antworten von A–Z

Rezepte von A–Z

Liebe Leserin, lieber Leser,

Sie haben kein Kochbuch erworben oder geschenkt bekommen, sondern einen Ratgeber, der Ihnen die Grundlagen der vitalstoffreichen Vollwertkost vermittelt. Aufgezeigt an praktischen Beispielen. Sind Sie nun enttäuscht? Das will ich nicht hoffen, denn Sie finden außer Rezeptvorschlägen viele Tipps, Denkanstöße und Anregungen in diesem Buch, die Ihnen für die Zukunft nützlich sind und auch als Argument für die ewigen Ja-aber-Leute dienen können.
Vielleicht versuchen Sie gar nicht erst, mit Worten die Kritiker und Skeptiker zu überzeugen. Leben Sie die Vollwertkost vor. Damit haben Sie das beste Argument an der Hand. Wenn die anderen dann neugierig werden und mehr wissen möchten, können Sie ja ganz freundlich, sparsam und selbstverständlich einige Hinweise geben. Das viele Reden nützt meistens nichts, lassen Sie Ihre Werke (= leckere Speisen) sprechen.
Liebe geht bekanntlich durch den Magen. Das Interesse an dieser – übrigens uralten, natürlichen, neu entdeckten – Ernährung auch.
Viel Spaß beim Lesen und Zubereiten der Gerichte und guten Appetit!
Falls Sie noch Fragen oder Anregungen haben, schreiben Sie mir. Ich wohne im „Dr.-Max-Otto-Bruker-Haus“, Dr.-Max-Otto-Bruker-Str. 3, 56112 Lahnstein.

Ilse Gutjahr

Der Mensch hat die Pflicht,
gesund zu sein.
Nur so kann er den anderen helfen
und wird er ihnen nicht zur Last fallen.

Thomas Garrigue Masaryk

„Ich schmiere den Menschen keinen Honig um den Bart“

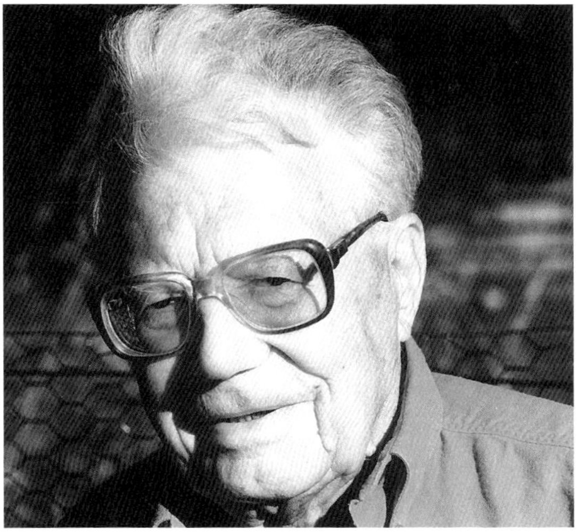

Dr. Max Otto Bruker (1909–2001) und Ilse Gutjahr im Gespräch

Lieber Dr. Bruker, in diesem Jahr (1996) kennen wir uns genau zwanzig Jahre ...

Dr. M. O. Bruker: Ist das nun ein Grund zum Freuen oder zum Weinen?

Zum Freuen natürlich. Ohne Sie säße ich jetzt sicher nicht so munter vor Ihnen. Die Schulmedizin hatte mir ja die Zukunft nicht gerade rosig ausgemalt... Vorgesehen waren ein Herzschrittmacher und künstliche Kniegelenke, die Operationen nicht eingerechnet, die man mir schon angetan hatte.

Dr. Bruker (lachend): ... Ja, Sie waren medizinisch nicht mehr viel wert.

Ich erinnere mich noch genau an Ihre Worte in der ersten Sprechstunde. Ich war mutlos, hatte Angst vor der nächsten Operation. Sie sagten: „Sie können sich natürlich operieren lassen. Aber der Arzt soll Ihnen vorher sagen, was Sie tun müssen, damit dasselbe Problem danach nicht wieder auftaucht. Denn die Ursache der Krankheit wird mit der Operation ja nicht beseitigt.“ Damit war bei mir der Groschen gefallen.

Und wozu brauchen Sie jetzt das Interview mit mir?

Weil mir bei diesem ersten Gespräch klar geworden war, dass ich wichtige Jahre meines Lebens auf Grund falscher ärztlicher Beratung und Behandlung vertan hatte. Nicht ein einziger Arzt hatte sich um die Krankheitsursachen gekümmert, sondern mich nur symptomatisch behandelt. „Organisch sind Sie vollkommen gesund!" war einer der Standardsätze. Es ging mir aber hundsmiserabel.
Vielleicht kann dieses Buch mit dazu beitragen, dass die Patienten mündiger werden. Hätte ich früher von Ihren Therapien und der Aufklärung über die wirklichen Krankheitsursachen erfahren, wäre mir und meiner Familie viel Leid erspart geblieben. Ich bin Ihnen für Ihre Hilfe sehr dankbar. Ich habe Ihnen damals bei meiner Entlassung versprochen, dass ich alles tun werde, um über diese Zusammenhänge zu informieren.

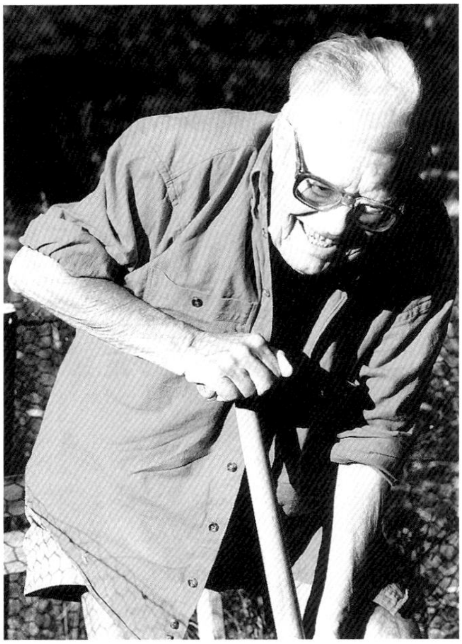

Das haben Sie ja auch umgesetzt. Ich habe nur meine Pflicht getan, also nichts Besonderes. Wir Ärzte lernen ja während des Studiums kein Wort über Krankheitsursachen. An Ihrer Stelle würde ich das natürlich nicht glauben, so unwahrscheinlich klingt das. Es ist aber so.

Als ich mit meiner Arbeit bei Ihnen begann, konnte ich mir über das wirkliche Ausmaß dieser Tatsache auch keine rechte Vorstellung machen.

Allein im Bereich der ernährungsbedingten Zivilisationskrankheiten entstehen in der Bundesrepublik gegenwärtig jährlich mehr als 133 Milliarden Mark* Kosten. Dabei handelt es sich um geschätzte Zahlen, da man vonseiten der Regierung und der Gesundheitsbehörden bestimmte Erkrankungen, die nachweislich ernährungsbedingt sind, in diese Summe gar nicht mit einbezogen hat.

* 75 Milliarden Euro im Jahr 2003, 120 Milliarden Euro im Jahr 2007

Die Kosten liegen also wesentlich höher?

Selbstverständlich. Man sucht ja zum Beispiel immer noch nach den Ursachen von „Rheuma". Es ist seit Jahrzehnten erwiesen, dass diese Krankheit ernährungsbedingt ist. Die Fakten darüber werden aber ignoriert.

Woran liegt das?

Dafür gibt es mehrere Gründe. Die ernährungsbedingten Zivilisationskrankheiten, aber auch die lebens- und umweltbedingten Krankheiten, haben sich zum lukrativen Wirtschaftsfaktor entwickelt. Es verdienen daran nicht nur die Ärzte und Krankenhäuser mit dem notwendigen Pflegepersonal, sondern auch Kureinrichtungen, Masseure, Krankengymnasten, Diäteinrichtungen, Hersteller von Medikamenten, Apotheken, Hersteller von „Gesundheitsartikeln" jeder Art usw. Es müssten nicht nur die Professoren, sondern auch deren Schüler aussterben. Dieser Spruch stammt nicht von mir, sondern von Max Planck!
Außerdem spielt der Zeitfaktor eine entscheidende Rolle.

Erklären Sie das den Lesern doch bitte.

Mit dem Zeitfaktor ist die lange Zeitspanne gemeint, die vergeht, bevor die Krankheit sich bemerkbar macht. Bei den ernährungsbedingten Zivilisationskrankheiten macht der Mensch etwa zwanzig bis dreißig Jahre Fehler, bevor er die unangenehmen Folgen zu spüren bekommt. Die Schäden sind dann nicht mehr rückgängig zu machen.

Zum Beispiel?

Nehmen wir einen Gallenstein. Etwa 70 Prozent der Bundesbürger haben auf Grund jahrzehntelanger Fehlernährung Gallensteine. Solange sie keine Beschwerden machen, spüren die Betroffenen nichts davon und essen weiter so, wie sie es für richtig halten. Die Steine bleiben, auch wenn der Mensch sich nach dieser „Entdeckung“ vollwertig ernährt.

Also ist es für eine richtige Ernährung immer zu spät?

So kann man das nicht sagen. Es bilden sich keine neuen Steine mehr, aber die vorhandenen bleiben, es sei denn, man lässt sie operativ entfernen. Aber auch dann wäre der Mensch ja nicht mehr heil, denn man entfernt in der Regel die Gallenblase. Die Operationsfolgen bleiben.

Ein weiteres Beispiel?

Nehmen Sie den Herzinfarkt. Er steht an erster Stelle der Todesstatistik. Der Patient kann jahrzehntelang Fehler machen, ohne dass er die Entwicklung dieser tückischen Krankheit spürt. Und dann trifft ihn der Infarkt meistens aus heiterem Himmel, ohne Vorwarnung.

Entwickeln sich alle ernährungsbedingten Zivilisationskrankheiten so schleichend? Sie betonen immer das Wort „Zivilisation“. Gab es sie früher nicht?

Zwei Fragen auf einmal. Die ernährungsbedingten Krankheiten entwickeln sich mit einer Ausnahme alle so. Die englischen Forscher Cleave und Campbell haben in dieser Hinsicht große Verdienste erworben. Sie sprechen von der „Regel der zwanzig Jahre“.

Das heißt?

Dass die Entstehung dieser Krankheiten im Durchschnitt zwanzig Jahre dauert.

Und die Ausnahme?

Zahnkaries kann man sich schon in wenigen Wochen antun. Der Verzehr konzentrierter Süßigkeiten ist die Ursache. Zum Beispiel Bonbons, Schokolade, Eis, Pudding, Marmelade, Kuchen und gesüßte Gebäcke, Cola und andere Limonaden, also Produkte, die mit Fabrikzuckerarten gesüßt werden.

Und warum Zivilisations*krankheiten?*

Bei Naturvölkern, die noch unberührt von unseren Fabriknahrungsmitteln, also unserer sogenannten Zivilisation leben, kommen sie nicht vor.

Ist unsere Bevölkerung nicht einfach zu träge, um die richtigen Konsequenzen zu ziehen? Dass Süßigkeiten den Zähnen schaden, weiß doch wohl jedes Kind.

Eine gewisse Trägheit ist sicher da. Sie setzt aber Uninformiertheit voraus. Die verantwortlichen Politiker und Gesundheitsbehörden müssten dafür Sorge tragen, dass jeden Tag in den Medien neutral und objektiv über die wirklichen Ursachen der ernährungsbedingten Zivilisationskrankheiten aufgeklärt wird. Stattdessen erleben wir zur besten Sendezeit unentwegt Werbung für krankmachende Fabriknahrungsmittel, die dem Verbraucher suggeriert, dass er sie sorglos konsumieren kann. Sie ist oft so gestaltet, dass Übergriffe in den gesundheitlichen (medizinischen) Bereich erfolgen, und sie spricht besonders Kinder und Jugendliche an.

Zum Beispiel?

Die Werbung für Margarine, Milch, Süßigkeiten ... Bei der Milch gibt man sich zum Beispiel „wissenschaftlich", indem man in der Werbung und in neutral wirkenden redaktionellen Artikeln so tut, als könne man am besten nur mit Milch seinen Calciumbedarf decken. Bei der Margarine wird die Angst um den zu hohen Cholesterinspiegel geschürt. Bei den Süßigkeiten hagelt es Vitamine, Mineralstoffe usw.

Da müssten doch alle Ärzte aufstehen „wie ein Mann"!

Schön wär's. Aber ich sagte doch schon zu Anfang, dass wir Ärzte an der Universität über diese ursächlichen Zusammenhänge nichts lernen. Wir werden hervorragend ausgebildet in Diagnostik und symptomatischer Linderungsbehandlung. Wir können ja auch dankbar sein, dass es immer bessere technische Möglichkeiten gibt, zum Beispiel Operationen nach Unfällen und Entfernung von Gallensteinen, Nierensteinen usw. Hier leistet die sogenannte Notfallmedizin Hervorragendes. Das darf aber nicht darüber hinwegtäuschen, dass sich die Medizin zu wenig um die Ursachen gerade der vermeidbaren Zivilisationskrankheiten kümmert. Über die Verknüpfung wirtschaftlicher Interessen mit so genannten wissenschaftlichen Interessen wissen die meisten Ärzte gar nichts.

Welche Krankheiten sind ernährungsbedingt?

Mit absoluter Sicherheit sind folgende Krankheiten durch Ernährung verursacht und daher verhütbar:

1. Der Gebissverfall, die Zahnkaries, die Parodontose und Zahnfehlstellungen. Letztere als Folge der Ernährungsfehler der vorigen Generationen.
2. Die Erkrankungen des Bewegungsapparates, die so genannten rheumatischen Erkrankungen, die Arthrose und Arthritis, die Wirbelsäulen- und Bandscheibenschäden.
3. Alle Stoffwechselkrankheiten wie Fettsucht, Zuckerkrankheit, Leberschäden, Gallensteine, Nierensteine, Gicht usw.
4. Die meisten Erkrankungen der Verdauungsorgane wie Stuhlverstopfung, Leber-, Gallenblasen-, Bauchspeicheldrüsen- sowie Dünn- und Dickdarmerkrankungen, Verdauungs- und Fermentstörungen.
5. Gefäßerkrankungen wie Arteriosklerose, Herzinfarkt, Schlaganfall und Thrombosen.

6. Mangelnde Infektabwehr, heute Immunschwäche genannt, die sich in immer wiederkehrenden Katarrhen und Entzündungen der Luftwege, den so genannten Erkältungen, und in Nierenbecken- und Blasenentzündungen äußert.
7. Die meisten der sogenannten Allergien.
8. Manche organische Erkrankungen des Nervensystems.
9. Auch an der Entstehung des Krebses ist die Fehlernährung in erheblichem Maße beteiligt.

Wegen Ihrer radikalen Äußerungen werden Sie seit Jahren massiv angegriffen.

Radikal sind sie höchstens insofern, als sie an die „radix", die Wurzel des Problems, gehen. Radikal sind meine Äußerungen sonst nicht, aber konsequent und ursachenbezogen. Als Arzt habe ich es tagtäglich mit Kranken zu tun. Täglich erreichen mich außerdem zahlreiche Briefe und Anrufe von Ratsuchenden. Ich helfe den Patienten ja nicht, wenn ich Rücksicht auf ihre falschen Gewohnheiten nehme, damit sie diese womöglich beibehalten können.

Das heißt, Sie machen sich lieber unbeliebt, als den Menschen „Honig um den Bart zu schmieren"?

Es ist mir gleichgültig, ob ich mich beliebt oder unbeliebt mache. Ich muss mir selber treu bleiben und das sagen, was meine Pflicht ist und was ich als richtig erkannt habe. Ich käme mir unmoralisch vor, wenn ich in Gesundheitsfragen Schönfärberei betriebe. Dies überlasse ich gern anderen, möchte es dann aber als Scharlatanerie bezeichnen. Wenn man dem Patienten die Zusammenhänge seiner Krankheit logisch erklärt und ihm Wege zur Verhütung und Besserung aufzeigt, ist er bereit, diesen neuen Weg zu gehen. Diejenigen, die noch nichts spüren und sich noch gesund oder halbwegs gesund fühlen, die kommen ja nicht zu mir. Meistens habe ich Patienten und Ratsuchende, die schon Dutzende Kolleginnen und

Kollegen aufgesucht haben. Da ihnen dort nicht geholfen wurde, kommen sie, weil sie gehört haben, dass ich „anders als die anderen" behandle.

Ja, so erging es mir auch. Die Antwort der Schulmedizin auf jahrelang anhaltende Herzrhythmusstörungen war „Herzschrittmacher", während Sie damals sagten: „Was hat denn Ihr Herz so aus dem Rhythmus gebracht?" Das hatte mich von etwa dreißig Ärzten nicht ein Einziger gefragt.

Ich möchte noch auf eine Bemerkung von Ihnen zurückkommen. Ja, ich werde angegriffen. In diesem Jahr werde ich 87 Jahre alt. Selbst in diesem biblischen Alter muss ich anscheinend noch so gefährlich sein, dass zum Beispiel die Deutsche Gesellschaft für Ernährung (DGE) und deren Interessenvertreter und Steigbügelhalter kaum eine Gelegenheit auslassen, mich zu denunzieren.

Ja, das stimmt. Ich habe es in den zwanzig Jahren immer wieder erlebt. Könnten Sie mit Ihrer Kritik nicht etwas zurückhaltender sein?

Nein, das wäre Verrat an der Sache. Wie soll ich damit vor mir selbst bestehen? Die DGE ist und bleibt das Sprachrohr der Nahrungsmittelindustrie.

Wegen dieser Behauptung hat die DGE Ihnen ja 1985 bereits Klage angedroht.

Und ebenso schnell wieder zurückgenommen, als ich Beweismaterial vorlegen konnte.

Man denunziert Sie trotzdem oder gerade deshalb?

Ja. Man weiß, dass meine Aussagen, getroffen auf Grund jahrzehntelanger Erfahrungen am Patienten, stimmen, kann mir aber aus wirtschaftlichen Gründen nicht zustimmen.

Und Ihre Konsequenz?

Natürlich weitermachen. Wer wagt es denn sonst noch, den Mund aufzumachen? Ich befinde mich in guter Gesellschaft. Meinen Vorbildern, dem Schweizer Arzt Bircher-Benner und dem großen Ernährungsforscher Professor Kollath, hat man ja auch übel mitgespielt. Man hat sie verleumdet, als Scharlatane bezeichnet, Professor Kollath vonseiten der DGE wegen seiner Fütterungsversuche sogar als „Rattenkönig" denunziert und ins Abseits zu stellen versucht. Ich gelte natürlich auch als unwissenschaftlich, weil ich meine Erkenntnisse und Erfahrungen so formuliert habe, dass sie jeder Laie verstehen und danach handeln kann. Und weil ich das Kind beim Namen nenne. Das tut „man" natürlich nicht, wenn „man" in den elitären Kreisen weiterhin anerkannt sein will. Mir geht es aber nicht um Anerkennung, sondern um Aufklärung zum Wohl der Ratsuchenden und Patienten.

Ihre große Leserschaft zeigt ja auch, dass Ihre Botschaft verstanden wird. Was war in Ihrem beruflichen Leben die wichtigste Entscheidung? Wann haben Sie mit dem „Querdenken" angefangen?

Als junger Arzt merkte ich recht bald, dass die Realität anders aussieht als das im Studium vermittelte Wissen. Es störte mich verhältnismäßig früh und stark, dass die Krankheiten nur symptomatisch behandelt wurden. Ärztliche Vorbilder während der Studienzeit, aber auch während meiner Tätigkeit als Assistenzarzt lenkten mich in die spätere Richtung. Das, was Sie als „Querdenken" bezeichnen, hat ja nicht über Nacht begonnen, sondern sich über lange Zeit historisch entwickelt. Die Lesungen zum Beispiel bei dem berühmten Professor August Bier in Berlin, einem Chirurgen, der für biologische Methoden aufgeschlossen war, bleiben mir unvergesslich. Er war ein überzeugender, hochbegabter Lehrmeister.

Sie haben auch Professor Sauerbruch erlebt?

Ja. Meine Sympathien hatte er aber nicht unbedingt. Er war den Patienten gegenüber oft rücksichtslos, fast brutal. Es passte zu ihm, dass er sich den Nazis angedient hat. Eine Vorlesung bei ihm schwänzte ich schon mal, bei Professor Bier nie.
Die wichtigste Entscheidung für mein berufliches und privates Leben war der Entschluss, nach Bremen zu gehen. Dort arbeitete ich vor dem Krieg als Oberarzt bei Dr. Martin Schlütz in der homöopathisch-biologischen Klinik der Bremer Krankenanstalten. Er war mir Vorgesetzter, Vorbild und Freund zugleich. Ich habe Wesentliches von ihm gelernt. Dort lernte ich auch meine Frau kennen, die auf der Station als Krankenschwester arbeitete. Danach führte ich in Bremen eine ärztliche Praxis. Der Krieg machte alles zunichte. Wir wurden ausgebombt. Nach dem Krieg übernahm ich in Lemgo die ärztliche Leitung der Anstalt Eben-Ezer mit etwa 1500 geistig und körperlich behinderten Menschen.

Welche Unterstützung hatten Sie dabei?

Im Grunde keine. Es gab ja kaum Medikamente oder Hilfsmittel, um diese Menschen ärztlich gut zu versorgen. Zähneziehen, Entlausen, der Kampf gegen die Krätze und alle anderen notwendigen gesundheitlichen Maßnahmen wurden von mir zunächst mit einfachsten Mitteln durchgeführt.

Dort führten Sie – also nach 1945 – die Vollwerternährung erstmalig konsequent nach Ihren Vorstellungen durch.

Ja, da ich die Pfleglinge kostenlos behandelte, baute mir der damalige Anstaltsleiter aus Dankbarkeit eine kleine Klinik mit etwa 70 Betten, sodass ich auch andere Patienten ebenfalls versorgen konnte. Natürlich erhielten alle eine vollwertige Ernährung.

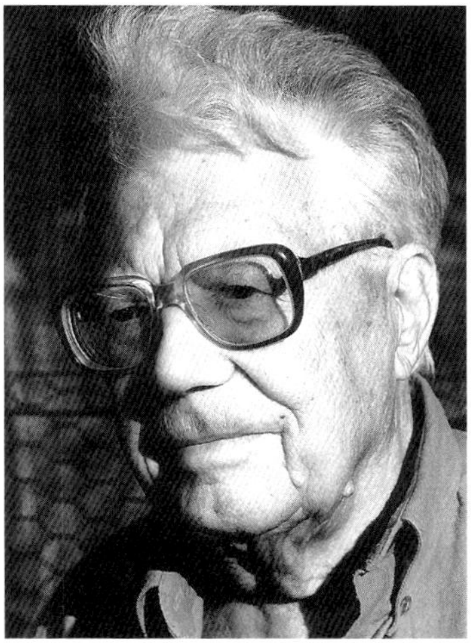

Dreißig Jahre oblag Ihnen die ärztliche Versorgung der Anstalt Eben-Ezer. In dieser Zeit entdeckten Sie auch das von Ihnen als „Verträglichkeitsproblem" bezeichnete Symptom, das bei Umstellung auf eine vitalstoffreiche Vollwertkost auftreten kann.

Ja, ich beobachtete diese Zusammenhänge Jahrzehnte an den Patienten. In erster Linie können diese Störungen bei Leber-, Galle-, Magen-, Darmempfindlichen auftreten. In diesem Fall müssen besonders die Fabrikzuckerarten gemieden werden und Auszugsmehlprodukte, die ja meistens mit Fabrikzucker gesüßt sind. Es sind weiterhin alle Säfte zu meiden und gekochtes Obst. In letzter Zeit nenne ich auch Trockenfrüchte als Störenfriede, weil viele Menschen meinen, sie ernährten sich gesund, wenn sie Trockenfrüchte essen. Oftmals wird der Frischkornbrei fälschlicherweise damit zubereitet. Dabei heißt er doch *Frisch*kornbrei und nicht *Trockenfrüchte*brei!

Ist der Frischkornbrei Ihre Entdeckung?

Nein, ich habe ihn von Professor Kollath übernommen und erstmalig in der Bundesrepublik mit großem Erfolg im klinischen Bereich eingesetzt und natürlich auch in der ambulanten Sprechstunde empfohlen. Professor Kollath hat wiederum das vom Schweizer Arzt Maximilian Bircher-Benner inaugurierte „Müsli", das ja aus Haferflocken bestand, „weiterentwickelt", indem er statt der Haferflocken frisches, keimfähiges Getreide nahm.

Gerade der Verzehr von rohem Getreide wird neuerdings von vielen angeprangert.

Ja, von vielen inkompetenten Schwätzern, die über keinerlei klinische Erfahrung und Beobachtung über lange

Zeit am Patienten verfügen. Wer einmal erlebt hat, welche Wirkung von einer frischkostreichen vitalstoffreichen Vollwertkost ausgeht, und deren Herzstück ist ja der Frischkornbrei, der kann so ein dummes Gerede über das Getreide nicht mehr ernst nehmen. Aber die „Besserwisser vom Dienst“ sterben ja nie aus.

Wie viel hat Ihre jahrzehntelange Aufklärung nach Ihrer Meinung bewirkt?

Wenn ich die anhaltende Nachfrage nach meinen Büchern betrachte, ist sehr viel Bewegung an der Basis entstanden. Es sind über drei Millionen Exemplare verkauft und sicher dreimal so viel gelesen worden. Dazu habe ich zehntausende Patienten in mehr als sechzig Jahren behandelt. Das, was heute als Vollwerternährung propagiert wird – meistens verwässert und falsch –, ist, zumindest von mir, bereits in den fünfziger und sechziger Jahren angestoßen und umgesetzt worden.

Sie werden ja deshalb spaßeshalber auch gern als Vollwertpapst bezeichnet.

Na ja. Diese „Auszeichnung“ habe ich nicht erfunden. Aber ich denke, dass ich mit 87 Jahren mit Fug und Recht von langjähriger und großer Erfahrung auf diesem Gebiet sprechen darf, auch wenn manche Kritiker dies nicht gern hören und wahrhaben wollen.

Sind Sie stolz darauf, die gemeinnützige Gesellschaft für Gesundheitsberatung GGB in Lahnstein gegründet zu haben? Sie wird 1998 immerhin auch schon zwanzig Jahre existieren.

Vielleicht erlebe ich dieses Jubiläum noch. Die Gründung war damals eine notwendige Entscheidung. Vielleicht die wichtigste in meinem beruflichen Leben. Es war nötig, ein Verbraucherforum zu schaffen, in dem, unabhängig von wirtschaftlichen Interessengruppen, klare Informationen über Krankheitsursachen vermittelt werden. Es gibt inzwischen zahlreiche Nachahmer dieses Modells „Gesundheitsberatung", aber in erster Linie wurde von den anderen nur die Bezeichnung übernommen. Bei genauerem Hinsehen hat kein einziger Verband die Geradlinigkeit der GGB und deren umfassenden, ganzheitlichen Ansatz. Vor allen Dingen entpuppen sich diejenigen, die sich unabhängig nennen, als ausgesprochen abhängig von Meinungen. Aus wirtschaftlichen Gründen.

Gibt es GGB-ähnliche Modelle in der Bundesrepublik?

Nein, in dieser unabhängigen und mutigen Form nicht.

Warum haben Sie außerdem eine gemeinnützige „Dr.-Max-Otto-Bruker-Stiftung" gegründet?

Damit habe ich mir einen Lebenstraum erfüllt. Ich wollte immer stärker die Gesundheitsprophylaxe betreiben. Die Stiftung gibt der Durchführung dieser Aufklärung den notwendigen Rahmen. Sie hat aus meinen privaten Mitteln und aus Spenden ein Haus gebaut, eine Begegnungsstätte für Jung und Alt, in der Menschen Rat und Hilfe holen können. Außerdem bilden wir dort unter fachkundiger Leitung interessierte Menschen zu Gesundheitsberatern GGB aus. Wir fördern Studenten und bieten Ärztefortbildung zu naturheilkundlichen Themen an. Wir halten Vollwertkochkurse ab, die von einer ausgebildeten Köchin und Hauswirtschaftsmeisterin geleitet werden. Und, sehr wichtig: Der Gestalttherapeut und Philosoph Dr. Mathias Jung bietet Lebensberatung, Einzeltherapie und Selbsterfahrungsgruppen an. Gerade die Lebensberatung liegt mir sehr am Herzen. Die Termine für Gespräche und Wochenendseminare sind stark gefragt. In diesem Haus ist auch der emu-Verlag untergebracht, also kompakte Gesundheitsinformationen unter einem Dach und aus einer Hand.

Haben Sie noch Pläne für die Zukunft?

Ich möchte weiterhin das Bewusstsein für eine richtige Gesundheitsprophylaxe stärken, diese Gedanken noch in weiteren Büchern niederlegen. Im Übrigen werde ich meine Mitarbeiter unterstützen auf dem Weg zur Selbstständigkeit, denn sie müssen ja eines Tages ohne mich auskommen und sich für diese Ideen einsetzen.

Geht es Ihnen gesundheitlich gut?

Ja. Leider habe ich die von mir propagierte gesunde Lebensweise – wie Millionen andere auch – etwa vierzig Jahre zu spät kennengelernt. Das berühmte Loch im Zahn bleibt, der Zahn wird nie mehr heil. Aber dennoch kann ich zeigen, dass es sich lohnt, auch im fortgeschrittenen Alter mit vierzig, fünfzig Jahren und noch später sein Leben umzugestalten, seine Ernährung richtigzustellen. Die Änderung der Ernährung, wie sie in diesem Buch aufgezeigt wird, bringt als wichtiges Aha-Erlebnis zwangsläufig positive Änderungen auch in anderen Lebensbereichen mit sich. Ich halte es mit Arthur Schopenhauers Aphorismus zur Lebensweisheit: „Im Alter gibt es keinen schöneren Trost, als dass man die ganze Kraft seiner Jugend Werken einverleibt hat, die nicht mitaltern."

Danke für das Gespräch und Ihre Geduld. Sie werden die Leser in vielen anderen Fragen durch dieses Buch begleiten. Ich darf noch verraten, dass Sie auch die Rezepte begutachtet und probiert haben.

Ja, und sie haben mir sehr gut geschmeckt. Dem Buch wünsche ich besten Erfolg und weiteste Verbreitung!

September 1996

Gehabte Schmerzen

Vier sitzen kreuzvergnügt beim Tee –
dem fünften tut ein Stockzahn weh,
und er erlaubt sich, ganz bescheiden,
zu reden von dem bösen Leiden.
Doch öffnet er noch kaum die Lippe,
spricht schon der erste von der Grippe,
die jüngst ihn schauerlich gequält.
Der zweite von der Gicht erzählt,
an der ganz grausam er gelitten –
was wiederum Anlass gibt dem dritten,
gleich klar zu schildern seinerseits,
den – längst vergangenen – Nierenreiz.
Der vierte überspielt sie alle;
er spricht von seinem seltnen Falle:
Als Kind – 's ist vierzig Jahre her –
erkrankte er an Typhus schwer …
So drücken an die Wand sie glatt
den, der die Schmerzen wirklich hat,
um am Bewußtsein sich zu laben,
noch ärgere gehabt zu haben.

Eugen Roth

Jetzt erst recht!

*Lasst die Nahrung
so natürlich wie möglich.*

Prof. Dr. Werner Kollath

Die oben stehende Forderung Werner Kollaths zu erfüllen, ist heute schwieriger denn je. Die „toxische Gesamtsituation“*, wie sie der Toxikologe Prof. Dr. Fritz Eichholtz bereits vor Jahrzehnten diagnostizierte, hat alle Prognosen übertroffen.
Wir erlebten am 26. April 1986 den GAU (Größter Anzunehmender Unfall) von Tschernobyl und sind weltweit Mitbetroffene. Dies hat den Bau weiterer Atomkraftwerke ebensowenig aufhalten können, wie die Zerstörung von Hiroshima und Nagasaki den Bau weiterer Atombomben und Atombombenversuche. Die radioaktive Belastung bleibt für Generationen und Jahrhunderte.
Der Lebensmittelbestrahlung entgehen wir in der Bundesrepublik ebenfalls nicht, obwohl sie offiziell bisher nicht zugelassen wurde. Aber die Einfuhr bestrahlter Nahrung ist nicht mehr kontrollierbar.
Dazu kommt neuerdings die Gentechnik. Erstmalig kann man gezielt die Erbmasse bei Pflanzen, Tieren und Menschen verändern. Freigesetzte Organismen und manipulierte Erbinformationen sind nicht rückholbar. Es besteht kein Bedarf für diese Technik, doch deren Vertreter erwarten Milliardengeschäfte. Rücksichtslos wird vonseiten der Polititker nach ausschließlich wirtschaftlichen Gesichtspunkten entschieden, die gesundheitlichen Aspekte lässt man außer acht. Für auftretende Schäden haftet der Gesetzgeber jedenfalls nicht.**

* Toxikologie = Lehre von den Giften

** Andrioli/Fuchs: „Die Saat des Bösen“, emu-Verlag

Macht es unter diesen Umständen überhaupt noch einen Sinn, sich an die Regeln einer vitalstoffreichen Vollwertkost zu halten? *Jetzt erst recht*, denn es wird bei allen Diskussionen über Umweltschäden gern vergessen, dass der Forderung Kollaths nach einer vollwertigen Nahrung die fabrikatorische Veränderung der Lebensmittel zugrundelag. Die ernährungsbedingten Schäden begannen mit Einbruch der Technik in den Lebensmittelbereich (Ende des 19. Jahrhunderts). Ein durch minderwertige Fabriknahrungsmittel geschädigter und geschwächter Mensch wird mit den Umweltbelastungen natürlich noch viel weniger fertig als ein gesunder. Wehren Sie sich gegen all diese Zumutungen. Dies ist zentrale Verpflichtung und Aufgabe jedes Einzelnen! Ändern Sie das, was in Ihren Möglichkeiten liegt. Nichts ist leichter, als den täglichen Ernährungstrott *sofort* abzustellen. Sie brauchen niemanden zu fragen, sondern können als erwachsener Mensch für sich ganz persönlich diese positive Entscheidung treffen.

Ihre Familie macht nicht mit?

„Aber meine Familie macht nicht mit", haben Sie das gerade gedacht? Wenn Patienten mit diesem Einwand Dr. M. O. Bruker gegenübertreten, erwidert er: „Was hat diese Entscheidung mit Ihrer Familie zu tun? *Sie* sollen für sich etwas machen. Bereiten *Sie* die Nahrung für sich so gut und schmackhaft zu, dass die anderen Familienmitglieder davon am liebsten probieren möchten. Und dann sagen Sie: ‚Das hat mir der Doktor verordnet. Da muss ich ihn erstmal fragen, ob das für Euch auch gut ist.'"

Sie haben keine Zeit?

Spaß beiseite. Aber kommen Sie nicht mit Ausreden, warum gerade von Ihnen eine Vollwertkost nicht so einfach durchzuführen ist. Keine Zeit? Sie sind berufstätig? Die Umstellung der Vollwerternährung beginnt im Kopf. Wenn Sie verstanden haben, *was* zu ändern ist, dann kommt das *Wie* von alleine. Die Berufstätigkeit ist kein

Hinderungsgrund, denn die Zubereitung von zum Beispiel warmen Gerichten ist weniger zeitaufwändig als die „übliche" Kocherei. In der Zeit, in der Sie früher allein das Fleisch zubereitet haben, ist das vollwertige Gericht insgesamt fertiggestellt.
Natürlich, Fastfood-Essen, Dosen-Menüs in der Mikrowelle aufwärmen, das geht am schnellsten. Damit können und wollen wir jedoch nicht konkurrieren.

Zu teuer?

Sie meinen, Vollwerternährung sei zu teuer? Das Gegenteil ist richtig! Hier zwei Beispiele:

Vollwertiges Frühstück:

Frischkornbrei, schmackhaft und üppig zubereitet	0,81 €
1 Vollkornbrötchen, selbst gebacken	0,10 €
20 g Butter	0,10 €
Aufstrich, selbst gemacht	0,15 €
Honig	0,05 €
Kräutertee	0,05 €
	1,26 €

Übliches Frühstück:

Vollwertkost ist billiger als Normalkost

2 Brötchen	0,41 €
40 g Butter	0,20 €
1 Scheibe Schinken	0,37 €
1 Scheibe Wurst	0,29 €
1 Ei	0,18 €
Honig	0,05 €
2 Tassen Kaffee mit Sahne	0,20 €
	1,70 €

Das Frischkorngericht ist das Herzstück einer vitalstoffreichen Vollwertkost. Wenn das Frühstück richtig zubereitet wird, macht es so satt, dass bis zum Mittagessen in der Regel keine Zwischenmahlzeiten mehr benötigt werden. Die Kalkulation für die Hauptmahlzeiten fällt ähnlich günstig aus wie für das Frühstück. Vollwerternährung ist nicht teurer! Im Übrigen kostet die fabrikatorische Herstellung von Nahrungsmitteln zwangsläufig mehr als natürliche, unbearbeitete Lebensmittel.

Es ist alles zu spät?

Sie kommen zu spät? Sie sind bereits krank? Die ernährungsbedingten Zivilisationskrankheiten sind alle im strengen Sinne nicht mehr heilbar. Aber sie lassen sich durch Richtigstellen der Nahrung günstig beeinflussen. Der Mensch ist bis ins hohe Alter hinein lernfähig, der Stoffwechsel beeinflussbar. Am einfachen Beispiel der Stuhlverstopfung wird dies besonders deutlich. Patienten im hohen Alter von über 80 Jahren, die seit ihrer Kindheit an hartnäckiger Stuhlverstopfung leiden und ohne Abführmittel nicht zurechtkommen, werden innerhalb von drei Tagen von diesem lästigen Symptom befreit (s. Dr. M. O. Bruker: „Stuhlverstopfung in 3 Tagen heilbar – ohne Abführmittel“, emu). Aber auch alle anderen Krankheiten, die durch falsche Ernährung entstanden sind, lassen sich selbstverständlich durch eine vitalstoffreiche Vollwertkost beeinflussen.

Ärzte werden im Studium manipuliert

Sie meinen, wenn dies so einfach wäre und stimmig, dann hätte man die Bevölkerung – und natürlich die Ärzte – längst darüber informiert? Natürlich nicht, denn im Gesundheitsbereich werden ja gerade die Ärzte am stärksten fehlgeleitet und schon während ihrer Ausbildung im Studium manipuliert. Von der Nahrungsmittelindustrie, von der Pharmaindustrie, von der Lobby also, die ihren Umsatz gesichert sehen will. Genau das ist der Grund, warum es so schwierig ist, die richtigen Informationen zu erhalten.
Im Nahrungsmittelbereich haben Kartoffeln, Äpfel, Tomaten, Mohrrüben und andere Lebensmittel keine Lobby. Aber die Konzerne, die aus *Lebens*mitteln *Nahrungs*mittel produzieren (Konserven, Präparate), verfügen über ausreichende finanzielle Mittel, um Fehlinformationen zu verbreiten. Und zwar so geschickt, dass Sie – die Verbrau-

cher – es nicht merken. Der Laie kommt gar nicht auf die Idee, dass es so ist. Er nimmt als selbstverständlich an, dass gerade Ärzte Hüter der Gesundheit seien. Durch gesteuerte Fehlinformationen wird erreicht, dass das „Geschäft" der Ärzte nicht verdorben wird, das heißt, dass weiterhin genügend Krankheiten entstehen. Ein Skandal ohnegleichen!

Die Deutsche Gesellschaft für Ernährung (DGE), das Sprachrohr der Nahrungsmittelindustrie

In der Bundesrepublik ist die in Bonn ansässige Deutsche Gesellschaft für Ernährung (DGE) das Sprachrohr der Nahrungsmittelindustrie. Diesen Vorwurf musste sie bereits von dem großen Ernährungsforscher Professor Dr. Werner Kollath einstecken, der sie als DGF = Deutsche Gesellschaft für Fehlernährung bezeichnete. Dr. M. O. Brukers Vorwurf gegen die DGE war in dieser Hinsicht also lediglich eine Wiederholung altbekannter Tatsachen. Dass er auch heute noch stimmt, zeigt zum Beispiel der ehemalige DGE-Präsident und spätere (1996) Vizepräsident Prof. Dr. Volker Pudel. Er schrieb das mehrseitige lobende Vorwort für den Hausprospekt von McDonald's, zusammen mit Professor Hötzel (Uni Bonn), der die Interessen der Nahrungsmittelindustrie ebenfalls vertritt. Hier ein Pudel-Zitat aus der McDonald's Broschüre:
„Fast Food-Restaurants sind exakt auf die Bedürfnisse des modernen Essens eingestellt: angemessene Portionen zur richtigen Zeit... McDonald's unterstützt den flexiblen Essstil, hält zu jeder Zeit Zwischenmahlzeiten bereit und ist schnell erreichbar... Fast Food-Restaurants verkörpern so in gewisser Weise den modernen Lebensstil...".
Die Zeitschrift „natur" griff die hartnäckigen Vorwürfe der industriellen Abhängigkeit auf und bestätigte sie nicht nur in ihrer Zeitschrift 9/94, sondern demaskierte die Machenschaften der DGE und ihrer hörigen Professoren mit weiteren intimen Details. Auch DER SPIEGEL zauste (1996) Herrn Pudel ob seiner zahlreichen bezahlten Fremdauftritte und bezeichnete seine DGE-Vizepräsidentschaft mokant als „Nebenberuf".

„Essen und trinken Sie nichts, wofür Werbung gemacht wird!"

Dieser Satz Dr. M. O. Brukers gilt ohne Ausnahme. Orientieren Sie sich an den Regeln der Natur! Trauen Sie künftig keiner Produktwerbung der Nahrungsmittelindustrie. Wir zeigen Ihnen in diesem Buch, wo es langgeht.

Neun Zehntel unseres Glückes
beruhen allein auf der Gesundheit.
Mit ihr wird alles eine Quelle
des Genusses.
Hingegen ist ohne sie kein äußeres
Gut, welcher Art es auch sei,
genießbar.

Schopenhauer

Was ist eine vitalstoffreiche Vollwertkost?

Vollwert ist nicht gleich Vollwert

Diese Frage ist berechtigt, denn zu viele erheben inzwischen den Anspruch darauf und verwässern den Begriff Vollwertkost beziehungsweise Vollwerternährung, um ihre Produkte oder/und ihre verschiedenen Ernährungsphilosophien mit dieser Bezeichnung schmücken zu können. Auch die DGE spricht von Vollwerternährung, ist aber weit davon entfernt. Wenn sie neuerdings die Betonung auf etwas mehr Frischkost und Vollkornbrot legt, kann die DGE die Scharte nicht auswetzen, die sie durch jahrzehntelange falsche Kalorienlehre, Cholesterin-Hysterie und Fett-macht-fett-Theorie gesetzt hat. Im Übrigen reicht die allgemeine Empfehlung, Vollkornbrot zu verzehren, bei weitem nicht aus, denn der übliche Bäcker versteht sein Handwerk nicht mehr. Das, was als Vollkornbrot die technische Backstraße verlässt und über den Tresen gereicht oder im Supermarkt angeboten wird, darf sich zwar so nennen, ist aber ein industrielles Fertigprodukt mit Auszugsmehl und Zusatzstoffen. Mehr darüber im Kapitel „Unser täglich Gipsbrot gib uns heute“ (s. S. 224).

Was also ist Vollwertkost? Nach Professor Kollath eine Nahrung, die so natürlich wie möglich sein sollte. Diejenigen, die die Vollwertkost „weitgehend“ beherzigen, sehen in Kollaths Zusatz „wie möglich“ einen Freibrief. Ihnen reicht auch die von Kollath erstellte Tabelle „Die Ordnung unserer Nahrung“ nicht. Sie möchten abmildernd Konserven und Präparate am liebsten als „noch empfehlenswert“ eingestuft sehen.

„So natürlich wie möglich" heißt jedoch, dass Fabriknahrungsmittel möglichst nicht in der Nahrung enthalten sein sollten, denn dann ist sie ja nicht mehr natürlich.

Fanatismus schadet nur

Dr. M. O. Bruker empfiehlt Patienten und Ratsuchenden tolerant: „Je mehr Sie an Ihrer Gesundheit interessiert sind, um so strenger sollten Sie die Ernährungsempfehlungen beachten." Somit kann jeder – ohne Fanatismus – selbst entscheiden, wie viel er für sich in diesem Bereich tun möchte.

Die konkreten Empfehlungen

Für den Gesunden gilt die Empfehlung, etwa ein Drittel der täglichen Nahrung in Form von Frischkost zu verzehren. Davon sollte das Obst etwa ein Drittel und das Gemüse etwa zwei Drittel betragen und in frischer, unerhitzter Form gegessen werden. Die Begründung: Obst sind ins Wässerige gezogene Früchte mit geringerem Gehalt an biologischen Wirkstoffen. Rohe Gemüse enthalten dagegen mehr von diesen notwendigen Vitalstoffen. Damit diese Vielfalt der Gemüse genutzt wird, empfiehlt sich als grobe Faustregel, täglich zwei über und zwei unter der Erde gewachsene Gemüsesorten zu verzehren.

Vier sind zu meiden und vier zu essen

Vier Nahrungsmittel sollten gemieden werden:
1. alle Fabrikzuckerarten
2. Auszugsmehl und Produkte daraus
3. alle raffinierten Fabrikfette, also gewöhnliche Öle und Margarinen
4. Säfte und gekochtes Obst, Trockenfrüchte. Dieser letzte Punkt gilt besonders für Leber-, Galle-, Magen-, Darm-Empfindliche. Auch Honig, Bohnenkaffee, Getreidekaffee, schwarzer/grüner Tee, können derartige „Störenfriede" sein.

Bei vielen Krankheiten (Erkrankungen des Bewegungsapparates, Rheuma, Infektanfälligkeit, Hautausschläge,

Ekzeme, sogenannte Allergien) ist die Einschränkung oder – je nach Schweregrad – Vermeidung des tierischen Eiweißes notwendig. Zum Tiereiweiß zählen: Milch, Joghurt, Quark, Käse, Fleisch, Wurst, Fisch, Eier.

Zu meiden!

Fabrikzuckerarten: gewöhnlicher weißer Haushaltszucker, brauner Zucker, Fruchtzucker, Traubenzucker, Milchzucker, Malzzucker, sog. Vollrohrzucker, Sucanat, Rapadura, Ahornsirup, Apfeldicksaft, Birnendicksaft, Melasse, Ur-Zucker, Ur-Süße, Gerstenmalz, Maltodextrin u. a. m.

Zu essen!

Gegessen werden sollten:

1. täglich 3 Esslöffel unerhitztes Getreide in Form eines Frischkorngerichts
2. Frischkost aus rohem Gemüse und Obst
3. Vollkornbrote, Vollkornprodukte
4. naturbelassene Fette, also Butter, Sahne, sogenannte kaltgepresste, unraffinierte Öle

Vegetarismus und Vollwertkost ist nicht dasselbe. Viele Vollwertköstler essen noch Fleisch und Wurst. Viele Vegetarier verzehren Fabrikzucker, Auszugsmehl, Margarine. Vegetarische, vitalstoffreiche Vollwertkost enthält diese minderwertigen Produkte nicht. Sie zeichnet sich aus durch einen hohen Gehalt an Vitalstoffen. *Vitalstoffe (biologische Wirkstoffe) sind:* ❍ Vitamine, wasser- und fettlösliche, (der Vitamin-B-Komplex) ❍ Mineralstoffe ❍ Spurenelemente ❍ Enzyme/Fermente ❍ ungesättigte Fettsäuren ❍ Aromastoffe ❍ Faserstoffe (sogenannte Ballaststoffe)

Es gibt auch etwas anderes

Esskultur ist wichtig

Am stärksten sind Kinder und Jugendliche von den Folgen von Fastfood („Schnellnahrung“) und Junkfood („Müllnahrung“) betroffen. Sie konsumieren so, wie es die Firmenphilosophie der Konzerne vorsieht. Ray Croc, der Mitte der fünfziger Jahre McDonald's übernahm, zeigte seine Devise: „Ich erwarte Geld, wie man Licht erwartet, wenn man den Schalter anknipst.“ 1973 schrieb das US-Magazin TIME, McDonald's sei eine „moralisch völlig korrumpierte Organisation, die legal sich im System entwickelt ... errichtet mit schäbigen Geschäftspraktiken.“ McDonald's, aber auch andere Imperien, verkaufen nicht Nahrung, sondern einen anonymen, coolen, schnellen Lebensstil. Nicht Esskultur, sondern Esserlebnisse, die dem Zeitgeist entsprechen: schnell bestellt, schnell zubereitet, schnell verzehrt. Dazu das Davon-kann-ich-nicht-genug-haben-Gefühl.

Wenn wir in unseren Kochkursen und Seminaren im „Dr.-Max-Otto-Bruker-Haus“ Getreidearten und Brotbacken (nur mit Mehl, Wasser, Salz, Hefe- oder Sauerteig und sonst nichts) zeigen und erläutern, kommen ebenfalls viele erstaunte Rückmeldungen. „Das habe ich nicht gewusst, dass Roggenkörner so grün aussehen. Ich dachte, meine zu Hause wären verschimmelt.“ Oder: „Dass man mit so wenig Zutaten und so schnell ein richtiges Brot selber herstellen kann, erlebe ich hier zum ersten Mal.“

Ja, es gibt auch etwas anderes. Die ganz einfache Möglichkeit nämlich, sich darauf zu besinnen, wie die Menschen denn wohl früher satt geworden sind. „Essen Sie wie ein Bauer vor hundert Jahren", sagte Dr. M. O. Bruker gern. Damit meinte er, dass Sie den Früchten vom Felde den Umweg und die nachteilige Veränderung über die Industrie ersparen sollen. Verwenden Sie Obst, Gemüse, Kartoffeln, Getreide so, wie sie der Bauer früher für sich vom Acker geholt hat. Frisch. Ohne Konservierung. Ohne Präparierung.

Zur Nachahmung empfohlen!

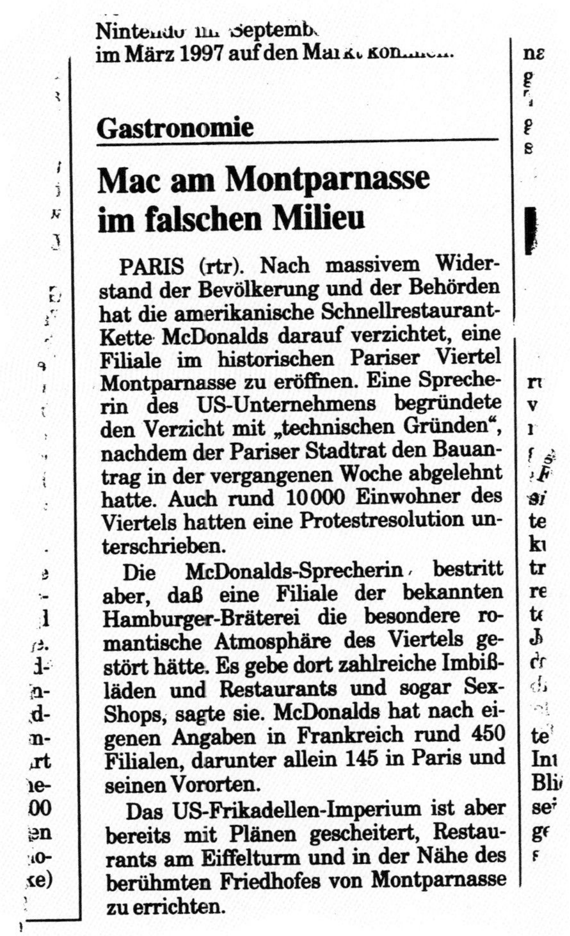

Nintendo im Septemb...
im März 1997 auf den Markt kommen.

Gastronomie

Mac am Montparnasse im falschen Milieu

PARIS (rtr). Nach massivem Widerstand der Bevölkerung und der Behörden hat die amerikanische Schnellrestaurant-Kette McDonalds darauf verzichtet, eine Filiale im historischen Pariser Viertel Montparnasse zu eröffnen. Eine Sprecherin des US-Unternehmens begründete den Verzicht mit „technischen Gründen", nachdem der Pariser Stadtrat den Bauantrag in der vergangenen Woche abgelehnt hatte. Auch rund 10000 Einwohner des Viertels hatten eine Protestresolution unterschrieben.

Die McDonalds-Sprecherin bestritt aber, daß eine Filiale der bekannten Hamburger-Bräterei die besondere romantische Atmosphäre des Viertels gestört hätte. Es gebe dort zahlreiche Imbißläden und Restaurants und sogar Sex-Shops, sagte sie. McDonalds hat nach eigenen Angaben in Frankreich rund 450 Filialen, darunter allein 145 in Paris und seinen Vororten.

Das US-Frikadellen-Imperium ist aber bereits mit Plänen gescheitert, Restaurants am Eiffelturm und in der Nähe des berühmten Friedhofes von Montparnasse zu errichten.

Frankfurter Rundschau, 24. Juni 1996

Natürliche Lebensmittel

Prof. Kollath: „Lasst die Nahrung so natürlich wie möglich!"

In der Rangordnung am wertvollsten sind – so Kollath – die natürlich gewachsenen Lebensmittel. Aus dem Pflanzenreich also Ölsaaten, zum Beispiel Leinsamen, Sesam, Mohn, weiterhin Nüsse, Mandeln, Oliven, Getreide, Früchte aller Art, Gemüse, Honig. Aus dem Tierreich nennt er Rohmilch und Eier. Als Getränk Quellwasser.

Kritik der DGE:
Dr. M. O. Bruker empfehle den Verzehr roher Eier.

Kommentar:
Kollath hat der Tabelle „Die Ordnung unserer Nahrung" eine Bewertung im Sinne einer Rangordnung zugemessen. Eier sind unerhitzte Naturprodukte, gehören also in die erste Spalte unter „natürliche" Lebensmittel. Es besteht kein Anlass, die Tabelle in dieser Hinsicht zu korrigieren. Es ist allgemein bekannt, dass Eier – nach Belieben – auch roh verzehrt werden können. Eine *Empfehlung*, dies innerhalb der Vollwerternährung auch zu tun, hat Bruker nie gegeben.

Kritikaster sind besonders nörgelige Nörgler

Kritik weiterer Kritikaster:
Oliven gehörten nicht in die erste Spalte „natürliche Lebensmittel", da sie so nicht verzehrt werden könnten.

Kommentar:
Auch bei dieser Äußerung handelt es sich um Haarspalterei. Es gibt grüne und schwarze Oliven, die vor dem Verzehr bearbeitet werden (fermentieren, pressen). Eine Griechin versicherte mir, dass manche Leute die reifen Oliven auch unbearbeitet verzehren. Sie brachte uns als Gastgeschenk schwarze Oliven mit, die sie selbst zubereitet hatte. Die reifen Oliven wurden angeritzt und dann in Salzwasser (Salzlake) gelegt. Wenn sie gut durchgezogen sind, werden sie abgespült und so verzehrt. Wir haben auf das Abspülen verzichtet. Die Oliven schmeckten

Die Ordnung unserer Nahrung nach Prof. Dr. Werner Kollath

Lebensmittel			
	a) natürlich	b) mechanisch verändert	c) fermentativ verände
Pflanzenreich	**Samen I** Ölsaaten Nüsse Mandeln Oliven	**Öle** zerkleinerte Ölsaaten	**Eigenfermente** Hefe Bakterien
	Samen II Getreide	**Mahlprodukte** Vollkornmehl Schrot	**Breie** ungekocht aus Vollkorn
	Früchte Honig	**Salate** aus Früchten Naturtrübe Säfte	**Gärsäfte**
	Gemüse	**Salate** aus Gemüsen	**Gärgemüse** Sauerkraut
Tierreich	**Eier** **Milch**	**Blut** **Milchprodukte**	**Fleisch** Schabefleisch **Gärmilch** Quark, Käse
Getränke	**Quellwasser**	**Leitungswassser**	**Gärgetränke**

Prof. Dr. Werner Kollath, der bedeutendste Ernährungswissenschaftler der Neuzeit (1892–1970), unterteilte die Nahrung in Lebensmittel und Nahrungsmittel.

<table>
<tr><th colspan="3">Nahrungsmittel</th></tr>
<tr><th>d) erhitzt</th><th>e) konserviert</th><th>f) präpariert</th></tr>
<tr><td>Gebäcke
aus Vollkorn</td><td rowspan="2">Gebäcke
Dauerbackwaren
auch aus
Vollkornmehl</td><td rowspan="4">Pflanzliche Präparate
Fabrikfette: raffinierte Öle, Margarinen,
alle Fabrikzuckerarten: weißer Zucker, brauner Zucker, Trauben-, Frucht-, Milch-, Malzzucker, Süßigkeiten, Sirup, Zuckerkonzentrate, Vollrohrzucker u. a. m.
Produkte aus Auszugsmehl
(Weißmehl, Graumehl)
Stärke, Grieß, Nudeln, geschälter Reis
Aromastoffe, Vitamine, Wuchsstoffe,
Fermente, Nährsalze
Eiweißpräparate</td></tr>
<tr><td>Breie
gekocht
aus Vollkorn</td></tr>
<tr><td>Früchte</td><td>Fruchtkonserven
Marmeladen</td></tr>
<tr><td>Gemüse</td><td>Gemüsekonserven</td></tr>
<tr><td>Fleisch
Fisch
Gekochte Milch</td><td>Tierkonserven

Milchkonserven
H-Milch</td><td>Tierpräparate

Milchpräparate
Säuglingsnahrung
Trockenmilch</td></tr>
<tr><td>Extrakte
Teearten
Brühe</td><td>Gemische
Kunstwein</td><td>Destillate
Künstl. Mineralwasser
Branntwein</td></tr>
</table>

wunderbar. Kein Vergleich mit den üblich behandelten, die man hier kaufen kann.
Übrigens, auch Nüsse können nicht mit der Schale verzehrt werden, gehören jedoch ebenfalls zu den „natürlichen" Lebensmitteln, die die Natur uns bietet.

Mechanisch veränderte Lebensmittel

Dazu zählen das Zerkleinern der Ölsaaten, durch sogenannte kalte Pressung gewonnene Öle, Vollkornmehle, Vollkornschrot (der Unterschied zwischen Mehl und Schrot liegt lediglich im Feinheitsgrad), zerkleinerte Früchte und Gemüse in Form von Salat, unerhitzte Milchprodukte. Die Fette Butter und Sahne gehören ebenfalls in diese Wertgruppe. Sie sind lediglich Teilprodukte der Rohmilch, ebenso wie Magermilch, Buttermilch und Molke.
Das Blut aus dem Tierreich hat Kollath hier aufgeführt, weil es früher für Nahrungszwecke auch in unerhitzter Form verwendet wurde.
Der frisch gepresste, unerhitzte Obstsaft ist zwar wertvoller als gekochtes oder eingemachtes Obst, kann aber als Teilnahrungsmittel das frische Obst nicht ersetzen. Wertvolle biologische Wirkstoffe (von Kollath damals als Auxone bezeichnet – in Anlehnung an den Begriff Auxine = pflanzliche Wuchsstoffe) bleiben im Trester zurück. Dasselbe gilt im Prinzip auch für Öl und Butter. Die Butter wird theoretisch wieder zu einem ganzheitlichen Komplex zusammengefügt, wenn man Buttermilch und Molke ebenfalls verwendet. Damit soll aber der Wert der naturbelassenen Fette nicht herabgesetzt werden. Es soll lediglich gezeigt werden, dass es innerhalb der Nahrungsgruppierungen durchaus noch weitere Rangordnungen gibt.
Leitungswasser unterliegt – gegenüber dem Quellwasser – einer mechanischen Veränderung. Es ist durch den Zusatz von Chlor belastet, durch Rückstände aus Pflan-

„Das Ganze ist mehr als die Summe seiner Teile."

Chr. v. Ehrenfels

zen„schutz"mitteln, jodhaltige Röntgenkontrastmittel, Hormone und andere toxische (giftige) Substanzen. Man diskutiert immer wieder den Zusatz von Fluoriden als angeblichen Schutz gegen Zahnkaries. Die Wasserwerke haben sich bisher dagegen verwahrt. Der Zusatz von Jod wird neuerdings ebenfalls erörtert, um dem angeblichen Jodmangel in der Bundesrepublik abzuhelfen (s. „Mit Jod in Not" S. 105)

Fermentativ veränderte Lebensmittel

Die Natur sorgt vor

Fermente (auch Enzyme genannt) sind hochspezifische Eiweißkörper, die in lebenden pflanzlichen, tierischen und menschlichen Zellen gebildet werden. Zu den fermentativ veränderten Lebensmitteln zählt Kollath die durch Eigenfermente, Hefen und Bakterien umgewandelte Nahrung wie Vollkornschrot-Brei (Frischkornbrei), Gärsäfte, milchsaures Gemüse (zum Beispiel Sauerkraut), Schabefleisch, Sauermilch, Quark, Rohmilchkäse, Wein, Bier.

Bakterien sind auch Gesundheitserreger

Fermentativ veränderte Lebensmittel sind vollwertig. Die „Minderung" beruht lediglich auf dem Verlust von Vitaminen durch Oxidation (Zutritt von Sauerstoff). Diesem Nachteil stehen aber auch Vorteile gegenüber, indem der Geschmack durch Bildung neuer Aromastoffe bereichert wird und andererseits Stoffe entstehen, die krankheitsverhütende Wirkung haben, wie zum Beispiel die Milchsäure, die in der Krebsverhütung eine Rolle spielt. Außerdem sind Hefen imstande, Vitamine (zum Beispiel Vitamin B1) zu produzieren. So kann durch Hefe eine gewisse Aufwertung des Brotes erfolgen, das aus minderwertigem Auszugsmehl gebacken wird. Bakterien sind weiterhin in der Lage, Vitamin B12 zu produzieren. Bleibt der mit Wasser angerührte Vollkornschrot für den Frischkornbrei mehrere Stunden bei Zimmertemperatur stehen, entwickelt sich zum Beispiel mit Hilfe von Mikroorganismen Vitamin B12.

Erhitzte Nahrungsmittel

Professor Kollath unterscheidet bewusst zwischen *Lebens*mitteln und *Nahrungs*mitteln. *Lebens*mittel sind gekennzeichnet durch ihren Gehalt an biologischen Wirkstoffen, durch den Grad der „Lebendigkeit", Frische, durch die Zellatmung und Zellaktivität.

Die „Lebendigkeit" der Nahrung ist ausschlaggebend

Durch Erhitzung werden die nahrungseigenen Fermente, Vitamine, Aroma- und Duftstoffe vernichtet, beziehungsweise im Wert herabgesetzt. Das Verhältnis der Vitamine untereinander wird wegen der unterschiedlichen Hitzeempfindlichkeit verschoben. Die Mineralsalze werden ausgelaugt. Auch hier wird infolge der unterschiedlichen Löslichkeit der einzelnen Salze das ursprüngliche Verhältnis der Mineralien zueinander verändert.

Kritik der DGE:
Dr. Bruker bezeichne gekochte Kost als „tote" Nahrung.

Kommentar:
Der Begriff „tote" Nahrung mag unwissenschaftlich klingen, verdeutlicht dem Normalverbraucher aber drastisch, dass ein gravierender Unterschied zwischen unerhitzter und erhitzter Nahrung besteht. Alle Tiere, die in der freien Natur leben, verzehren ihre Nahrung roh und unerhitzt als Frischkost. Die gekochte Nahrung ist nicht der „Höherentwicklung" des Menschen zuzuschreiben, sondern allenfalls als abwechslungsreiche Beilage und schmackhafte Ergänzung zu bewerten. Da alle wertgebenden Inhaltsstoffe beim Kochprozess nachteilige Veränderung oder gar „Vernichtung" erfahren, ist es durchaus berechtigt, im Gegensatz zu lebendiger Nahrung, von „toter" Nahrung zu sprechen.

Erhitzung bedeutet Wertminderung

Wer nur von erhitzter Nahrung lebt, kann nicht gesund bleiben. Das Vorhandensein biologischer Wirkstoffe, wie sie in der unerhitzten Frischkost vorkommen, ist

für die gesunden Stoffwechselabläufe zwingend! Prof. Kollath hat dies in exakten Tierfütterungen über Jahrzehnte wiederholt nachgewiesen.

Der Mensch ist das einzige Lebewesen,
das seine Nahrung zerstört,
bevor es sie isst.

Bernard Shaw

Konservierte Nahrungsmittel

Konserven nur für den äußersten Notfall

Eine noch weitere Verschlechterung erfährt die Nahrung durch Konservierung. Spricht man von Konserven, denkt jeder zunächst an Dosen, Büchsen, Gläser. Doch auch Gebäcke und Kuchen aus Auszugsmehl und Dauerbackwaren zählen zu den Konserven. Die Konservierung geschieht durch Erhitzung, aber auch durch Trocknung, Bestrahlung und chemische Zusatzstoffe.

Präparate

Präparate gehören ins Labor

Wollte man der Kollath-Tabelle „Gesundheits-Zensuren" geben, könnte man die gekochte Nahrung als „gerade noch ausreichend" bezeichnen (sie macht zwar satt, erhält aber nicht gesund), die konservierte als „äußerst mangelhaft" (als Nahrung für den Notfall) und die Präparate als „gänzlich ungenügend". Bei den Produkten dieser sechsten Gruppe handelt es sich um die biologisch minderwertigste Nahrung. Laut Kollath gehört sie streng genommen ins Labor, aber nicht in die Küche und auf den Tisch des Hauses. Ohne Ausnahme werden alle Präparate durch fabrikatorische, technische und chemische Prozesse gewonnen. Bestimmte Nährstoffe werden aus dem ganzheitlichen Lebensmittel herausgezogen. Die dadurch entstehenden Isolate zeigen gänzlich andere Wirkungen als die natürlichen Ausgangsprodukte. Somit gehören alle Teigwaren und das Brot aus Auszugsmehl, also Weißbrot, Graubrot, und der geschälte Reis, zu den minderwertigsten Nahrungsmitteln. Dasselbe gilt natürlich für *alle* Fabrikzuckerarten. Die Zuckerrübe und das Zuckerrohr sind Lebensmittel, ihr Genuss richtet keinen Schaden an. Aber der isolierte Fabrikzucker, den die Industrie als „Stoff aus der Natur" bewirbt, ist ein Isolat, ein Vitamin- und Kalkräuber, ein sogenanntes „leeres" Kohlenhydrat. Dasselbe gilt für die Kunstfette, also alle Margarinen, gewöhnliche raffinierte oder teilraffinierte Öle und Kokosplattenfett.

Fabrikzucker – der größte Gesundheitskiller

Diese Präparate enthalten zwar die Grundnährstoffe (Eiweiß, Fett, Kohlenhydrate) und entsprechen damit der überholten Kalorienlehre, sie sind jedoch frei von den notwendigen biologischen Wirkstoffen.

Falls überhaupt noch eine Steigerung in der Abwertung möglich ist, verdienen die Milchpräparate für Säuglinge die übelste Zensur. Wenn man bedenkt, dass gerade Säuglinge eine vitalstoffreiche Vollwertkost aus frischen Lebensmitteln erhalten sollten, kann man es nur als unverantwortlich bezeichnen, dass sie mit den wertlosesten, krank machenden Präparaten aufgezogen werden.

Milchpräparate für Säuglinge sind unverantwortlich

Alles (fast alles) lässt sich heute auf chemischem Wege im Labor herstellen. Deshalb führte Kollath Aromastoffe, Vitamine, Wuchsstoffe, Fermente und Nährsalze unter den Präparaten auf.

Die Vitamine erhielten ihre Bezeichnung 1912 von Casimir Funk (1884–1967), Professor für Biochemie. „Vita" bedeutet Leben (lat.) und „amin" Eiweiß. Zunächst bezog sich der Name auf das als „lebensnotwendiges Amin" erkannte Thiamin (Vitamin B1). Später wurden alle Verbindungen ähnlicher Bedeutung so benannt, obwohl sie in den meisten Fällen keine Amine und chemisch sehr uneinheitlich sind.

Heute werden Vitamine als organische Substanzen definiert, die zur Erhaltung der Gesundheit unentbehrlich sind und mit der Nahrung zugeführt werden müssen. Es genügen wenige Milligramm täglich für die Verwertung der Grundnährstoffe (Eiweiß, Fett, Kohlenhydrate), aber auch für alle anderen Stoffwechselabläufe. Jedes einzelne Vitamin erfüllt eine ganz spezifische Aufgabe, die nicht von einem anderen Vitamin übernommen werden kann.
Vitamine werden fast ausschließlich von Pflanzen gebildet.

Vitamin-rummel – das große Geschäft mit der Angst

Der Vitaminrummel, den die Hersteller künstlicher Vitaminpräparate anheizen und zu ihrem Vorteil nutzen, hilft nur den Firmen, nicht aber dem Käufer beziehungsweise Patienten. Im Gegenteil. Einzelne Vitamingaben bewirken eine Unterversorgung aller anderen Vitamine, ob bekannt oder nicht bekannt. Es kommt somit zu einer Verschiebung, zu einem Ungleichgewicht im Vitaminhaushalt. Bekannt ist, dass zum Beispiel die Überdosierung von Vitamin D zu schweren Krankheiten führen kann. Eine Überversorgung an Vitamin A kann zu Leberschäden, Veränderungen am Knochen (vermehrte Knochenbildung) und weiteren Stoffwechselstörungen führen.
Fallen Sie nicht auf die Vitaminwerbung herein. Wenn Sie eine vitalstoffreiche Vollwertkost essen, haben Sie alle biologischen Wirkstoffe, die der Organismus braucht. Natürlich auch Vitamine. s. Ursel und Richard Fuchs: Vitaminbomben, emu-Verlag, 2007.

SPS – „Sekundäre Pflanzenstoffe"

Dr. Bruker, neuerdings haben Professoren sekundäre Pflanzenstoffe „entdeckt", die zum Beispiel krebsverhütend wirken sollen und als unentbehrliche Gesunderhalter in der Presse bekannt gemacht werden. Im Rotwein sollen sie auch sitzen. Deshalb wird empfohlen, täglich ein Glas zu trinken, um dem Herzinfarkt vorzubeugen. Ich zitiere aus einer neuen Pressenotiz: „Im Rotwein stecken reichlich Flavonoide … sie schützen unsere empfindlichen Körperzellen vor bleibenden Schäden durch Umweltverschmutzung, zu viel Sonne und falsche Ernährung, aber auch durch übermäßigen Zigarettengenuss".

Ermunterung zum Alkoholismus ist skandalös

Es ist unverantwortlich, dass ein Professor – das heißt ja im Lateinischen profiteor = ich bekenne – derartige Empfehlungen gibt. Er wird offensichtlich von Weinfirmen für diesen Unfug bezahlt. Wir haben mindestens 10 Millionen Alkoholiker in der Bundesrepublik, darunter zahllose Todeskandidaten, die an Leberzirrhose sterben werden. Eine Ermunterung zum Weintrinken vonseiten eines Professors auszusprechen wegen angeblich neu entdeckter „gesunder" Inhaltsstoffe, ist skandalös und hat mit Profit zu tun.

Was die übrigen „SPS-Stoffe" betrifft … seit Bircher-Benner und Kollath, aber auch Prof. Schweigart, geht es um nichts anderes, als die in der Frischkost enthaltenen so wichtigen biologischen Wirkstoffe. Bircher-Benner sprach von gespeicherter Sonnenenergie, Schweigart von Vitalstoffen. Das Kind bekommt also jetzt lediglich einen neuen Namen. Deren Entdeckung und die Erkenntnisse über die besondere Wirkungsweise ist nicht neu, sondern schon seit Jahrzehnten vorweggenommen. Der Begriff „Sekundäre Pflanzenstoffe" ist verwaschen, also unwissenschaftlich, und trifft nicht das Wesentliche. Dies ist ein klassisches Beispiel für Verdummung der Bevölkerung durch pseudowissenschaftliche Begriffe.

Es bleibt die Tatsache, dass die tägliche Nahrung mindestens zu einem Drittel aus Frischkost bestehen sollte. Je kranker der Mensch oder je mehr ihm an seiner Gesundheit gelegen ist, um so größer sollte der Frischkostanteil sein. So einfach ist das.

Haben Sie Ihr Fett heute schon weg?

Ärztlicher Rat

Fett macht nicht fett (Fett)

Wegen dieser provozierenden Behauptung werden Sie, Herr Dr. Bruker, seit Jahren massiv von der Deutschen Gesellschaft für Ernährung (DGE) angegriffen, aber auch von anderen Verbänden und Gruppierungen, die es sich mit der DGE nicht verderben möchten.

Butter und Sahne müssen nicht rationiert werden

Ich weiß, ich weiß. Schließlich habe ich Gießener Studenten der Oecotrophologie mit meinen Aufzeichnungen über Fettsüchtige bereits Ende der siebziger Jahre zu neuen Erkenntnissen und somit zu deren Diplomarbeit verholfen. Sie konnten es kaum glauben, als sie seinerzeit erlebten, dass die Patienten, die hochkalorisch ernährt wurden, trotzdem an Gewicht abnahmen. Butter und Sahne wurde bei meinen Patienten nie rationiert. Es kommt nämlich auf die Qualität der Nahrung an, nicht auf die Quantität. **Die Fettsucht ist nachweislich nicht durch den Fettverzehr hervorgerufen**. Diejenigen, die das nach wie vor behaupten, lassen die eigentlichen Verursacher dieser Erkrankung völlig außer Acht.

Und das sind?

Die raffinierten Kohlenhydrate natürlich. Auszugsmehl und Fabrikzucker. Der Fettsüchtige *muss* sogar das richtige Fett essen, damit sein Fettstoffwechsel endlich wieder richtig funktioniert. Und dazu braucht er auch die

naturbelassenen Fette mit den fettlöslichen Vitaminen und die Vielzahl der Fettsäuren.
Das beste Beispiel ist die Butter. Sie zeigt am deutlichsten, wie die natürliche Zusammensetzung des Milchfetts aussehen sollte:
Sie enthält
58–65% gesättigte Fettsäuren
29–37% einfach ungesättigte Fettsäuren
2,9–4,6% zweifach ungesättigte Fettsäuren
0,9–2% hochungesättigte Fettsäuren.

Cholesterin-Hysterie

Aber gerade bei der Butter wird doch der Cholesteringehalt angeprangert…

Wer über dieses Märchen genauer Bescheid wissen will, sollte mein Buch „Cholesterin, der lebensnotwendige Stoff" (emu) lesen. Ein Krimi! Die Margarine-Industrie hat doch die Cholesterinlüge erfunden, um die Butter abwerten zu können. Bezahlte Professoren haben diese Thematik zu einer regelrechten Cholesterin-Hysterie ausgeschlachtet. Der Mensch braucht Cholesterin, sonst ist er gar nicht lebensfähig. Führt er es sich mit der Nahrung nicht ausreichend zu, produziert der Körper es selbst und zwar etwa 1000 Milligramm pro Tag.

Cholesterin-Hysterie oder die Lüge der Margarineindustrie

Aber man hat doch bei Herzinfarktpatienten Cholesterin als Ablagerung gefunden?

Ja, cholesterinartige Ablagerungen auf der Innenwand der Arterien. Die stammen aber nicht von dem verzehrten Cholesterin, sondern der Stoffwechsel ist nicht in der Lage, die minderwertigen Fabriknahrungsmittel (in erster Linie wieder die raffinierten Kohlenhydrate Fabrikzucker und Auszugsmehl) zu den Endprodukten Kohlendioxid und Wasser abzubauen. Es kommt dann zu krankhaften Zwischenstoffwechselprodukten wie eben zu diesen cholesterinartigen Ablagerungen, aber auch zu Kalk. Die kalkartigen Ablagerungen entstehen doch auch nicht, weil der Herzinfarktpatient zu viel Kalk gegessen hat. Aber darüber diskutiert niemand. Aus Profitgründen wurden und werden ganze Nationen absichtlich in die Irre geführt, damit miserable Margarine gegessen wird. Wissen Sie, dass Napoleon III. die Margarine als einen billigen „Butter-Ersatz" für seine Armee entwickeln ließ? Er selbst aß natürlich weiterhin Butter!

A propos Butter…

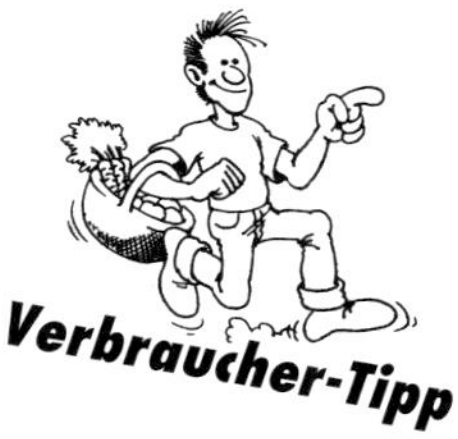

Wenn Sie einen Bauern kennen, der noch selbst Butter herstellt, sind Sie gut dran. Die meisten Verbraucher haben dieses Glück nicht. Manche Naturkostläden und Reformhäuser bieten nicht nur Rohmilch an, sondern auch naturbelassene Butter aus Rohmilch.
Sind Sie auf übliche Läden oder den Supermarkt angewiesen, kaufen Sie „Deutsche Markenbutter" oder „Deutsche Molkereibutter". Verzichten Sie auf den Kauf mildgesäuerter Butter. Sie wird mit Milchsäure-Konzentrat versetzt. Lassen Sie sich nicht mit diesem Imitat abspeisen. Verlangen Sie echte Sauerrahmbutter oder Süßrahmbutter!

Und Butterschmalz?

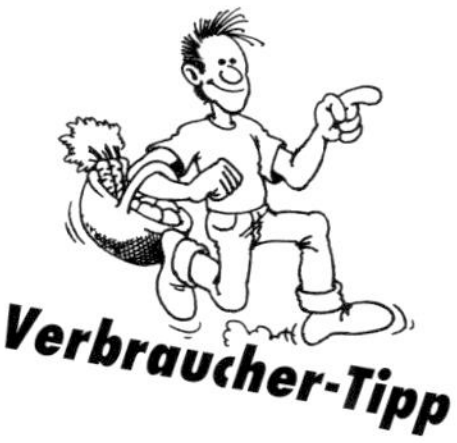

Butterschmalz ist eine Erfindung der Milchwirtschaft, um die riesigen Butter-Lagerbestände zu dezimieren. Wenn Sie gern Butterschmalz mögen, dann stellen Sie es aus frischer Butter selbst her. Ganz einfach. Sie brauchen die Butter nur in der Pfanne zu erhitzen, so dass sie gut schäumt. Nach Belieben Salz dazugeben oder Zwiebeln mitdünsten, auch mal Apfelstückchen, und schon haben Sie Ihr individuelles Schmalz. Butterschmalz, das die Milchwirtschaft herstellt, wird durch Ausschmelzen und Zentrifugieren gewonnen. Man entfernt weitgehend Wasser und Eiweiß. Daher auch die recht lange Haltbarkeit. Dieses Butterschmalz gehört zu den minderwertigen Fetten und hat in der Vollwertküche nichts zu suchen.

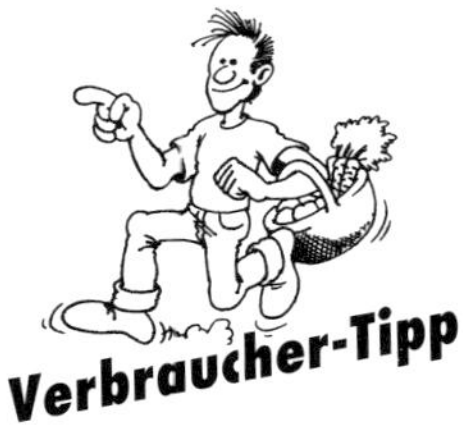

Margarine? Niemals!

Margarine ist ein minderwertiges Imitat. Sie sollten sie selbst unter Strafandrohung nicht essen

Wenn Sie wissen, wie Margarine hergestellt wird, schmieren Sie sie Ihrem ärgsten Feind nicht aufs Brot. Sie eignet sich allenfalls zum Einschmieren von Fahrradspeichen.
In Kürze:
Die ölhaltigen Ausgangsprodukte der Margarine (Sojabohnen, Kokosnüsse, Sonnenblumenkerne, andere ölhaltige Saaten, Rindertalg und Fischtran) werden zerkleinert. Und so wie man einen Fettfleck aus der Kleidung mit Waschbenzin entfernen kann, so holt man mittels Benzinfraktionen (n-Hexan) das letzte Tröpfchen Fett aus diesen Grundsubstanzen heraus.
Es erfolgt die Raffination (alle natürlichen Begleitstoffe der oben genannten Produkte werden entfernt), so dass nur das chemisch reine Fett übrig bleibt. Mit Entlecithinierung, Entschleimung, Entsäuerung, Bleichung, Winterisierung, Desodorierung, Modifikation, Hydrierung, Fraktionierung, Umesterung wird das Fett malträtiert.
Nachdem ein nach nichts schmeckendes, geruchloses, klares, chemisch reines Fett entstanden ist, werden synthetische Vitamine, Fettsäuren und Aromastoffe wieder zugegeben, damit ein der Butter ähnlicher Geschmack und eine ähnliche Konsistenz entsteht.
Ein Imitat. Ein Betrug am Verbraucher, denn ihm wird ja vorgegaukelt, Margarine sei gesund.
Die rabiate Herstellung, die übrigens auch im erwähnten Cholesterinbuch ausführlich beschrieben ist, hat nicht nur ein Produkt hervorgebracht, das frei ist von den naturbelassenen Vitalstoffen, den wichtigen fettlöslichen Vitaminen und ungesättigten Fettsäuren. Als „Nebenprodukt“, sozusagen als riskante Draufgabe, entstehen bei

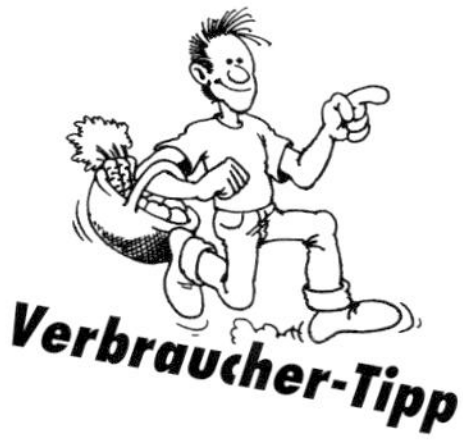

dieser Produktion Trans-Fettsäuren. Sie kommen in fetthaltigen natürlichen Lebensmitteln nur in verschwindend geringer Menge vor (5–12%). Bei dem Kunstprodukt Margarine jedoch sind sie zu etwa 61% vorhanden. Es häufen sich in letzter Zeit Aussagen, die der Margarine aus diesen Gründen eine Beteiligung an der Entstehung des Herzinfarkts zusprechen. Zumindest hat die Herabsetzung des Butter- und der Anstieg des Margarineverzehrs die Infarktrate nicht gesenkt. Im Gegenteil, sie ist weiterhin gestiegen.
Ursache des Herzinfarkts ist vorwiegend der Verzehr raffinierter Kohlenhydrate. Minderwertige Fette spielen zusätzlich eine nachteilige Rolle.

Die Steigerung der minderwertigen Margarine heißt Olestra

Künstlicher Fettersatz gehört auf eine Sondermülldeponie

Wie es sich mit sogenannten „unabhängigen“ und „wissenschaftlichen“ Gutachten verhält, wer sie in Auftrag gibt und wer sie bezahlt, zeigt das Beispiel „Olestra“. Da in den Köpfen der meisten Menschen der Gedanke festsitzt, dass Fett fett macht – hervorgerufen durch gezielte Fehlinformation! –, entwickelte die Firma Procter & Gamble (P&G) in den USA einen künstlichen Fettersatz. Sieht aus wie Fett, schmeckt wie Fett, ist aber kein Fett. Es verlässt den Körper unverdaut, da es von den fettverdauenden Enzymen nicht angegriffen werden kann. Nach Verlassen des Körpers gehört es zwecks „Entsorgung“ streng genommen auf eine Sondermülldeponie, weil es auch in der freien Natur keine Mikroorganismen gibt, die dieses Produkt abbauen können.

Stoffwechselstörungen sind vorprogrammiert

Menschen, die dem Irrglauben aufsitzen, durch diesen Fettersatz die gewünschte Traumfigur zu erhalten, werden doppelt betrogen. Zum einen essen sie unbekümmerter, weil sie glauben, dieses „Fett“ mache nicht dick. Sie führen sich also mengenmäßig mit hoher Wahrscheinlichkeit mehr Nahrung zu. Einige der von Procter & Gamble in Auftrag gegebenen Studien bestätigten dies bereits im Tierfütterungsversuch. Ratten und Mäuse verloren kein Gewicht. Im Gegenteil, sie entwickelten mit Olestra einen größeren Appetit – manche nahmen sogar zu.

Neben Vitaminen und anderen biologischen Wirkstoffen sind die Grundnährstoffe Eiweiß, Kohlenhydrate und natürlich Fett nötig. Wenn jedoch ein Grundnährstoff wie das (richtige) Fett so radikal eliminiert und stattdessen ein Fettersatz ein Leben lang gegessen wird, stimmt das Verhältnis der Nährstoffzufuhr nicht mehr. Stoffwechselstörungen sind die zwangsläufige Folge.

Es zeigte sich außerdem, dass die fettlöslichen Vitamine A, D, E und K nicht nur in Fett, sondern auch im unverdaulichen Ersatzstoff löslich sind und mit ihm durch den Darm gleiten, ohne vom Körper aufgenommen werden zu können. Möglichen Vitaminmangelerscheinungen versucht P&G durch künstliche Vitaminzufuhr im Produkt „Olestra" zu begegnen. Doch diese künstliche Manipulation entspricht nicht den Vitaminverhältnissen in einem naturbelassenen Fett.

Von der Bestechlichkeit der Instanzen

Die Etiketten olestrahaltiger Chips und Kräcker müssen mit dem Hinweis versehen werden: „Dieses Produkt enthält Olestra. Olestra kann Unterleibskrämpfe und Durchfall verursachen. Olestra behindert die Aufnahme von Vitaminen und anderen Nährstoffen." Um diesen unsinnigen Fettersatz auf den Markt werfen zu können, hat Procter & Gamble 200 Millionen(!) Dollar in dessen Entwicklung und Erprobung investiert. Die Nahrungsmittelkommission der US-Gesundheitsbehörde FDA (Food and Drug Administration) sprach ihre Empfehlung für Olestra aus. Seit dem 25. Januar 1996 ist dieses „Fett" in den USA für den Verzehr freigegeben. Die FDA hat es nicht selbst geprüft, sondern sich auf konzerneigene und konzernnahe Forschungsergebnisse der Firma Procter & Gamble gestützt. P&G legte 150000 produktfreundliche Seiten

mit den Ergebnissen von 160 Studien vor. Da Olestra zu Durchfällen führte, änderten die Betriebschemiker von P&G die Molekülstruktur des Prototyps. Jetzt haftet Olestra im Darm besser am Kot und geht nicht so leicht „in die Hose“.
Dieses Spektakel erinnert an den „Milchshake mit Darmauslaufsperre“, ebenfalls ein Produkt aus dem Hause Procter & Gamble. Sieht aus wie Milch, schmeckt wie Milch, ist aber keine Milch (s. „Der Murks mit der Milch“, emu-Verlag).
Die „Großherzigkeit“ der FDA im Umgang mit der Nahrungsmittelindustrie ist hinlänglich bekannt. Es war die FDA, die auf Grund von Gefälligkeitsgutachten „Freispruch für den Zucker“ verkündete (s. „Zucker, Zucker...“, emu-Verlag).
Gutachten? Sie sollten in Zukunft gut darauf achten!

Quellen: STERN 3/96
DER SPIEGEL 5/96

Die Frankfurter Allgemeine kommentierte am 26. Januar 1996:
„Olestra ist ein Anti-Nahrungsmittel, welches die Lust am Essen, Naschen und Unverdaulichkeit steigern soll, eine Art chemisches Präservativ, das den Zusammenhang von Essen und Energiezufuhr kappt und so folgenloses Kauen, Schmatzen und Schlucken möglich macht. Ist es müßig, sich darüber aufzuregen, dass solcher Unsinn nur in Gesellschaften möglich ist, die keine Vorstellung mehr davon haben, dass auf Dauer die Ernährung und nicht die Überernährung ein ernsthaftes Problem sein wird?“

US-Forscher haben inzwischen einen weiteren Fett-Ersatzstoff entwickelt: „Z-Trim“. Er wird aus Getreidefasern und Sojabohnen gewonnen und kann in allen Nahrungsmitteln eingesetzt werden. „Z-Trim“ soll in Kürze präsent sein. RZ 30. 8. 96

Wohl bekomm's!

Das Beste ist gerade gut genug

Ein bisschen schwanger gibt es nicht. Ein bisschen Vollwertkost auch nicht.

„Im Rahmen der vitalstoffreichen Vollwertkost gibt es keine Unverträglichkeit!" Das war ein tröstlicher, hoffnungsvoller Satz Dr.M.O.Brukers in der ersten Sprechstunde, hatte ich mich doch Jahrzehnte mit Magen-Darm-Problemen herumgeschlagen. Er sollte Recht behalten. Gewußt WIE. Ein bisschen schwanger gibt es nicht. Ein bisschen Vollwertkost auch nicht. Schon gar nicht, wenn Beschwerden im „Verdauungsapparat" bestehen. Dann lässt sich nur mit Konsequenz herausfinden, ob eventuell auch Lebensprobleme für die Bauchschmerzen oder das Völlegefühl oder das ewige Aufstoßen (was kommt denn da hoch?) zuständig sein könnten. Wie sagt doch der Volksmund so drastisch, aber treffend? „Da kommt mir die Galle hoch", „Das finde ich zum Kotzen", „Wenn ich nur daran denke, habe ich einen Kloß im Hals" ...
Das ist auch der Grund, warum jeder, der unter Bauchbeschwerden leidet, die Ernährung *konsequent* umstellen sollte. Ohne das berühmte Stück Kuchen oder das leckere Eis als Ausnahme. Er wird sehr bald Besserung verspüren, wenn es sich wirklich um ernährungsbedingte Schäden handelt. Fabrikzuckerarten, Säfte, gekochtes Obst, auch Honig und Trockenfrüchte, können beim Empfindlichen bereits in geringster Menge Beschwerden unterhalten oder – falls bereits Linderung eingetreten war – wieder hervorrufen. Betrügen Sie sich deshalb nicht

Leben Sie mal vier Wochen konsequent – dann wissen Sie mehr!

selbst! Mogeln Sie nicht. Leben Sie mal vier Wochen konsequent, dann wissen Sie über sich und Ihre Ernährungs- (oder Lebens-)probleme eine ganze Menge mehr. (Näheres s. Dr. M. O. Bruker „Leber-, Galle-, Magen-, Darm- und Bauchspeicheldrüsenerkrankungen“, emu-Verlag).

Die Zahl derjenigen „Experten“, die sich im Ernährungsbereich tummeln und Ratschläge erteilen, ist unüberschaubar groß. Jeder glaubt, dies damit begründen zu können, dass er ja auch ein Wesen ist, das isst und seine persönlichen Erfahrungen gemacht hat. Diese laienhaften Vorstellungen genügen aber nicht, um Empfehlungen zu geben, die für alle gelten und einer wissenschaftlichen Betrachtung standhalten.

Wir bieten Ihnen mit diesem Buch Erfahrungen an, die auf mehr als 60-jähriger ärztlicher Beobachtung in Klinik und Praxis an mehreren zehntausend Patienten über längere Zeiträume wiederholt belegt wurden.

Und jetzt kann es losgehen –
mit dem Essen vom Feinsten!

Der Mensch ist, was er isst.

Ludwig Feuerbach

Hermann Broch
Kulinarisches Liebeslied

Weißt du's noch? damals aßen wir
zart-jungen Mais
mit Butter: die Spitzen waren weich
und die Kolben ganz weiß.

Weißt du's noch? damals aßen wir
Shishkebab mit Reis,
und nachher verlangtest du
Himbeereis.

Weißt du's noch? damals aßen wir
indianische Götterspeis
voller Curry, und wir tranken und tranken,
und die Welt glühte heiß.

Weißt du's noch? damals aßen wir
in laut-festlichem Kreis –
war's Geburtstag? war's Hochzeit?
im Herzen war's leis.

Oh, ich weiß, ich weiß:
wen's freut, den andern essen zu sehn,
des Liebe wird täglich und nächtlich aufs neue erstehn
und nimmer vergehn.

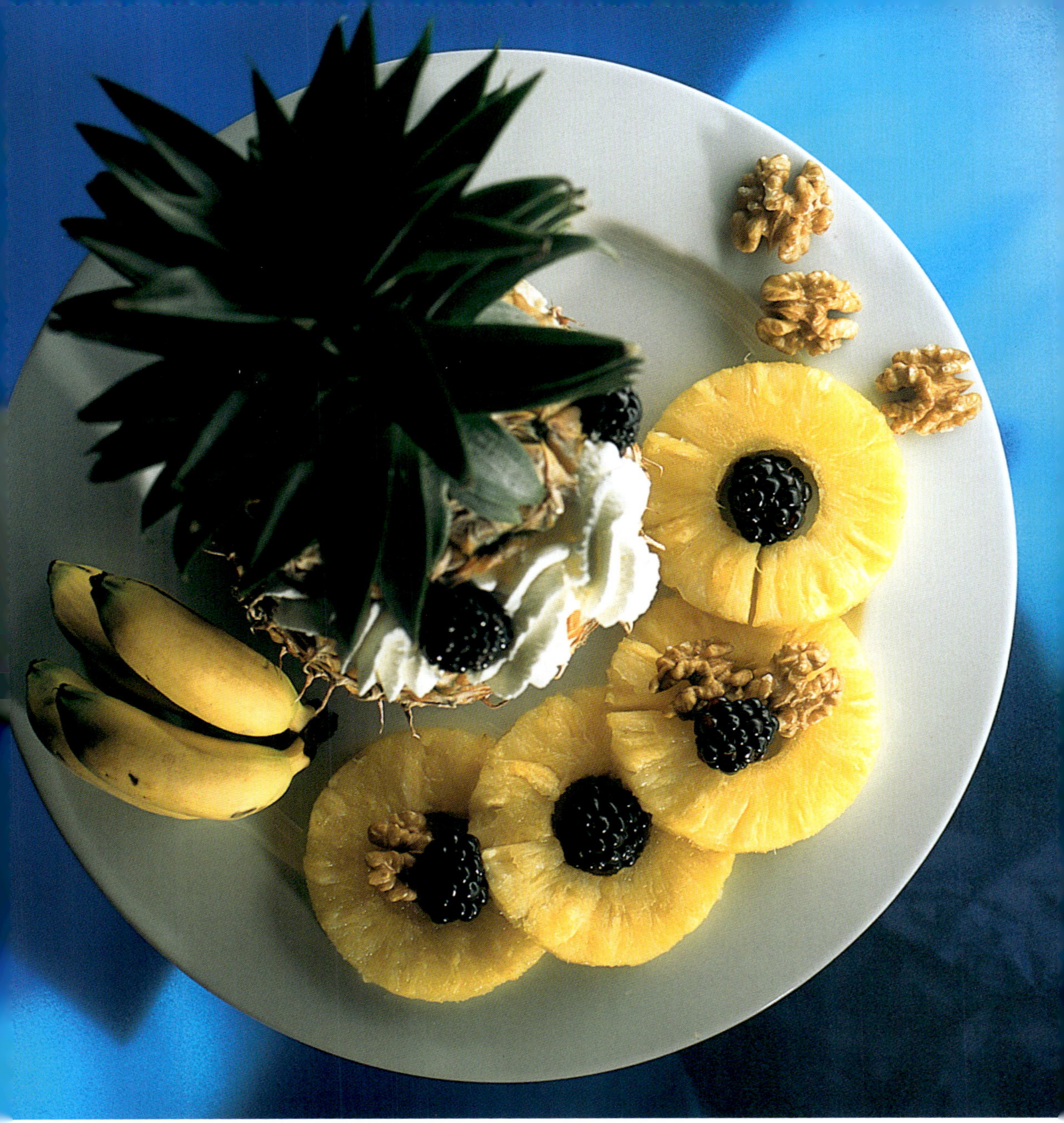

Von der Theorie in die Praxis

Gewusst wie!

In den Rezepten verwendete Abkürzungen:
EL = Esslöffel
TL = Teelöffel
MS = Messerspitze
Die Mengenangaben gelten für vier Personen.

Äpfel
verwenden wir immer mit der Schale und immer mit dem Kerngehäuse. Die in Apfelkernen (oder Birnenkernen) vorkommenden Vitalstoffe, zum Beispiel winzigste Spuren Blausäure, sind gesund.

Backtemperatur
„Bei 250 Grad 10 Minuten backen" bedeutet, dass der Ofen bereits auf diese Temperatur vorgeheizt wurde.

Beeren
verlieren sehr an Aroma, wenn sie gewaschen werden. Also Himbeeren, Blaubeeren (die echten aus dem Wald) nicht waschen, auch wenn Sie das unmöglich finden sollten. Aber mit jedem Atemzug nehmen Sie mehr Schadstoffe auf, als auf den paar Beeren haften.
Johannisbeeren kurz abspülen, solange sie noch an der Rispe hängen, sonst nicht!
Erdbeeren *einmal* waschen reicht!

Gewürze
sind nicht nur erlaubt, sondern gesund und sehr empfehlenswert.

Kartoffeln
werden immer in der Schale gekocht und – je nach Gericht – auch so gegessen.

Kräuter
Wenn sie auf einem Holzbrett geschnitten werden, das Brett vorher nass machen, damit der Saft nicht in das Holz zieht. Trockene Kräuter in der hohlen Hand rebeln, bevor sie in die Speise gestreut werden. Dann setzt sich das Aroma besser frei.

Mehl
ist immer frisch gemahlenes Vollkornmehl.

Pfeffer
wird bei den Rezepten oft verwendet. Es ist frisch gemahlener schwarzer Pfeffer gemeint. Ist weißer besser geeignet, steht dies ausdrücklich dabei. Pfeffer ist ein gesunderhaltendes Gewürz und niemals schädlich.

Putzen
von Gemüse ist nicht besonders erwähnt, weil es selbstverständlich ist. Die Kartoffeln zum Beispiel werden natürlich vor der Verwendung gewaschen, am besten mit Hilfe einer Wurzelbürste. Andere Gemüse ebenfalls. Ausnahme: Pilze (s. S. 176). Salat wird nicht in Wasser eingeweicht, sondern nur kurz gespült.

Sahne
ist süße Sahne, ansonsten steht Schmand im Rezept.

Salatschleuder
verwenden wir in unserer Lehrküche nicht. Es genügt, den gewaschenen Salat gut in einem gewöhnlichen Salatsieb abtropfen zu lassen, mit Schütteln etwas nachhelfen. Soll er noch trockener sein, legt man ihn auf ein sauberes Geschirrtuch und schüttelt ihn darin vorsichtig trocken.

Salz
ist immer Kräutersalz oder Meersalz/Vollmeersalz **ohne Jodzusatz** (s. S. 105 „Mit Jod in Not“).

Schälen
Obst und Gemüse wird nicht geschält, es sei denn, es ist in den Rezepten ausdrücklich angegeben.

Schneebesen
ist ein unentbehrliches Requisit für die Zubereitung von Soßen und Suppen.

Tiereiweiß
Fast alle Gerichte können auch ohne tierisches Eiweiß hergestellt werden. Für Noch-Gesunde sind diese gelegentlichen Schlenker jedoch erlaubt.

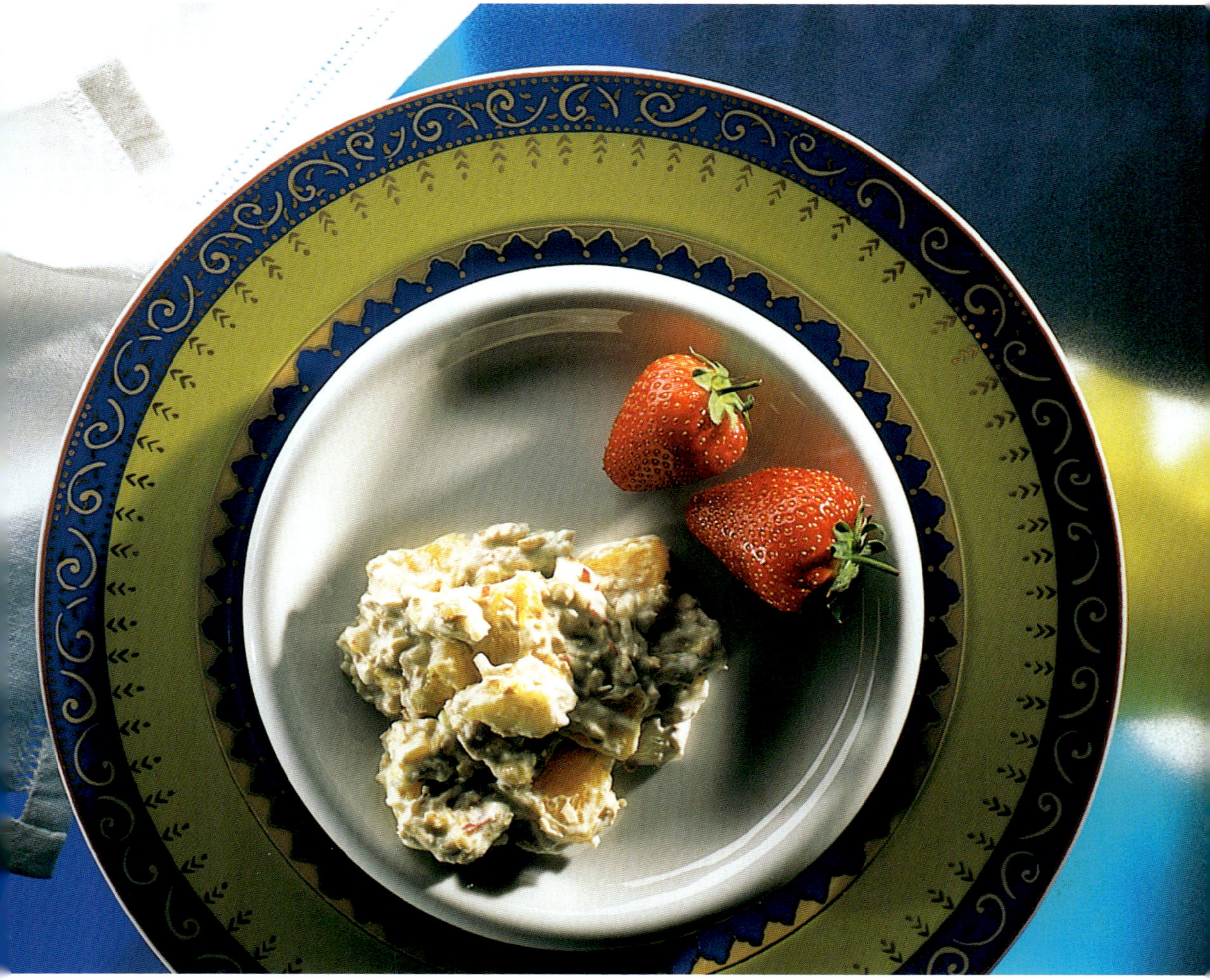

Wem an seiner Gesundheit liegt, der esse morgens einen Brei aus Gerstenschrot. Die Gerste wird auf gewissen Vorrat zwischen Steinen grob geschrotet, mit Wasser zu einem Brei verrührt, und dieser wird an der Sonne getrocknet. Der Tagesbedarf wird abgebrochen, zerkleinert, mit Wasser, vielleicht auch Milch, verrührt gegessen.

Diokles von Karystos,
griech. Arzt, 400 v. Chr.

Frischkornbrei

Vegetarische Vollwertkost ist nicht mausgrau, sondern farbenfroh und gut gewürzt!

Unter Vollwertkost/Vollwerternährung stellen sich viele Menschen leider immer noch eine trockene, gewürzlose, fade aussehende und noch fader schmeckende Diät vor. „Ah, das sind doch die Körnerfresser“, sagte unlängst ein Restaurantbesitzer. Er weigerte sich dann auch, ein Gericht ohne Fleisch zu präsentieren. „Wir servieren nur die Menues von der Karte“, so sein Kommentar. Wenn der gute Mann nicht umdenkt, könnte er eines Tages den Kürzeren ziehen, denn immer mehr Menschen stellen fest, dass es sich vegetarisch wunderbar abwechslungsreich und dazu noch gesund leben lässt. Wir suchten uns übrigens ein anderes Restaurant und wurden dort bestens bedient.

Schauen Sie sich genau an, wie appetitlich man ein Frischkorngericht zubereiten kann. Zubereiten sollte, müsste ich besser sagen, denn mit mausgrauen Körnern, die sparsam mit Obst zusammengerührt werden, lockt man keinen Hund hinter dem Ofen vor. Apropos Hund. Unsere Neufundländerin verzehrt alles, was gut schmeckt. Natürlich auch Frischkornbrei.

Hier ist das Standardrezept, bei dem es keine Verträglichkeitsprobleme gibt:

Es wird aus Roggen oder Weizen oder aus einer beliebigen Getreideart oder Getreidemischung hergestellt. Dazu werden 3 Esslöffel (etwa 50 g) Getreide in einer Getreidemühle, in einem Mixapparat oder einer Kaffeemühle grob geschrotet. Das Mahlen muss jedesmal frisch vor der Zubereitung vorgenommen werden. Nicht auf Vorrat mahlen! Dabei spielt es keine Rolle, ob die Getreidemühle mit Mahlsteinen oder einem Stahlmahlwerk arbeitet.

Das gemahlene Getreide wird mit ungekochtem, kaltem Leitungswasser zu einem Brei gerührt und 5–12 Stunden

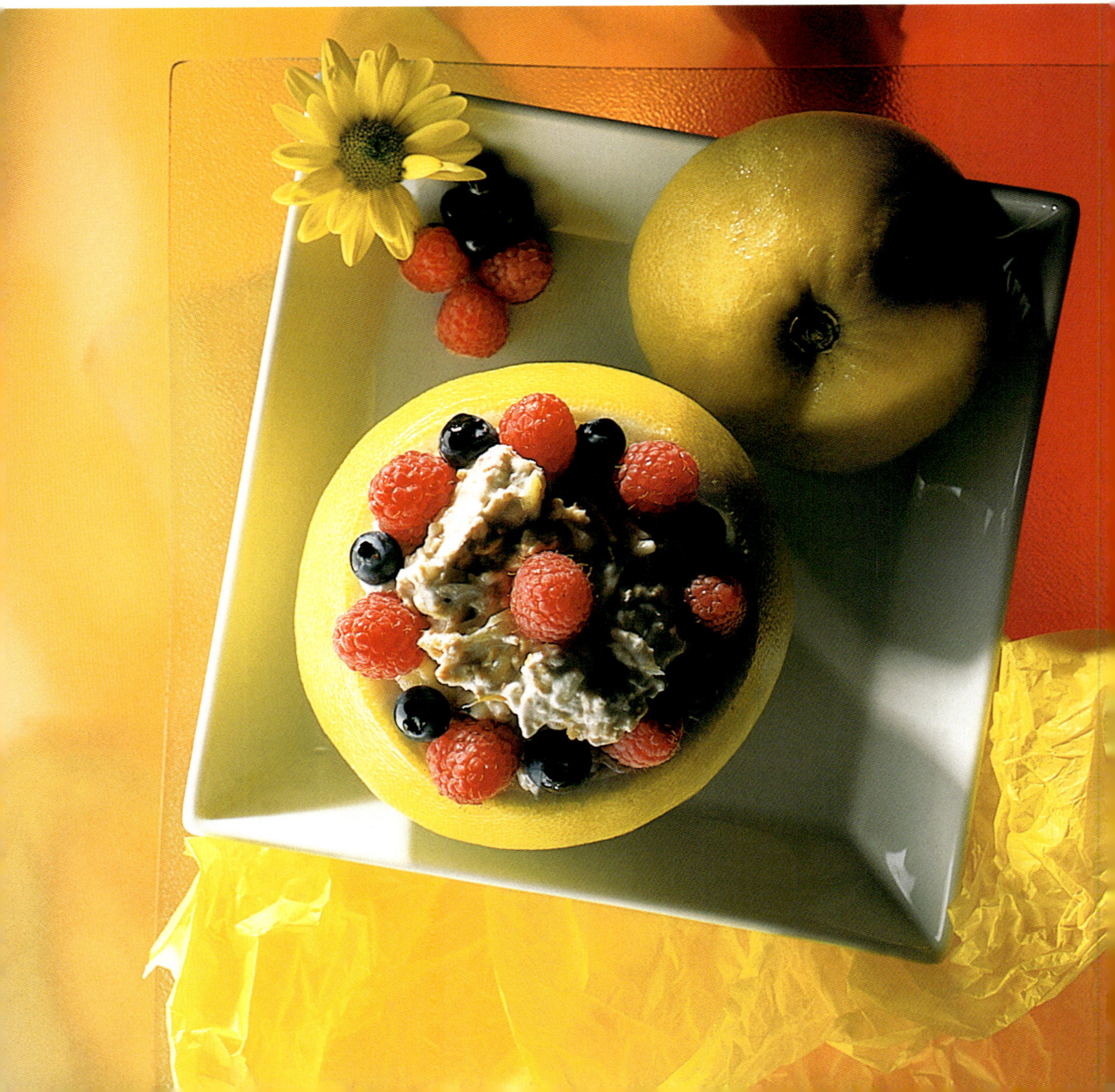

Frischkornbrei in Grapefruit

Apfel mit Schale und Kerngehäuse verwenden

bei Zimmertemperatur stehen gelassen. Die Wassermenge ist so berechnet, dass nach Quellung nichts weggegossen zu werden braucht. Nach 5–12 Stunden wird dieser Brei tischfertig gemacht durch Zusatz von frischem Obst (je nach Jahreszeit), Zitronensaft (eventuell gelegentlich 1 Teelöffel Honig), 1 Esslöffel Sahne (oder mehr) und geriebenen Nüssen.
Solange verfügbar, sollte man immer einen Apfel hineinreiben und sogleich untermischen, bevor er braun wird. Der geriebene Apfel macht den Frischkornbrei luftig und wohlschmeckend.
Es ist ohne Belang, zu welcher Tageszeit dieses Gericht genossen wird.

Auch die Zubereitung nach Dr. Evers ist zu empfehlen:

Drei Esslöffel Roggen oder Weizen (keine Mischung) werden über Nacht (5–12 Stunden) mit ungekochtem, kaltem Wasser eingeweicht. Am Morgen werden die Körner in einem Sieb mit frischem Wasser gespült. Tagsüber bleiben sie trocken stehen. In der zweiten Nacht werden sie wieder mit Wasser übergossen, am nächsten Morgen wieder gespült. Dieser Vorgang wird so lange fortgesetzt (im Durchschnitt drei Tage), bis die Körner keimen und die Keimlinge ca. 1/3cm lang sind. In der Keimzeit sollen die Körner möglichst bei Zimmertemperatur stehen (d. h. nicht zu kalt und nicht zu warm). Diese gekeimten Körner können mit Zutaten versehen werden, wie beim Frischkorngericht angegeben. Sie sind gründlich zu kauen.
Der Ratschlag, Roggen und Weizen getrennt zum Keimen aufzustellen, beruht darauf, dass die beiden Getreidearten verschieden lange Keimzeiten haben.
Diese seit Jahrzehnten bewährte Zubereitungsart ist für jeden bekömmlich. Auch für Magen-Darmempfindliche. Sie sollten den Frischkornbrei allerdings genau so herstellen, wie es im Rezept angegeben ist, denn diese Art

hat sich bewährt. *Stellen Sie das Gericht nicht mit Milch, Sauermilch, Quark oder Joghurt her. Bei Leber-, Galle-, Magen-, Darm- und Bauchspeicheldrüsenkranken oder bei Empfindlichkeiten im Magen-Darm-Bereich kann diese Getreide-Obst-Milch-Kombination zu Beschwerden führen.* Auch der angeblich noch Gesunde jammert bei der Zusammenstellung mit diesen Milchprodukten oft über Blähungen, „Platzbauch“, Gasbauch, Aufstoßen oder sogar Durchfall und Übelkeit. Der Frischkornbrei ist also eine Art Test, ob die übrige Nahrung den Grundsätzen einer vitalstoffreichen Vollwertkost entspricht oder ob sie Fehler enthält. Diese ist es, die zu revidieren ist – nicht das Frischkorngericht!

Sauermilch, Milch, Joghurt, Quark gehören nicht in den Frischkornbrei

Der Frischkornbrei bietet genug Möglichkeiten, Ihrem Einfallsreichtum auf andere Art gerecht zu werden. Welch große Auswahl an Obst haben Sie in der heutigen Zeit! Nutzen Sie die vielfältigen Angebote! Aber bleiben Sie dem Grundrezept (Getreide, Sahne, Zitronensaft, Obst, Nüsse) treu. Um Abwechslung hineinzubringen, Sahne mal flüssig, mal geschlagen unterziehen. Auch ohne Sahne ist der Frischkornbrei essbar. Sparen Sie dann nicht mit Obst, Nüssen, Mandeln oder Sonnenblumenkernen.

Eingeweichter Frischkornschrot gehört nicht in den Kühlschrank!

Immer wieder wird dieser unsinnige Rat erteilt, den eingeweichten Schrot über Nacht in den Kühlschrank zu stellen. Dieser Hinweis stammt offensichtlich von jemandem, der an Bakterienfurcht leidet. Bei Zimmertemperatur entwickeln sich ja gerade die erwünschten enzymatischen Prozesse. Im Kühlschrank nicht. Wenn Sie Sauerteig herstellen wollen, braucht der Getreideansatz gleichmäßige Wärme, sonst entsteht keine Gärung. Stellen Sie mal einen Sauerteig im Kühlschrank her. Geht nicht! Und so ist es auch mit dem angesetzten Schrot für den Frischkornbrei. Im Prinzip handelt es sich dabei um eine Vorstufe von Sauerteig. Wenn Sie ihn mal zu lange angesetzt stehen lassen haben, macht das überhaupt nichts. Er ist trotzdem noch essbar. Falls Sie ihn aber dann nicht mehr mögen, werfen Sie ihn ja nicht weg, sondern lassen ihn weitergären und backen dann daraus leckere Brötchen oder ein Brot!

Es spielt keine Rolle, zu welcher Tageszeit Sie das Frischkorngericht essen. Wir haben es lediglich als Frühstück vorgeschlagen, weil dann im Laufe des Tages die anderen Frischkostangebote nicht zu kurz kommen.

Trockenfrüchte

Wir verwenden Trockenfrüchte ausgesprochen selten. Auch wenn Sie selbst die Früchte schonend getrocknet haben, gehen doch Vitamine verloren. Durch den Wasserverlust ist der Zuckergehalt konzentriert, so dass man durch den Verzehr von Trockenfrüchten auch Zahnkaries bekommen kann. Auch Leber-, Galle-, Magen-, Darmempfindliche sollten mit dem Verzehr von Trockenobst zurückhaltend sein. Manch eine Unbekömmlichkeit und sogenannte Blähungen sind darauf zurückzuführen, genauso wie bei dem Verzehr von Fabrikzuckerarten, Säften und gekochtem Obst.

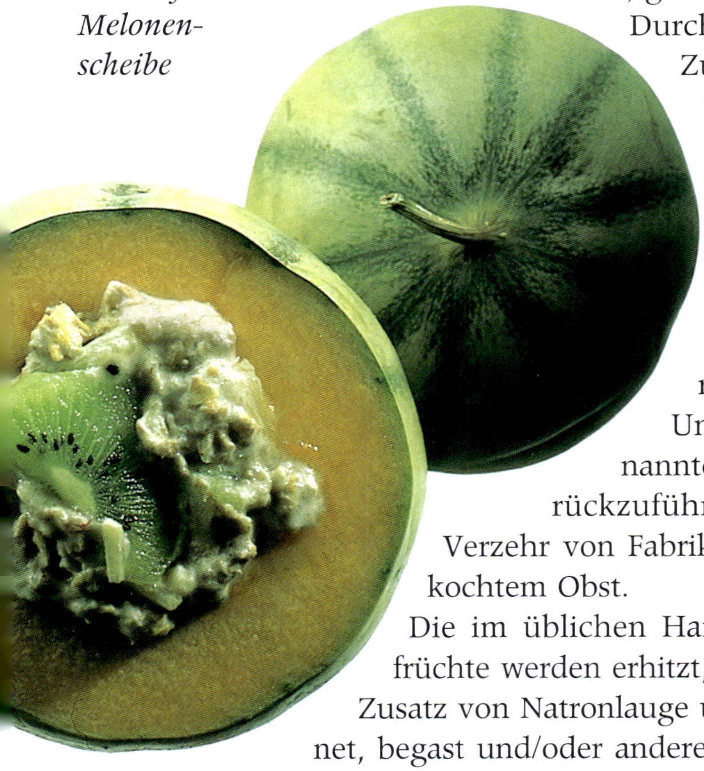

Frischkornbrei auf Melonenscheibe

Die im üblichen Handel angebotenen Trockenfrüchte werden erhitzt, zum Teil geschwefelt, unter Zusatz von Natronlauge und Kaliumcarbonat getrocknet, begast und/oder anderen toxischen Substanzen und Konservierungsverfahren ausgesetzt.

Diese Getreidearten sollten Sie kennen und in ihrer Vielfalt in der Vollwertküche verwenden:

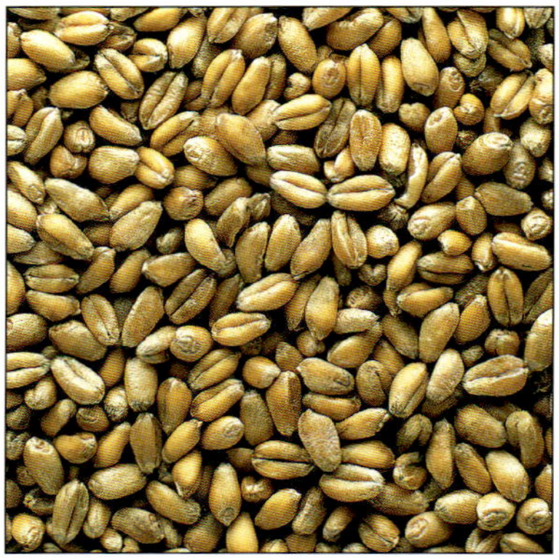

Weizen

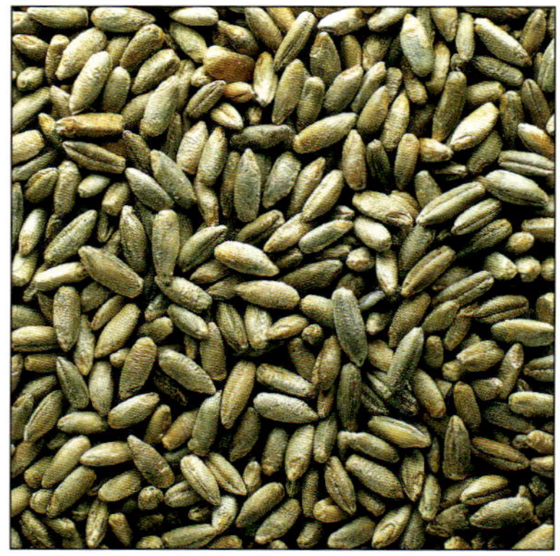

Roggen

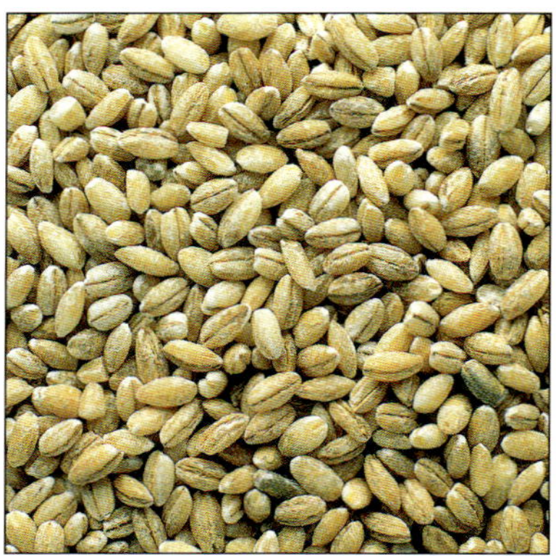

Gerste

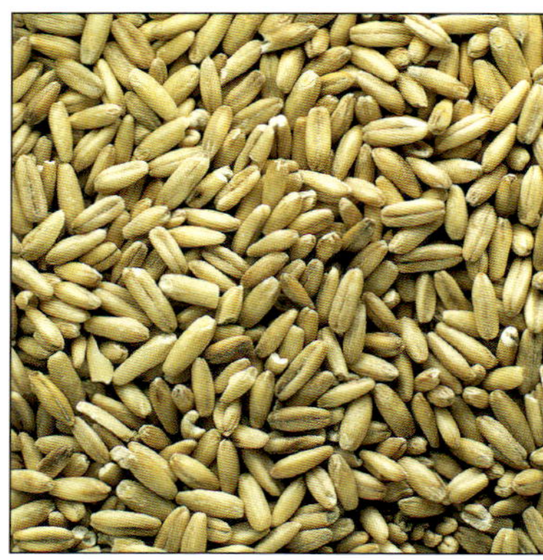

Hafer

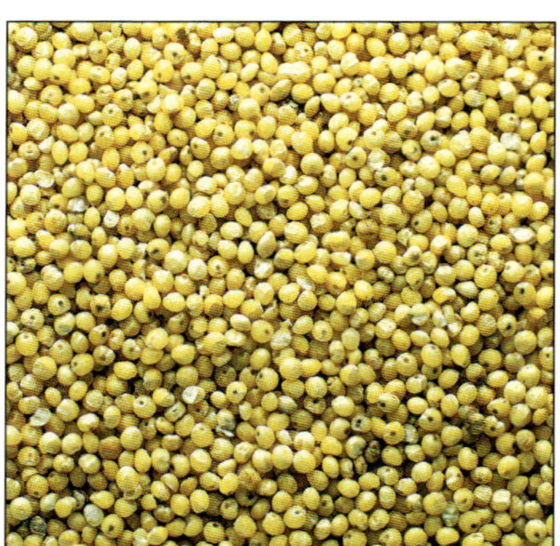

Hirse

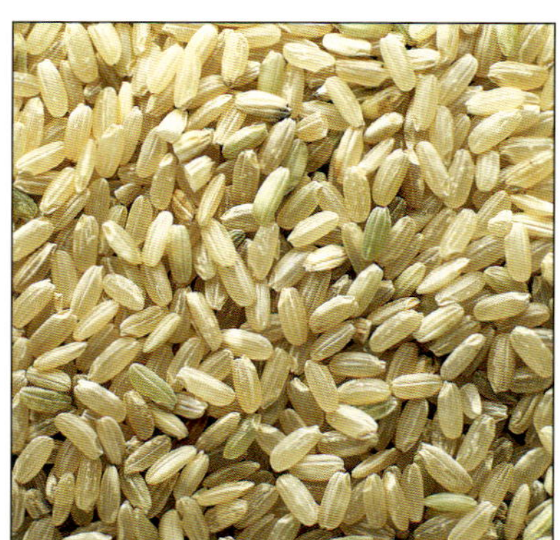

Reis

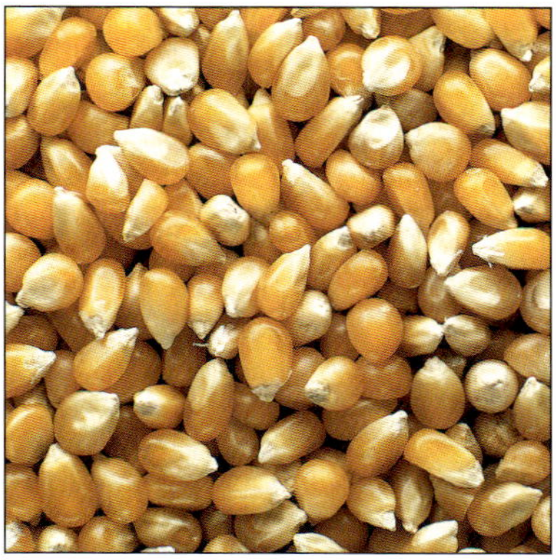

Mais

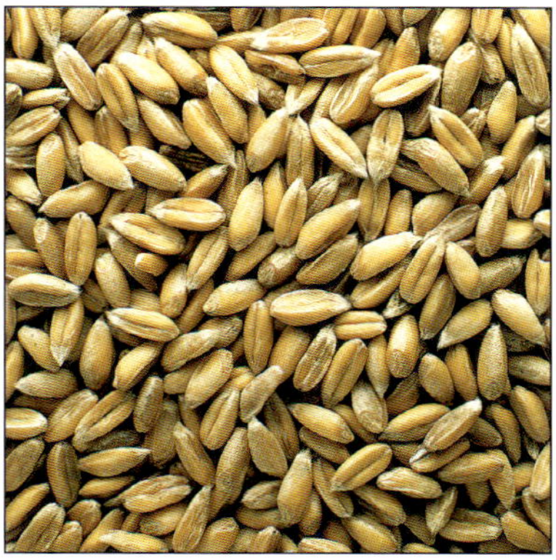

Dinkel ist eine „Urform“ des Weizens.

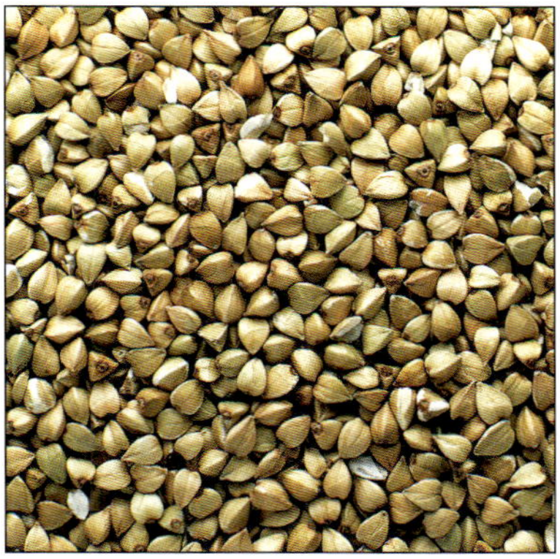

Buchweizen
(ist kein Getreide, sondern ein Knöterichgewächs, aber nahrhaft und lecker zuzubereiten).

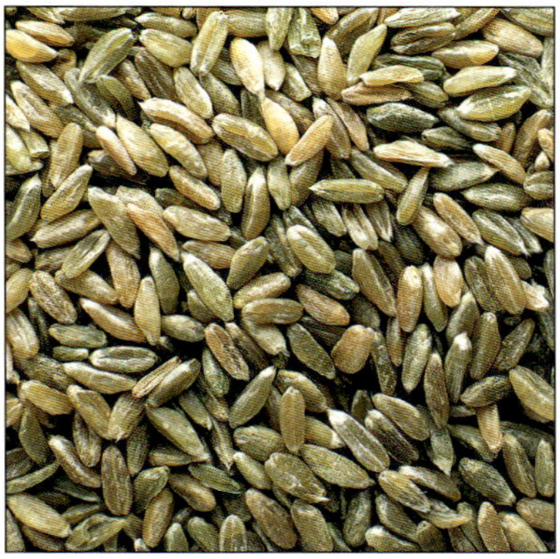

Grünkern ist ebenfalls Dinkel, wird aber in der Halbreife (also noch grün) geerntet und danach gedarrt. Grünkern ist durch den Darrprozess nicht mehr keimfähig, aber wegen seines würzigen Aromas für die Zubereitung warmer Speisen, Aufläufe, Suppen und auch Brotaufstriche sehr geschätzt.

Nacktgetreide sind spelzfreie Getreide. Dazu gehören Weizen und Roggen. Inzwischen gibt es auch Hafer und Gerste als spelzfreie Züchtung.

Eine Keimprobe ist wichtig

Achten Sie beim Kauf auf die Keimfähigkeit des Getreides, sie sollte 95–98% betragen. Machen Sie eine Keimprobe, denn „totes" Getreide genügt den Qualitätsansprüchen der Vollwerternährung nicht. Besonders dem üblich angebotenen Hafer mangelt es meistens an Keimfähigkeit. Sie geht bei der Entfernung der Spelzen (unter Wärme und Druck) verloren.

Haferflocken sind nur vollwertig, wenn Sie sie mit einer Flockenquetsche oder Getreidemühle aus keimfähigem Hafer hergestellt haben und *unmittelbar danach* verzehren, da sich durch Oxidation Bitterstoffe entwickeln.
Die im Handel befindlichen üblichen Haferflocken zählen laut Kollath-Tabelle zu den erhitzten („toten") Nahrungsmitteln.

Wieviel Vitamin B1 braucht der Mensch?

Ärztlicher Rat

Dr. Bruker, Auszugsmehl enthält das notwendige Vitamin B1 nicht mehr in ausreichender Menge. Fabrikzucker ist nicht nur frei davon, sondern im Stoffwechsel wird zu dessen Verarbeitung vor allem Vitamin B1 benötigt. Der Verzehr von beidem – Auszugsmehl + Fabrikzucker – führt ja geradezu zu einem Teufelskreis. Wieviel B1 benötigt der Mensch eigentlich?

Man kann davon ausgehen, dass vor der Erfindung dieser beiden Präparate mit der täglichen Nahrung 3–5 mg Vitamin B1 aufgenommen wurde. Die Menge, die der Durchschnittsbürger heute verzehrt, wird mit 0,8 mg angegeben. Also eine völlige Unterversorgung. In Einzelfällen dürfte das Ergebnis noch schlechter ausfallen. Die zahlreichen Stoffwechselstörungen sind dadurch geradezu vorprogrammiert. Der Ernährungsbericht, der vom Gesundheitsministerium alle vier Jahre herausgegeben wird, hält eine Tagesmindestmenge von 1,5 mg Vitamin B1 für erforderlich.

Windiges

Ach, welcher unverdienten Schmähung
ist ausgesetzt die arme Blähung!
Da sie, zwar schuldlos, sich nicht schickt,
lebt sie in tragischem Konflikt.
Und zweifelnd zwischen Tun und Lassen
hat sie sich heimlich anzupassen
in einem Kampf, der voller Pein
dem, der gern kinderstubenrein.
Wie glücklich doch der Grobe prahlt:
„Heraus, was keinen Zins bezahlt!"
Der Feine hat sich abzufinden,
er muß die Winde über-winden!

Eugen Roth

Bei der Umstellung auf vitalstoffreiche Vollwertkost klagen viele Menschen über „Blähungen". Wenn Sie unter dem leiden, was Eugen Roth so munter beschreibt, fassen Sie sich in Geduld. Haben Sie bisher die üblichen Nahrungsmittel gegessen, braucht Ihre Darmflora Zeit, sich auf die neuen Zustände, die ab jetzt herrschen sollen, einzustellen. Je nach Empfindlichkeit und eventuell vorliegender Krankheit der Verdauungsorgane dauert dies eine Weile.
Meiden Sie strikt alle Fabrikzuckerarten, Säfte, getrocknetes und gekochtes Obst, aber auch schwarzen und grünen Tee, Bohnenkaffee und zunächst auch Honig.
Ansonsten: Machen Sie therapeutische Spaziergänge an der frischen Luft und lassen Sie die „Blähungen" in die Freiheit.

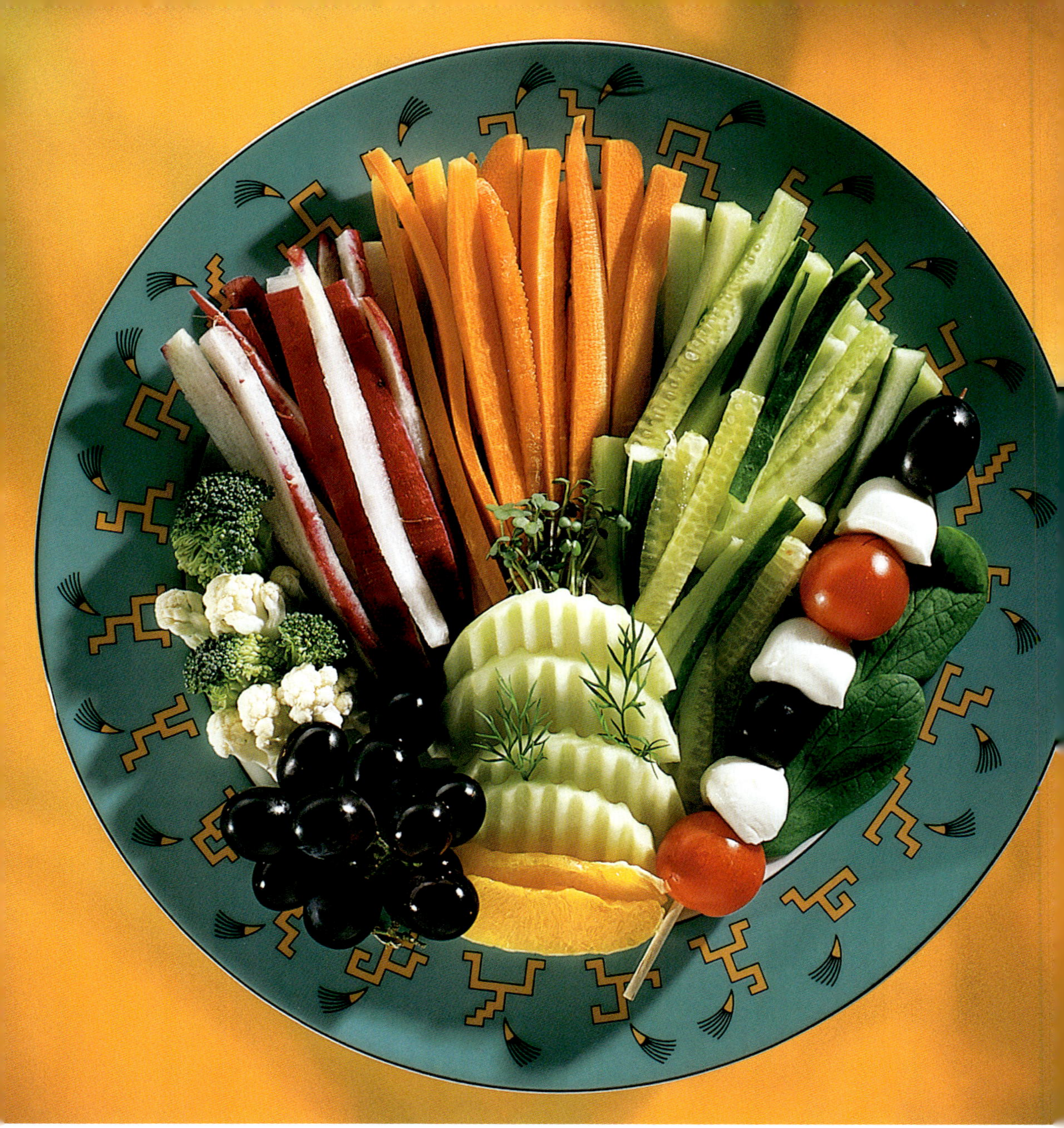

„Pfui über die Mahlzeiten, welche jetzt die Menschen machen, in den Gasthäusern sowohl als überall, wo die wohlbestallte Klasse der Gesellschaft lebt."

Friedrich Nietzsche,
Morgenröte

Frischkost – eine Augen- und Gaumenweide

Wir haben uns nicht zuletzt für die Herstellung dieses Buches entschlossen, weil Farbfotos schon „die halbe Miete“ sind. Das Auge isst eben mit. Wo steht denn geschrieben, dass Sie jeden Tag aufwändige vier Frischkostsalate zubereiten *müssen?* Ideal ist es, wenn man täglich zwei über und zwei unter der Erde gewachsene Gemüsesorten in frischer Form verzehrt. Wenn dies nicht immer klappt, müssen Sie kein schlechtes Gewissen haben. Aber bemühen Sie sich um Vielfalt. Also nicht wochenlang nur Tomaten oder nur grünen Salat, sondern mal dies, mal das ... so abwechslungsreich wie möglich.

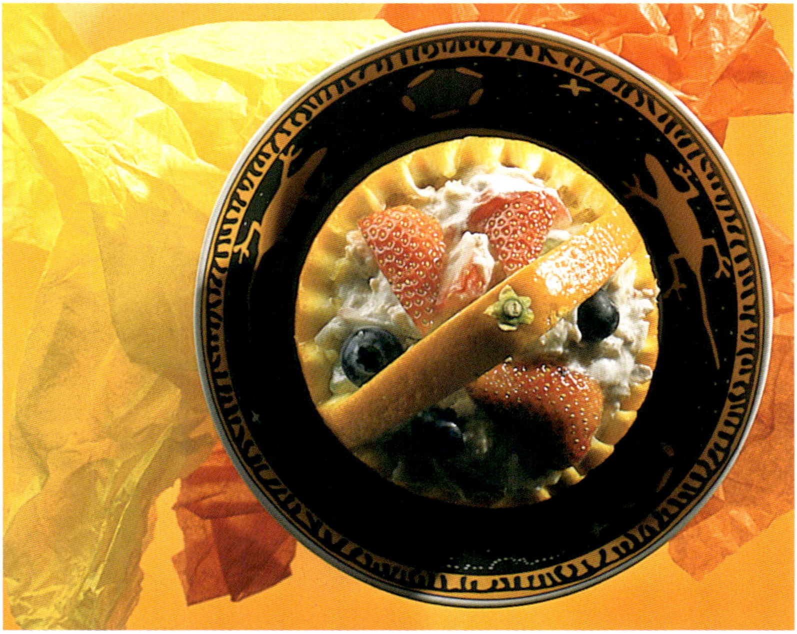

Bieten Sie sich (auch wenn Sie Single sind) und Ihren Lieben die Frischkost doch einmal unangemacht an – wie auf den Fotos dekorativ angerichtet. Eine Augenweide! Dazu stellen Sie ein oder zwei Salatsoßen, die Sie auf Vorrat im Kühlschrank stehen haben (halten sich – je nach Zusammensetzung – drei bis fünf Tage), oder einfach nur Essig und Öl. Schmeckt hervorragend, ist schnell zubereitet, wird nie langweilig und enthält alle biologischen Wirkstoffe.

Frischkost voraus

Frischkost wird vor der gekochten Kost gegessen. Warum, Dr. Bruker?

Ärztlicher Rat

Nun, der Schnellzug wird auch vor dem Bummelzug abgefertigt, damit es nicht zu Behinderungen kommt. Frischkost ist leichter verdaulich als gekochte Nahrung. Sie ist nicht schwer verdaulich, wie oft fälschlich behauptet wird. Im Gegenteil, sie ist am leichtesten verdaulich und passiert den Magen-Darm-Kanal sehr schnell. Außerdem enthält sie noch alle Eigenenzyme, das heißt, einfach ausgedrückt, sie bringt das nötige Handwerkszeug für ihre Verdauung noch mit. Die leichte Verdaulichkeit ist übrigens auch an der kurzen Verweildauer im Magen erkennbar.

Frischkost ist leicht verdaulich

Ein anderer Aspekt kann noch angeführt werden. Isst der Mensch zuerst gekochte Nahrung, kommt es zu der sogenannten Verdauungsleukozytose. Die Leukozyten, die weißen Blutkörperchen, steigen im strömenden Blut an. Sie treten immer dann verstärkt auf, wenn Entzündungsprozesse vorliegen oder dem Eindringen von Fremdstoffen zu begegnen ist. Bei dem Verdacht auf Blinddarmentzündung prüft man zum Beispiel die Leukozytenzahl. Frischkost empfindet der Organismus nicht als Fremdkörper. Isst man sie vor der gekochten Nahrung, wird der Körper überlistet, die Verdauungsleukozytose bleibt aus.

Ist es dann überhaupt sinnvoll, die Frischkost zuerst zu essen?

Frischkost enthält alle Vitamine

Sinnvoll insofern, weil das Wichtigste zuerst gegessen werden sollte. Weniger sinnvoll, wenn wir bedenken, dass wir den Körper damit überlisten. Aus der Verdauungsleukozytose, die ja lediglich ein Symptom ist, können wir schlussfolgern, dass der Mensch eigentlich nur Frischkost essen sollte.

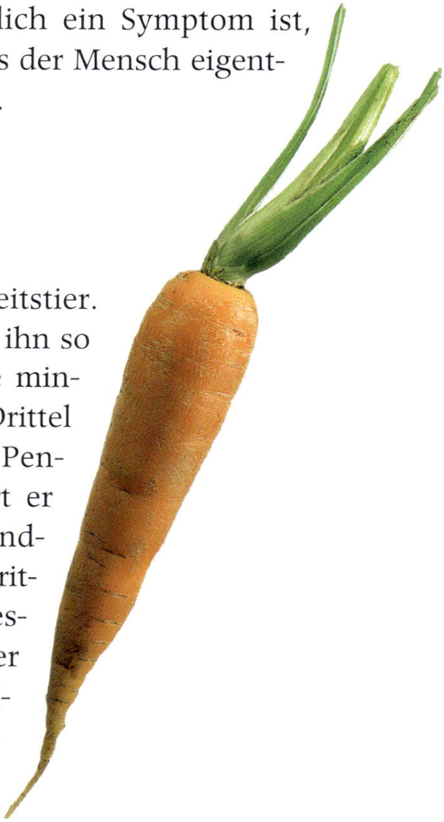

Und warum tut er das nicht?

Der Mensch ist ein Gewohnheitstier. Als Arzt bin ich froh, wenn ich ihn so weit habe, dass er die übliche minderwertige Kost streicht, ein Drittel Frischkost isst. Wenn er das Pensum bewältigt hat, interessiert er sich weiterhin für seine Gesundheit und wird die nächsten Schritte einleiten. Mit rigorosen Alles-oder-nichts-Forderungen ist der Patient und auch der Normalverbraucher nicht zu überzeugen und überfordert.

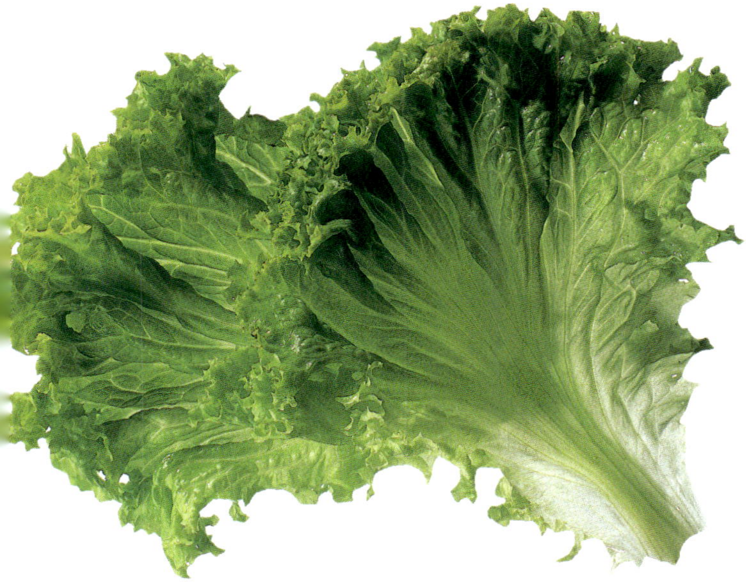

Frischkost-Fantasien

Bei Frischkost können Sie nach Herzenslust fantasieren, komponieren, kombinieren. Probieren Sie einmal:

- Möhren mit Ananas und Apfel
- Möhren und Zucchini mit Apfel
- Steckrübensalat, pikant oder süß
- Paprika und Orange mit Zwiebeln

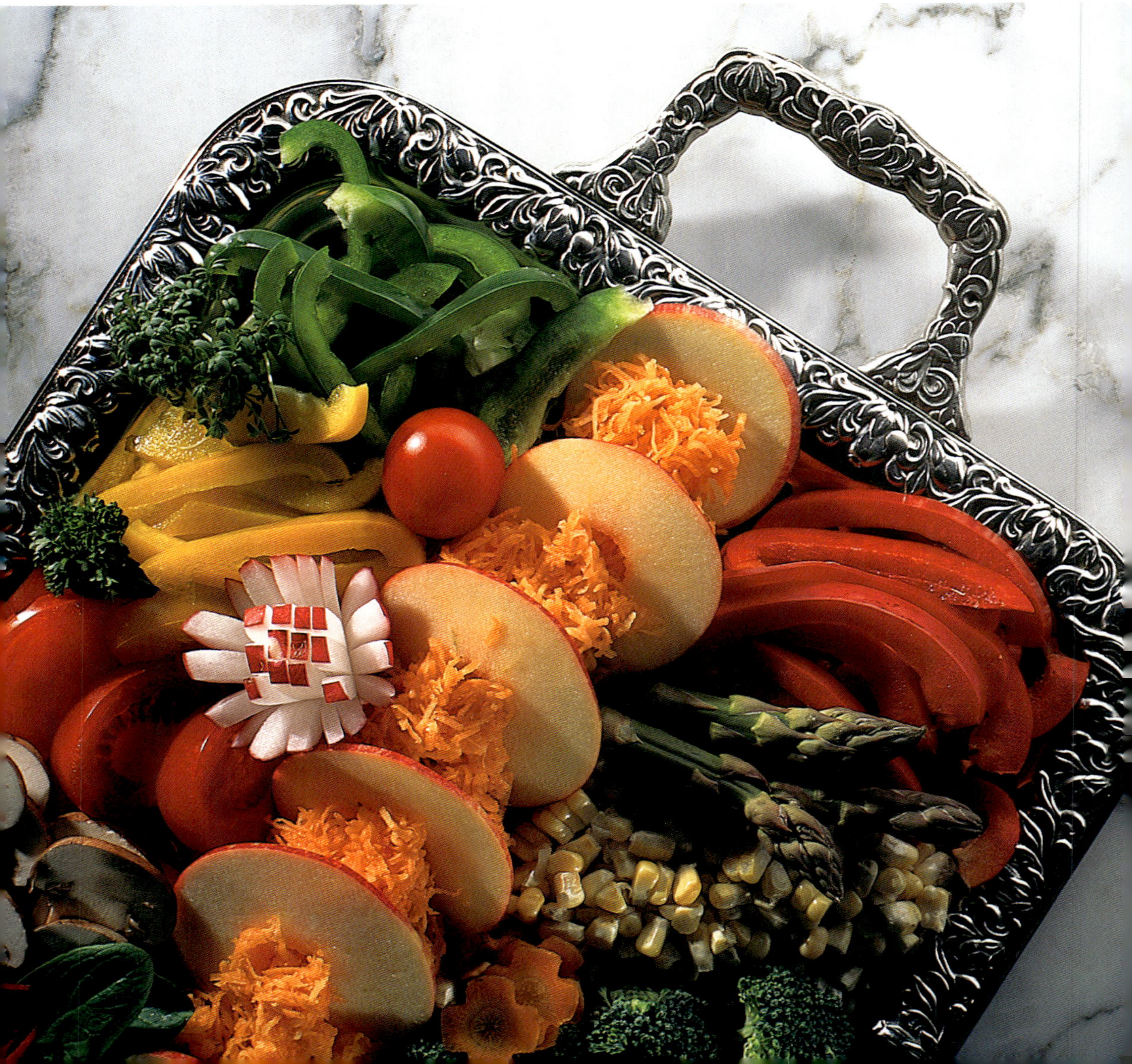

- Radicchio mit Banane, Birne, Trauben, Walnusskernen
- Fenchel mit Orange
- Weißkohl mit Apfel und frischen Kräutern
- Schwarzer Rettich mit Pfeffer und Salz
- Avocado mit Zitronensaft
- Avocado mit Radicchio
- Chicorée mit Orange
- Kressesalat
- Chinakohl mit Mandarinen
- Feldsalat mit gebratenen Pfifferlingen
- Blumenkohl mit Currysoße
- Tomaten, Champignons, Auberginen
- Tomaten, Zwiebeln, Basilikum
- Sellerie mit Aprikosen
- Schwarzwurzeln mit Hasel- oder Walnüssen
- Fenchel mit Kiwi
- Paprika, Orangen, Kiwi
- Rotkohl, Apfel, Orange
- Grünkohl, fein geschnitten mit Orangen

… und dazu natürlich Zitronensaft oder Essig, Öl, Gewürze, Kräuter oder eine der nachfolgenden Soßen und was Ihnen sonst noch so ein- und auffällt.

Ein Hit im Salatmarkt ist Rucola. Die Italiener kennen ihn schon lange, den herb schmeckenden Blattsalat. Wegen seines eigenwilligen, fast strengen Geschmacks sollte er sparsam als Beilage, als Gewürz, verwendet werden. Ein Salat nur aus Rucola ist mir persönlich zu streng. Aber probieren Sie es aus! Auch als Gewürz zu warmen Gemüsegerichten schmeckt er.

Qualität ist wichtig! Sparen Sie nicht an den Zutaten

Für ein gutes Dressing, für eine gute Salatsoße brauchen Sie gute Zutaten

Essig

Aber nicht den billigen, der so scharf schmeckt und so ätzend wirkt, dass Sie mit ihm sowohl Wasser- als auch

Urinstein lösen können. Nein, nein. Am Essig sparen Sie bitte nicht. Er gibt dem Salat das richtige Flair. Gönnen Sie sich, neben dem gewöhnlichen Apfelessig, einen aromatischen, teuren Weinessig. Die Auswahl ist groß: Aceto Balsamico, Himbeer-, Estragon-, Sherryessig u. a. m. Sie werden von dem besonderen Aroma begeistert sein.

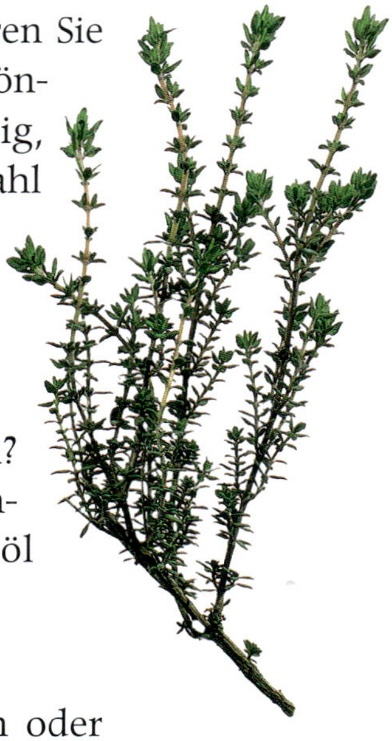

Öl

Natürlich nur die besten Sorten. Sie erinnern sich? Kaltgepresst und nicht raffiniert. Olivenöl, Sonnenblumenöl, Walnussöl, Sesamöl, Mandelöl, Leinöl u. a. m. Rapsöl empfehlen wir nicht.

Kräuter

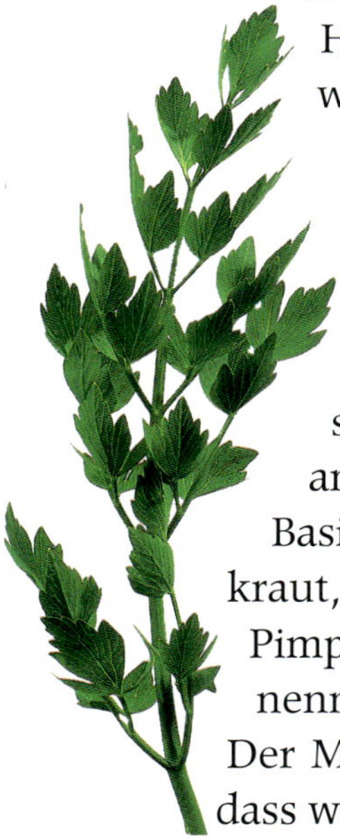

Haben Sie einen Garten, einen Balkon oder wenigstens ein Fensterbrett? Wer den Garten vor der Küchentür hat, ist gut dran. Der besondere Pfiff bei Salaten oder auch warmen Gerichten entsteht quasi von selbst, wenn man aus der Fülle ernten kann. Ich stehe immer staunend in unserem Lahnsteiner Kräutergarten. Was hat sich dort alles angefunden:

Basilikum, Bohnenkraut, Dill, Estragon, Maggikraut, Majoran, Oregano, Petersilie, Pfefferminz, Pimpinelle, Salbei, Schnittlauch, Thymian, Zitronenmelisse und noch viel mehr.

Der Majoran hat sich inzwischen so ausgebreitet, dass wir ihn auch in den Steingarten gesetzt haben. Er ist ein anspruchsloses Kraut, das schöne zarte, rötliche Blüten hervorbringt.

Steht Ihnen kein Garten oder Balkon zur Verfügung, decken Sie sich mit Kräutern vom Fensterbrett ein. Sie lieben, wie Freilandkräuter auch, frische Luft. Sie möchten mit Wasser abgesprüht werden. Damit verhüten Sie den Befall mit Blattläusen, die sich gern bei zu trockener, warmer Luft einfinden.

Getrocknete Kräuter aus der hohlen Hand in die Speisen rebeln. Das Aroma wird dadurch besser freigesetzt

Gewürze
aller Art sind in der Vollwertkost erwünscht. Ihrem Drang, mit Pfeffer, Curry, Paprika, Chili und anderen scharfen Exoten die Speisen abzuschmecken, sind keine Grenzen gesetzt.

Scharfes Würzen ist gesund

Gewürze locken die Magensäfte, regen den Appetit an und wirken verdauungsfördernd. Sie sind – entgegen manchen Behauptungen – gesund und dürfen/sollten reichlich verwendet werden.

Curry
ist keine Gewürzpflanze, sondern eine Mischung aus mehr als einem Dutzend Gewürze. Unter anderem sind darin enthalten: Muskatblüte, Zimt, Nelken, Kardamom, Ingwer, Kurkuma, Kümmel, Paprika, Koriander, Pfeffer, Chili, Bockshornklee …

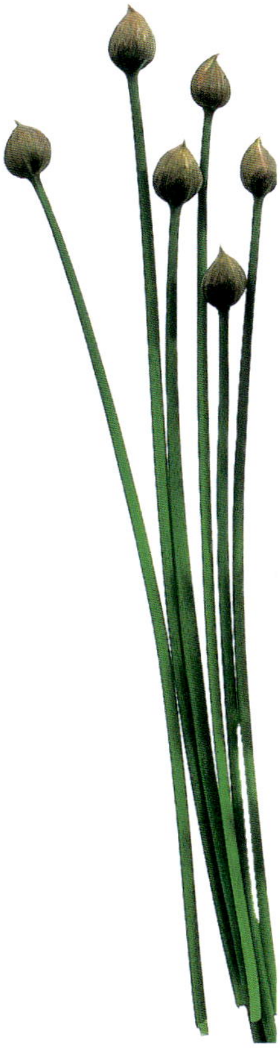

Im STERN 24/96 wurde in Rezepten folgende indische Gewürzmischung verwendet:

1–3		getrocknete Chilischoten
2	EL	Senfsamen
6	EL	Koriandersamen
3	EL	Kreuzkümmelsamen
3	TL	schwarze Pfefferkörner
2	TL	Kardamomkernchen (aus ihrer Samenkapsel gelöst)
1/2		Zimtstange
1		Gewürznelke
1		ganze Muskatnuss

Alle Gewürze einzeln, mit Ausnahme der Muskatnuss, in einer trockenen Pfanne rösten, bis sie duften. Dann miteinander im Mixer, Zerhacker oder Mörser pulverfein zermahlen, die geriebene Muskatnuss zufügen.
Das Ganze heißt dann Garam Masala und schmeckt feurig scharf.

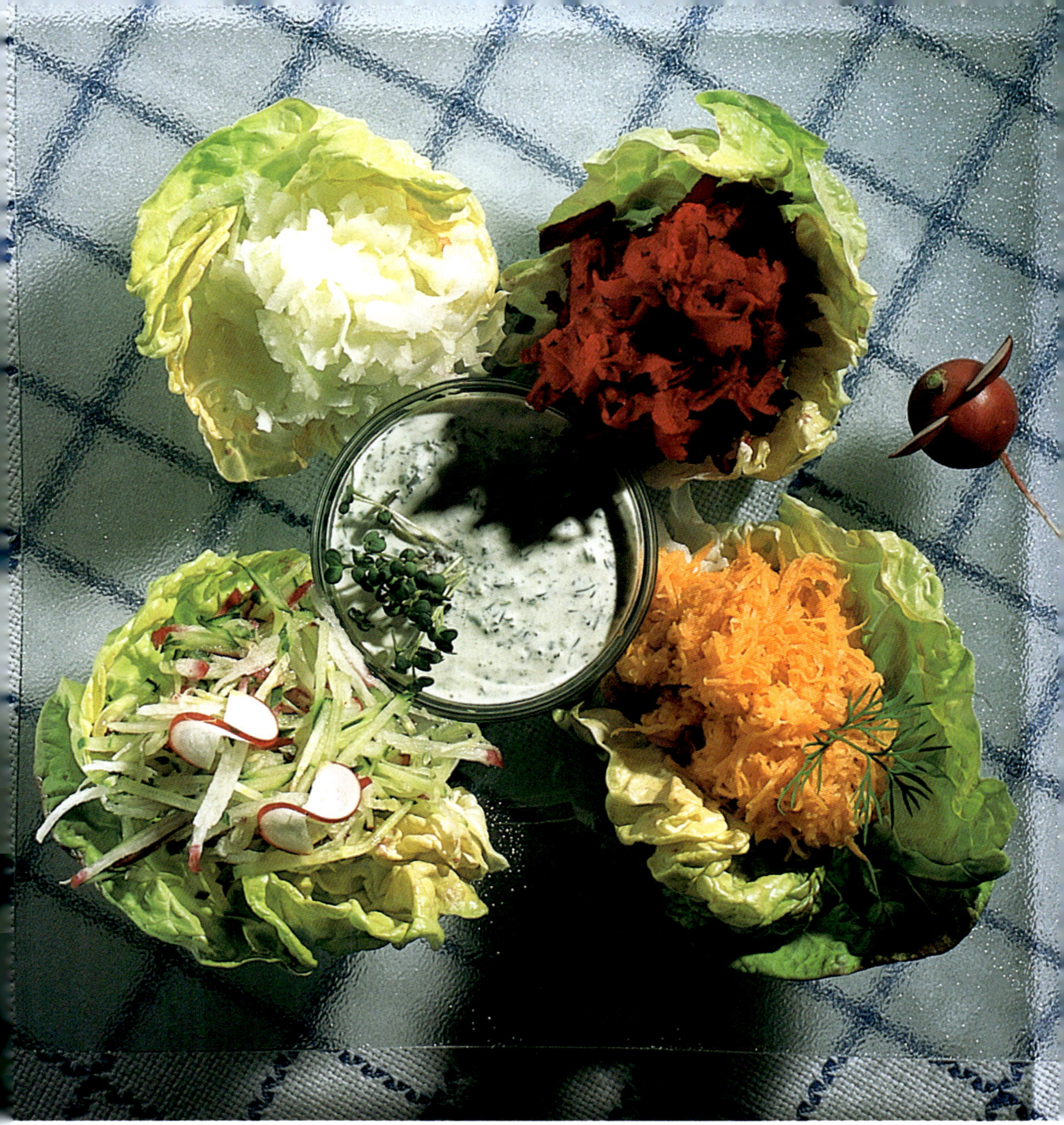

Salatsoßen

Senf-Dip

Zutaten:

250	g	süße Sahne
2	EL	Olivenöl
2	EL	mittelscharfer Senf
1	TL	Kräuteressig
1	MS	Kräutersalz
1	MS	Pfeffer
1	MS	Curry
1	MS	Honig

Zubereitung:
Sahne dickflüssig schlagen.
Senf und Gewürze mit dem Schneebesen unterrühren.

Variation:
1 Bund Dill oder frische Kräuter sehr fein schneiden und unterheben.

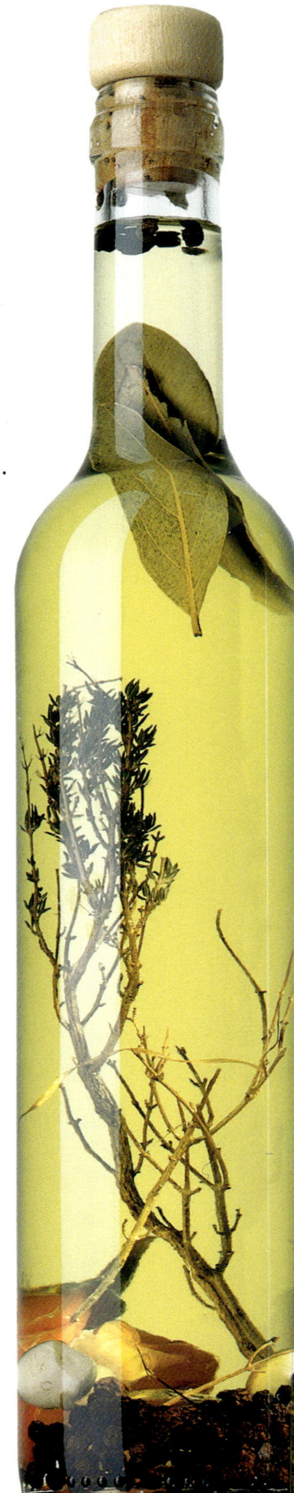

Curry-Creme

Zutaten:

250	g	Schmand
2	EL	Öl
1	EL	Senf
1	TL	Weinessig
1	TL	Honig
1–2	TL	Curry
1/2	TL	Kräutersalz

Zubereitung wie oben.

Dill-Soße

Zutaten:

2	Bund	Dill
6	EL	Sonnenblumenöl
3	EL	Weinessig
2	EL	Senf
1	TL	Honig
		Pfeffer
		Salz

Zubereitung:

Honig mit dem Schneebesen in Essig auflösen, mit Öl aufschlagen. Gewürze dazugeben.
Zum Schluss fein gehackten Dill untermischen.

Sind Soßen zu dickflüssig, erhalten sie problemlos mit etwas Wasser die gewünschte Konsistenz. Eventuell nachwürzen.

Kräuter-Dip

Zutaten:

6	EL	Olivenöl
1	EL	Senf
1	EL	Zitronensaft
1	Prise	Cayennepfeffer
1	MS	Harissa
2		Knoblauchzehen, sehr fein hacken
		Kräutersalz und Pfeffer nach Geschmack
1		Bund frische Kräuter (Petersilie, Rucola, Dill, Schnittlauch usw.)

Zubereitung:

Olivenöl mit allen anderen Gewürzen dickflüssig schlagen.
Die sehr fein gehackten Kräuter unterheben.

Scharfe Paste

Zutaten:

1	Tasse	Olivenöl
2	EL	Senf
2	EL	Tomatenmark
2		Knoblauchzehen, sehr fein gewürfelt
1		Zwiebel, sehr fein gewürfelt
1	TL	Curry
1	TL	Paprika
1	TL	Honig
1	Spur	Cayennepfeffer und Chili
		Kräutersalz und schwarzer Pfeffer

Zubereitung:
Alle Zutaten mit dem Schneebesen cremig verrühren und *sehr scharf* abschmecken.

Schmeckt zu Frischkost, ebenso aber als Brotaufstrich oder scharfe Beilage zu Rosmarinbratkartoffeln, Nudeln oder Reis.

Salbei sollte in keinem Garten fehlen. Eignet sich nicht nur als Gewürz und Tee, sondern sieht auch attraktiv aus

Grüne Soße

Zutaten:

250	g	Schmand
3	EL	Öl
2	EL	Zitronensaft
1	TL	Senf
1	TL	Meerrettich
1	MS	Paprika
		Kräutersalz, Pfeffer
3	EL	fein gehackte Kräuter: Petersilie, Schnittlauch, Liebstöckel, Estragon, Majoran, Thymian, 1 Blatt Salbei

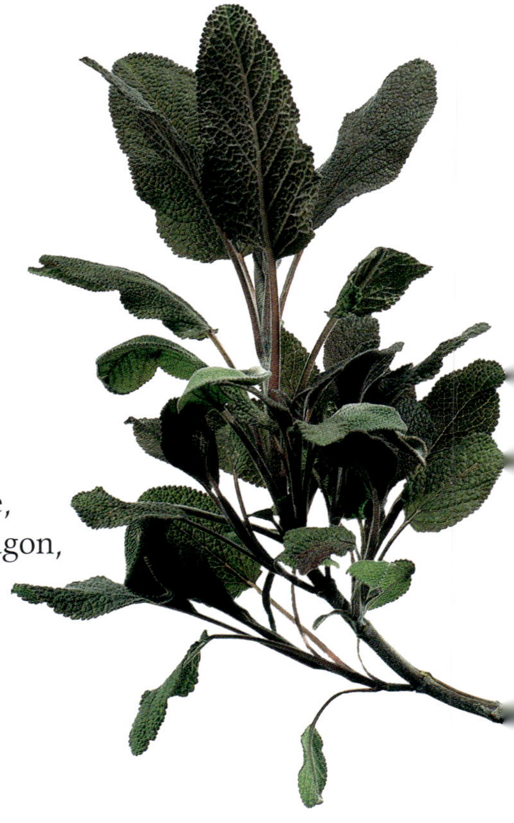

Zubereitung:
Schmand und Gewürze verrühren.
Frisch gehackte Kräuter zum Schluss unterheben.
Pikant abschmecken.

Knoblauchsoße I

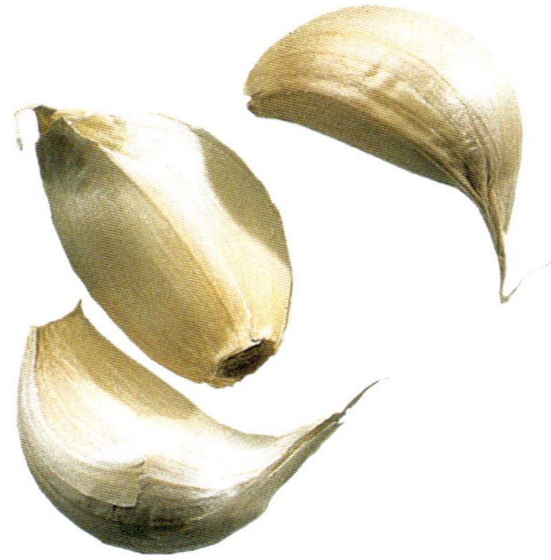

Zutaten:

250	g	Schmand
3	EL	Olivenöl
5–6		Knoblauchzehen
1	EL	Zitronensaft
1	TL	Honig
1	MS	Paprika
1		Bund gemischte Kräuter
		Kräutersalz
		Pfeffer

Zubereitung:
Olivenöl mit Schmand verquirlen. Fein gehackten Knoblauch unterheben.
Zitronensaft, Gewürze und fein geschnittene Kräuter zugeben.
Sehr pikant abschmecken.

Wird gehackter Knoblauch mit Öl vermischt, vermindert sich der strenge Geruch

Knoblauchsoße II

Zutaten:

6	EL	Olivenöl
3		Knoblauchzehen
3	EL	Zitronensaft
1	TL	Senf
		Kräutersalz
		Pfeffer

Zubereitung wie oben.

Orangen-Dressing

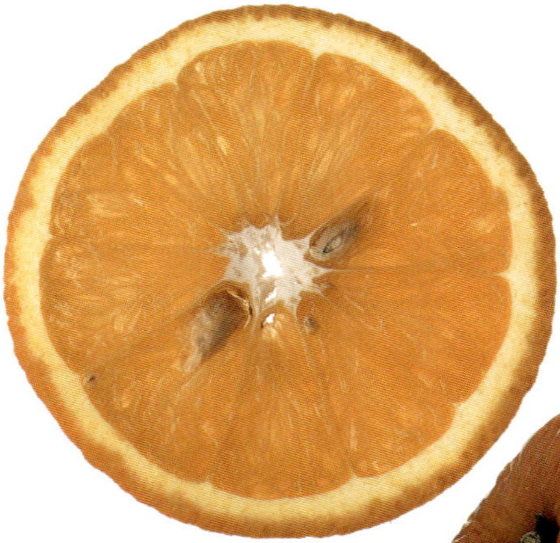

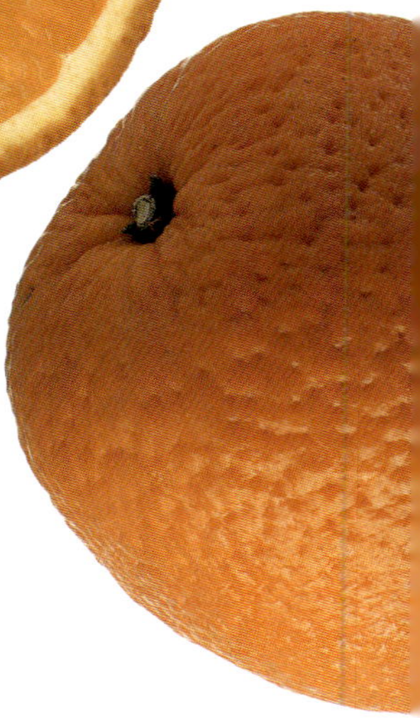

Zutaten:

6	EL	Sonnenblumenöl
3	EL	Zitronensaft
1		Orange
1/4	TL	Pfeffer, frisch gemahlen
1		Prise Salz
4	EL	Walnusskerne

Zubereitung:
Öl mit Zitronensaft verquirlen.
Orangenfilets sehr klein würfeln (eventuell mixen), unterheben.
Pfeffern, salzen und mit gehackten Walnüssen servieren.

Einfache Essig-Öl-Soße

Zutaten:

6	EL	Sonnenblumen- oder Olivenöl
3	EL	Rotweinessig oder weißer Balsamico
1	EL	Wasser
		Pfeffer

Zubereitung:
Zutaten mit dem Schneebesen aufschlagen, so dass eine cremige Emulsion entsteht.

Diese Grundsoße lässt sich beliebig variieren mit:

- Senf
- Meerrettich
- Avocado
- Zwiebeln
- Kräutern
- Knoblauch
- Oliven
- Schmand
- Chili
- Kapern

… Ihnen fällt sicher noch viel mehr ein!

Alle vorgenannten Soßen passen zu allen Gemüsesalaten.
Sie sind als Unterstreichung gedacht.
Ertränken Sie den Salat nicht darin.
Das jeweils eigene Aroma der Frischkost muss noch vorschmecken.

Bereiten Sie die Soßen möglichst immer zuerst vor.
Danach das Gemüse richten.
Doppelte Soßenmenge herstellen. Hält sich im Kühlschrank mehrere Tage.
Aufbewahrung am besten im Schraubglas, damit Sie den Überblick behalten.

Überfülle dich nicht mit allerlei niedlicher Speise und friss nicht zu gierig; denn viel Fressen macht krank, und ein unsättiger Fraß kriegt das Grimmen!

Jesus, Sirach 37, 32

Bunter Salat mit Meerrettichsahne

Zutaten:

1		Endivien- oder Kopfsalat
1		kleine Salatgurke
2		Tomaten
1		Mohrrübe

Soße:

250	g	süße Sahne
4	EL	Schmand
1	EL	Essig
1	Stück	frischer Meerrettich (ca. 10 cm)
1	TL	Honig
		Pfeffer

Zubereitung:

Salat grob zerpflücken, Gurke mit Schale in Scheiben schneiden, Tomaten achteln, Mohrrübe grob raffeln.

Gurken nicht schälen

Süße Sahne dickflüssig schlagen, mit dem Schneebesen Schmand unterziehen. Ebenso den frisch geriebenen Meerrettich, Honig und Pfeffer nach Geschmack.

Soße zum dekorativ angerichteten Salat reichen.

Bunter Sommersalat

Zutaten:

1	Kopfsalat
1	Salatgurke
1	Bund Radieschen
2	Tomaten
1	Kohlrabi
	oder anderes
	Gemüse Ihrer Wahl

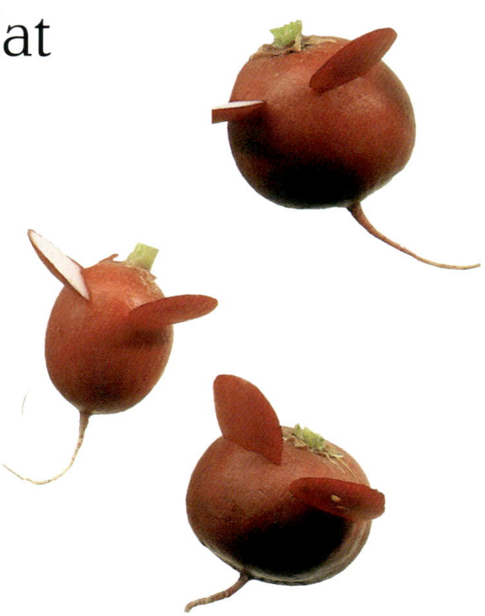

Zubereitung:
Gemüse putzen, zerkleinern und auf einer Platte oder einzelnen Tellern dekorativ anrichten.
Dazu einfache Essig-Öl-Soße.

Feldsalat, mal ganz anders

Zutaten:

300	g	Feldsalat
1		Orange
1		Pampelmuse, rot
50	g	gehackte Mandeln

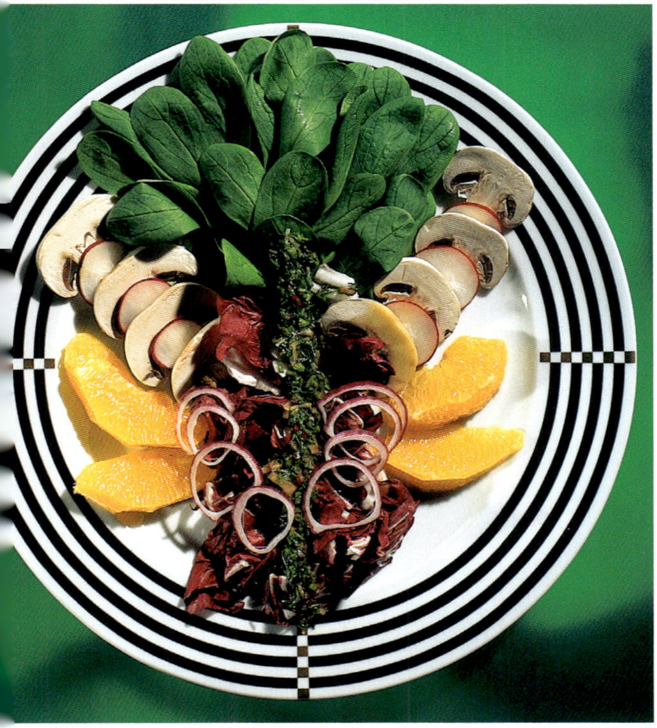

Soße:

6	EL	Walnussöl
2	EL	Balsamico
1	Prise	Cayennepfeffer
1	Spur	Chili
1	MS	Pfeffer

Zubereitung:
Feldsalat im gewachsenen Büschel säubern (nicht zupfen).
Gut abtropfen lassen.
Orange und Pampelmuse filetieren (Fruchtfleisch von den weißen Häuten befreien).
Auf einer Platte oder in flacher Schale dekorativ anrichten.
Soßenzutaten in der angegebenen Reihenfolge verquirlen, über den Salat gießen.
Mit gehackten Mandeln servieren.

Variation:
Früchte gegen frische Champignons oder Pfifferlinge austauschen, mit roten Zwiebelringen anrichten.
Alle anderen Zutaten bleiben.

Variation:
Eine Handvoll frisches Sauerkraut locker unter Feldsalat/ Champignons heben.

Kräutersalat

Zutaten:
Kresse, Petersilie, Rucola, Portulak, Feldsalat, Kerbel, Schnittlauch, etwas Majoran, Löwenzahn, Spitzwegerich, Brennessel und/oder alles, was Sie an Kräutern kennen und mögen.

2		Vollkornbrötchen
2	EL	Butter
1		Knoblauchzehe

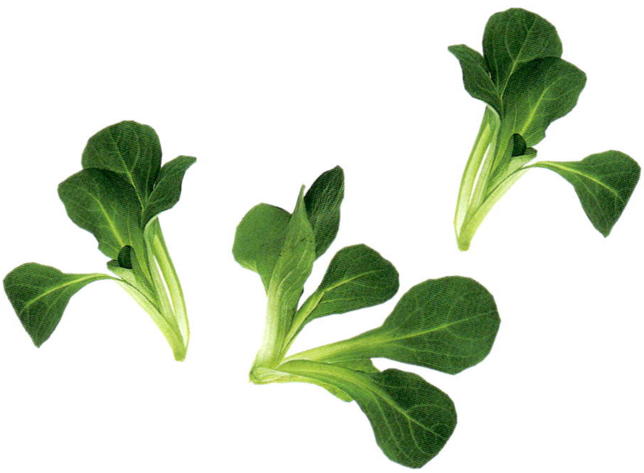

Soße:

5	EL	Olivenöl
2	EL	Weißweinessig
1	MS	Honig
		Pfeffer und Salz

Zubereitung:
Brot oder Brötchen in Würfel schneiden und in Butter hellbraun rösten.
Salatschüssel mit halbierter Knoblauchzehe ausreiben.
Vorbereitete Kräuter erst kurz vor dem Servieren vorsichtig mit der Soße mischen, damit sie nicht zusammenfallen.
Mit gerösteten Brotwürfeln bestreuen.

Wussten Sie, dass ...
Wildkräuter doppelt bis dreifach soviel Mineralstoffe und Vitamine enthalten wie kultiviertes Gemüse?

Tipp

Rosenkohlsalat

Zutaten:

300	g	Rosenkohl
200	g	Tomaten
1		Zwiebel

Soße:

6	EL	Olivenöl
2	EL	Balsamico
1	TL	Senf
1/2	TL	Honig
1	MS	Pfeffer, frisch gemahlen
1	Prise	Muskat
		Thymian
4	EL	Walnusskerne zum Garnieren

Zubereitung:

Rosenkohl vom Strunk befreien, dann sehr fein schneiden oder hobeln.
Tomaten und Zwiebel würfeln.
Soßenzutaten verquirlen. Gemüse vorsichtig unterheben.
Mit Walnusskernen bestreuen.

Rote Bete

Zutaten:

500	g	Rote Bete
3		Boskop oder andere saure Sorte
1		Zitrone

Soße:

3	EL	Öl
4	EL	Schmand
100	g	Haselnüsse, fein gemahlen
		Pfeffer, Salz, Kümmel nach Geschmack

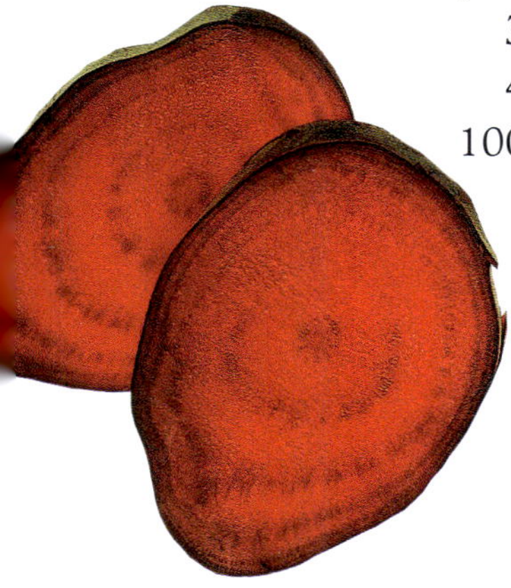

Zubereitung:
Rote Bete fein, Apfel grob raffeln.
Sofort mit Zitronensaft vermischen.
Öl und Schmand mit Schneebesen verrühren.
Mit Rote Bete, den Gewürzen und Haselnüssen vermengen.
Pikant abschmecken.
Mit halbierten Haselnüssen garnieren.

Variation:
Rote Bete mit Apfel und Sauerkraut.
Oder statt Schmand, Essig oder Zitronensaft nehmen.
Würzen nach Geschmack.

Rote Bete werden nicht geschält, sondern mit der Wurzelbürste unter fließendem Wasser gereinigt und vom groben Blattansatz befreit.

Sauerkraut vom Fass

Zutaten:

300	g	Sauerkraut
1–2		Äpfel
1		Zwiebel
3-4	EL	Sonnenblumenöl
		Pfeffer

Zubereitung:
Äpfel grob raffeln oder würfeln
Zwiebel würfeln.
Alle Zutaten vermischen.

Variation:
Mit ganzen Kümmelkörnern bestreuen.

Variation:
Zubereitung wie I, frische blaue Trauben unterheben

Variation:
wie I, mit Orangen zubereiten

Natur-belassenes Öl wird noch ranzig. Das ist ein Qualitätsmerkmal

Öl dunkel aufbewahren

Woran erkenne ich, ob Öl wirklich nicht raffiniert wurde?

Es muss leider nicht alles deklariert werden, was die Industrie bei der Herstellung der Fette macht (siehe Margarine!). So kann zum Beispiel ein Öl teilraffiniert sein, obwohl auf dem Etikett „nicht raffiniert" oder „unraffiniert" steht.
Den besten Test machen Sie selbst. Lassen Sie in einem Gefäß das Öl offen bei Zimmertemperatur stehen. Es wird nach einigen Wochen ranzig. Dies ist als Zeichen von Qualität zu werten. Eintrübungen und Ausflockungen sind bei naturbelassenem Öl normal.
Öl sollte in dunklen Flaschen oder Kanistern angeboten und aufbewahrt werden. Es muss nicht in den Kühlschrank gestellt werden.
Wechseln Sie die Ölsorten, dann führen Sie sich die größtmögliche Vielfalt der biologischen Wirkstoffe zu. Sie entgehen dadurch auch der möglichen Manipulation bei Gebrauch einer einzigen Dauersorte desselben Herstellers.
Viele Kunden glauben zum Beispiel immer noch, dass Distelöl die beste Qualität hat. Das Gegenteil ist der Fall. Es hatte lediglich über Jahre die beste Werbung. Distelöl muss teilraffiniert werden, obwohl es als hochwertiges unraffiniertes Öl angeboten wird, meistens mit anderen Ölen versetzt. Inzwischen gibt es Saatgut, aus dem man sogenanntes kaltgepresstes, unraffiniertes Distelöl herstellen kann. Dies bedeutet aber nicht, dass jeder Distelölhersteller diese Sorte verwendet und auf Raffination verzichtet.
Beim Ölkauf geht es wie beim Honigkauf zu. Kennen Sie den Imker Ihres Vertrauens, wissen Sie, dass er den Honig sorgfältig bearbeitet. Kennen Sie die Ölmühle oder den Bauern, der noch naturbelassenes Öl presst, haben Sie die Garantie. Ansonsten – siehe oben –.

Naturkostläden und Reformhäuser bemühen sich um Qualität. Bei den Ölen im Supermarkt ist Zurückhaltung angebracht.
Naturbelassene Öle schmecken noch nach den Ausgangsprodukten, aus denen sie hergestellt werden. Also Sonnenblumenöl nach Sonnenblumenkernen, Olivenöl nach Oliven. Leinöl muss frisch und nussartig schmecken. Auf keinen Fall bitter. Dann reklamieren Sie und geben es dem Händler zurück.
Manchmal muss man auch den Mut haben, sich unbeliebt zu machen, wenn dadurch etwas Besseres erreicht wird.

Natur ist schmeckbar und riechbar

Muss Frischkost sofort verzehrt werden?

Es wird immer wieder empfohlen, Frischkost sofort nach der Zubereitung zu verzehren, da sonst der Vitaminverlust zu groß sei. Das stimmt nicht. In erster Linie verliert der Salat an Turgor (Spannung). Er verliert an Straffheit, fällt zusammen und sieht nicht mehr knackig aus. Das hat aber nichts mit Vitaminverlust zu tun. Die Vitamine werden erst ganz allmählich abgebaut.
Berufstätige fragen oft besorgt, ob sie sich die Frischkost für den ganzen Tag zubereiten und zur Arbeit mitnehmen könnten oder ob sich aus den genannten Gründen die Mühe nicht lohne.
Selbstverständlich kann morgens oder auch schon am Abend vorher der Salat zubereitet werden. Empfehlenswert ist es, ihn in spezielle Behälter zu füllen, die luftdicht verschlossen werden können. Dann bleibt er knackig. Die Salatsoße sollte immer extra eingepackt und erst vor dem Verzehr zugegeben werden, sonst sieht der Salat unappetitlich und schlaff aus.

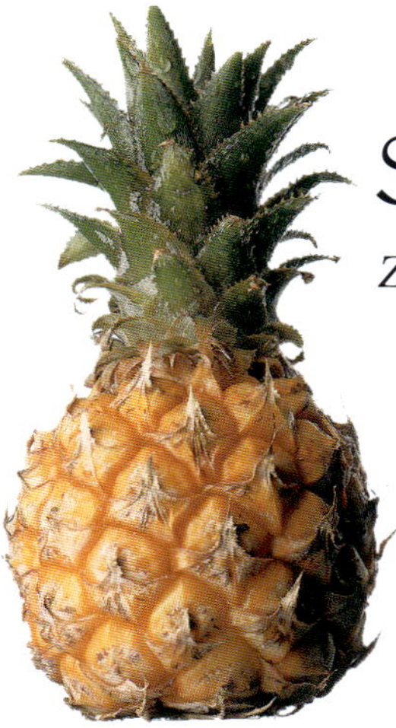

Sellerie mit Apfel-Ananas

Zutaten:

1		Sellerie
1		Boskop
2		Scheiben frische Ananas
1		Zitrone
4	EL	Walnüsse, grob gehackt
125	g	Sahne

Sellerie-schalen und Blätter für Gemüsebrühe aufheben (s. S. 115)

Zubereitung:

Sellerie putzen, nur die groben Teile wegschneiden, fein raffeln, sofort mit Zitronensaft vermischen.
Ananas würfeln, Apfel grob raffeln, ebenfalls sofort unter den Salat heben.
Zum Schluss steif geschlagene Sahne unterziehen.
Mit Walnüssen bestreuen.

Variation:

Sellerie gegen Mohrrüben austauschen

Variation:

Statt Ananas 1–2 Orangen

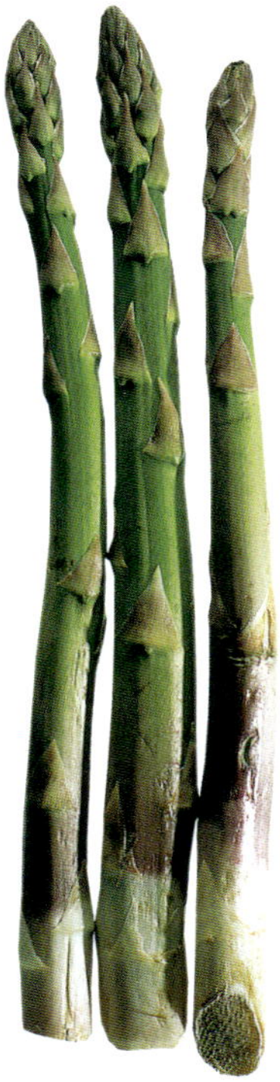

Spargelsalat

Zutaten:

200	g	Spargel
2		Avocado

Soße:

3	EL	Öl
2	EL	Zitronensaft
1	EL	Sanddorn
1	MS	Salz
		schwarzer Pfeffer
		Petersilie

Zubereitung:
Spargel schälen und in feine Scheiben schneiden (hobeln).
Avocado würfeln.
Mit Soße anrichten. Gehackte Petersilie darüberstreuen.

Spinat-Variationen

Haben Sie Spinat schon einmal roh gegessen? Kein Vergleich mit den Kindheitserinnerungen an gekochten grünen Brei. Probieren Sie mal!

Zutaten:

300	g	Spinat
1		Pampelmuse, rot
1		weiße Zwiebel

Zubereitung:
Spinat in nicht zu feine Streifen schneiden.
Pampelmuse filetieren.
Zwiebel in zarte Ringe schneiden.
Alles dekorativ auf einer Platte anrichten.

Dazu die einfache Essig-Öl-Soße (möglichst Olivenöl) mit einer Spur frischem Salbei und Thymian –

oder
kombinieren Sie in Streifen geschnittenen Spinat
mit gewürfelten Tomaten und in Stifte geschnittenen
Kohlrabi –

oder
Spinat mit Zwiebeln, angemacht mit Essig und Öl –

oder
Spinat mit frischen Champignons.

Dazu Soßen nach Wahl.

Mein ganzer Körper ist übersäuert!

Wie oft mir diese Aussage in der Sprechstunde oder in Briefen Ratsuchender vorgetragen wurde, kann ich gar nicht mehr zählen. Nach den Vorstellungen der Anti-Acid-Methode (Acid = Säure) wird davon ausgegangen, dass der Mensch total übersäuert sei und er sich möglichst säurefrei ernähren sollte. Es wird dabei nicht differenziert, welche Säuren im Einzelnen gemeint sind, ob im Blut, im Gewebe, im Urin oder Speichel. So kommt es zu grotesken Missverständnissen.

In Laienkreisen begegnet man oft der falschen Vorstellung, dass die Übersäuerung durch zuviel Harnsäure bedingt sei. Dies gilt jedoch nur für den Sonderfall der Gicht.

Man kann bekanntlich Nahrungsmittel in basenbildende und säurebildende einteilen. Ein säurebildendes Nahrungsmittel kann man aber nicht daran erkennen, dass es sauer schmeckt. Fabrikzucker ist zum Beispiel ein Säurebildner, Fleisch ebenfalls. Beide schmecken aber nicht sauer. Getreide ist ebenfalls säurebildend, aber nur in so geringem Maße, dass dadurch kein Säureüberschuss entsteht. Gemüse ist basenbildend, aber an sich selbst nicht alkalisch.

Vitalstoffe sind entscheidend, nicht Basen oder Säuren!

Eine hypochondrische Unsitte greift um sich, so dass viele Patienten ihren Urin mehrmals täglich mit Hilfe von Lackmuspapier prüfen und tief verunsichert sind, wenn sich eine saure Reaktion zeigt. Das heißt nicht, dass der Organismus übersäuert ist, sondern dass er in der Lage ist, die überschüssige Säure auszuscheiden. Eine Übersäuerung gibt es also nicht; dies zeigt die Kontrolle des ph-Wertes, der Wasserstoffionenkonzentration. Die Vorstellung, dass ein Mensch übersäuert sein könne, ist also grundsätzlich falsch.

Eine biologisch vollwertige Kost ist immer basenbildend. Die Heilwirkung der Frischkost beruht aber nicht darauf, dass sie basenbildend ist, sondern darauf, dass sie alle Vitalstoffe in der richtigen Zusammensetzung enthält.

Tomatensalat Riviera

Zutaten:

500 g	Tomaten
2	Paprikaschoten (grün und gelb)
2	weiße Zwiebeln
	Feldsalat (oder Kopfsalat) und
	10 schwarze Oliven zum Garnieren.

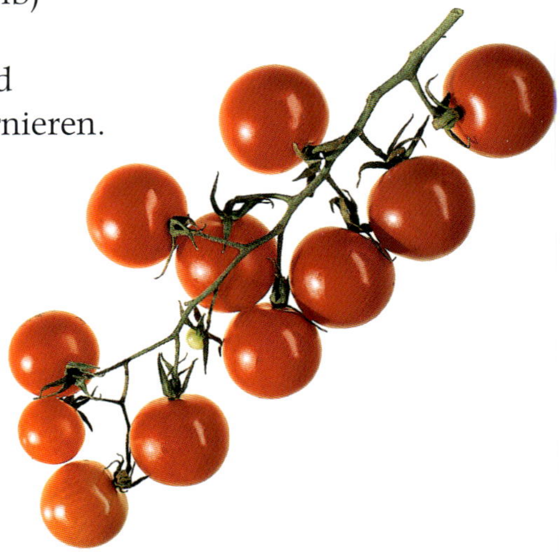

Soße:

6 EL	Olivenöl
3 EL	Rotweinessig
	Basilikum (frisch)
	schwarzer Pfeffer
	Cayennepfeffer

Zubereitung:

Tomaten achteln. Paprika in schmale Streifen, Zwiebeln in dünne Ringe schneiden. Schüssel mit grünem Salat auslegen, darauf das zerkleinerte Gemüse dekorativ verteilen.
Die Soße über den Salat gießen.
Mit Oliven garnieren.

Den Stängelansatz bei den Tomaten brauchen Sie nicht zu entfernen. Wegen des darin enthaltenen Solanin wird dazu oftmals geraten. Die Spuren sind so gering, dass sie keinen gesundheitlichen Schaden anrichten. Falls der Ansatz zu holzig und spelzig ist, können Sie ihn allerdings aus dem Grund herausschneiden.

Mit Jod in Not oder
Warum wir kein jodiertes Salz verwenden

Dr. M. O. Bruker: „Bei der Massenverabreichung von jodiertem Salz werden wir Ärzte es mit einem Heer von Schilddrüsenkranken zu tun bekommen!"

Wehren Sie sich gegen die Zwangsjodierung

Die Jodbefürworter behaupten, die Bundesrepublik sei ein Jodmangelgebiet, da die Eiszeit das Jod vor rund 10 000 Jahren ins Meer gespült habe. Man behauptet weiterhin, jeder zweite Bundesbürger habe einen Kropf, auch wenn dieser nicht sichtbar oder tastbar sei. Beides sind geradezu lächerliche, unwahre und unverantwortliche Aussagen. Aber selbst wenn es so wäre, ist dies kein ausreichender Grund, das Jod im Gießkannenprinzip über alle Bundesbürger zu verteilen. Dieser Zwangsjodierung entgeht nämlich niemand mehr, denn fast jeder Bäcker, Metzger, Koch und Gastronom serviert Speisen mit Jodsalz.

Die Dauereinnahme von Jodsalz verursacht Störungen der Schilddrüse

Die Befürworter gehen stillschweigend davon aus, dass alle Störungen der Schilddrüse durch Jodmangel entstehen. Dies ist nicht der Fall. Um richtig funktionieren zu können, benötigt sie ebenfalls Vitamine, andere biologische Wirkstoffe und ein gut funktionierendes vegetatives System. Eine Funktionsstörung kann durch Lebensbelastungen entstehen, aber auch durch die toxische Gesamtsituation. Radioaktives Jod, wie es durch den GAU von Tschernobyl verstärkt freigesetzt wurde, führt zu einer drastischen Zunahme von Schilddrüsenkrebs. Mit Jodidtabletten und Speisesalzjodierung meint man, dieses Drama aufhalten zu können. Ein vergebliches Unterfangen.

Mit einer unkontrollierbaren Einnahme, wie sie durch die Speisesalzjodierung vorangetrieben wird, werden Schilddrüsenstörungen geradezu begünstigt. Bereits bei einer geringen Dosierung kann es nachweislich zu gesundheitlichen Störungen kommen.

Entziehen Sie sich dieser Zwangsmedikation. Lassen Sie es nicht zu, dass Grundnahrungsmittel zu Medikamententrägern gemacht werden. Im Krankheitsfall ist der Arzt zuständig, nicht jedoch Bäcker, Metzger und Köche.

Quelle: Bruker/Gutjahr „Störungen der Schilddrüse" (emu).

Wie viel Eiweiß braucht der Mensch?

Herr Dr. Bruker, die vegetarische Ernährung wird immer wieder angegriffen, weil der Mensch angeblich mit pflanzlichem Eiweiß seinen Eiweißbedarf nicht ausreichend decken könne.

Ja, ja. Das alte Lied wird nun schon seit Jahrzehnten gesungen. Mit der Entwicklung der fleischverarbeitenden Industrie entstand – ähnlich wie bei der Anti-Butter-Kampagne – auch hier eine Abwertung der vegetarischen Lebensform. Aus Profitgründen natürlich, gepaart mit mangelndem Wissen. Ich gehöre einer Generation an, die bezeugen kann, wie man früher gelebt hat. Ich bin aber auch, wenn Sie so wollen, ein Opfer der üblichen Entwicklung. Denn das Wissen und die Erkenntnis über diese Zusammenhänge kamen natürlich erst allmählich. Ich bin ja auch ein eingefleischter Schulmediziner gewesen. Dann habe ich mir aber erlaubt, über den Tellerrand hinauszuschauen, um zu sehen, was die Medizin sonst noch für Möglichkeiten in der Behandlung der Patienten bietet.

Das heißt, Sie sind nicht in der an der Universität vermittelten etablierten Lehrmeinung stecken geblieben?

Ja. So können Sie es nennen. Wie schon früher betont, habe ich mich immer bemüht, hinter die Krankheits*ursachen* zu kommen. Und der Fleischkonsum, so wie er jetzt betrieben wird, trägt erheblich zur Krankheitsentstehung bei.

Wie das?

Im Laufe der Jahrzehnte wurde immer mehr Fleisch und Wurst, aber auch anderes tierisches Eiweiß in Form von Quark, Käse, Milch, Joghurt, Fisch und Eiern verzehrt. Wann gab es denn in meiner Kindheit mal ein Ei oder Eierspeisen? Ausgesprochen selten. Der Bundesbürger

verzehrt heute pro Kopf durchschnittlich 300 Eier pro Jahr! Säuglinge und Greise sind bei diesem Pro-Kopf-Verbrauch natürlich mitgezählt! Das heißt, dass jeder fast jeden Tag ein Ei isst, pur oder in versteckter Form!
Das kann nicht gut gehen. Jeden Tag Fleisch, jeden Tag Wurst, mehrmals wöchentlich Fisch. Über Jahrzehnte wurde die Lehre vom hochwertigen tierischen Eiweiß gepredigt, das angeblich alleinseligmachend sei, gegenüber dem pflanzlichen, das angeblich nicht alle Aminosäuren enthalte.

Pflanzliches Eiweiß ist vollwertig

Natürlich enthalten alle pflanzlichen Eiweiße alle essentiellen Aminosäuren, wenn auch in unterschiedlicher Menge. Aber es ernährt sich ja schließlich auch niemand nur von einer einzigen Pflanze.
Die Fleischbefürworter verschweigen dies. Die etablierte Medizin nimmt außerdem die seit langem bekannten Forschungsergebnisse von Professor Lothar Wendt nicht zur Kenntnis. Er belegte, dass es Eiweißspeicherkrankheiten gibt, hervorgerufen durch den Verzehr von zu viel tierischem Eiweiß.

Und das Vitamin B12?

Es heißt doch immer, dass Vegetarier an Vitamin-B12-Mangel leiden.

Mit sogenannten „wissenschaftlichen“ Untersuchungen lässt sich heute alles „beweisen“. Die Menschheit müsste doch schon ausgestorben sein, denn die Natur hat für uns keine Massentierhaltung vorgesehen, wie sie heute betrieben wird, um den angeblichen Fleischbedarf zu decken. Abgesehen davon ist die Frage des Fleischverzehrs ein ethisches Problem. Wer meint, wie ein Kannibale leben zu müssen, soll sein Tier selbst fangen und töten und danach verzehren. Müsste jeder dieses blutige Geschäft betreiben, gäbe es bald keine Fleischesser mehr.

Aber man lässt den Handlanger, den Metzger, für sich arbeiten. Vitamin B12 ist natürlich nicht im Fleisch enthalten, sondern das Fleisch ist Träger von B12.
Vitamin B12, auch Cobalamin genannt, wird von Bakterien und Mikroorganismen produziert. Das heißt, es haftet der Nahrung an bzw. entsteht bei fermentativer Veränderung oder Gärprozessen. Man sagt auch bestimmten Pflanzen den Gehalt von Vitamin B12 nach. Sicher ist jedoch, dass es von Bakterien und anderen Mikroorganismen erzeugt wird. Lassen Sie zum Beispiel das geschrotete, in Wasser eingeweichte Getreide mehrere Stunden stehen, entwickelt sich B12, ebenso in Gärgemüse. Die Bakterien im Dickdarm des Menschen produzieren B12, er ist also gar nicht auf die Zufuhr mit der Nahrung angewiesen. Je gesünder die Darmflora, um so sicherer die Vitamin-B12-Versorgung.

Vitamin B12 produziert der Körper selbst

Sojaprodukte

Ärztlicher Rat

Wie gesund sind Sojaprodukte?

Gegenfrage: Warum wollen Sie Sojaprodukte essen? Der Eiweißbedarf ist bei einer vitalstoffreichen, vegetarischen Vollwertkost mehr als gedeckt, denn alle Pflanzen enthalten alle essentiellen (notwendigen) Aminosäuren. Dies wird jedoch von Kritikern des Vegetarismus immer wieder angezweifelt und wirtschaftlich ausgeschlachtet. Der aus den USA überschwappende riesige Sojatrend ist auch hier in der Naturkost- und Reformhaus-Szene auf große Sympathie gestoßen. Soja ist in Mode. Besonders gepriesen wird das hochwertige Eiweiß der Sojabohne. Es ist jedoch nicht hochwertiger als das Eiweiß des Getreides oder anderer Pflanzen. Die Sojabohne ist besonders eiweißreich. Aber das ist nicht als Vorteil anzusehen, denn der Mensch benötigt relativ wenig Eiweiß. Wesentlich ist, dass das Eiweiß in nativer (lebendiger) Form

Soja ist in Mode

angeboten wird. Die Sojabohne wird jedoch so gut wie gar nicht unerhitzt gegessen, sondern in der Industrie zum minderwertigen Präparat bzw. Imitat verarbeitet.
Langfristige Beobachtungen an Patienten haben gezeigt, dass bestimmte Krankheiten nicht zum Stillstand bzw. zur Heilung kamen, solange Sojapräparate verzehrt wurden. Daraus lässt sich schlussfolgern, dass das durch die industrielle Verarbeitung denaturierte Eiweiß den Organismus belastet.

Sojaboom fördert Hunger in der Dritten Welt

Im Übrigen ist auch bei den Sojapräparaten das Verbrechen zu beklagen, dass durch die Einfuhr von Soja nicht nur Energie verschwendet, sondern auch der Hunger in der Dritten Welt gefördert wird. Soja wird in riesigen Mengen als Viehfutter eingeführt. Die Sojaernte von einem Hektar Land könnte beispielsweise in Brasilien den Eiweißbedarf von fünftausend Menschen decken. Wenn dieselbe Menge Soja als Viehfutter verschwendet und als Fleisch auf den Tisch der Reichen kommt, werden nur 191 Menschen satt. Es wäre sinnvoll, in diesen Ländern nicht Soja-Monokulturen anzubauen, sondern den einheimischen Bewohnern die Vielfalt der Selbstversorgung und Selbstbewirtschaftung zu ermöglichen.
Soja und Sojaprodukte sind somit aus ernährungsphysiologischen und ökologischen Gründen nicht empfehlenswert.

Es ist ein tragisches Kapitel menschlicher Geschichte, dass der Mensch sich so weit hat beeinflussen lassen, dass er der Nahrung umso mehr traut, je unnatürlicher und künstlicher sie ist, und dass er sich das Misstrauen zu allen Lebensmitteln, wie die Natur sie uns beschert, so fest hat einpflanzen lassen, dass er eher zugrunde geht, als diese Haltung aufzugeben. Dass er dieses Misstrauen zur Schöpfung selbst nicht als Unrecht und widersinnig empfindet, ist ein Zeichen dafür, wie weit er sich durch ständige Fehlinformation seinen Instinkt hat nehmen lassen.

Dr. M. O. Bruker

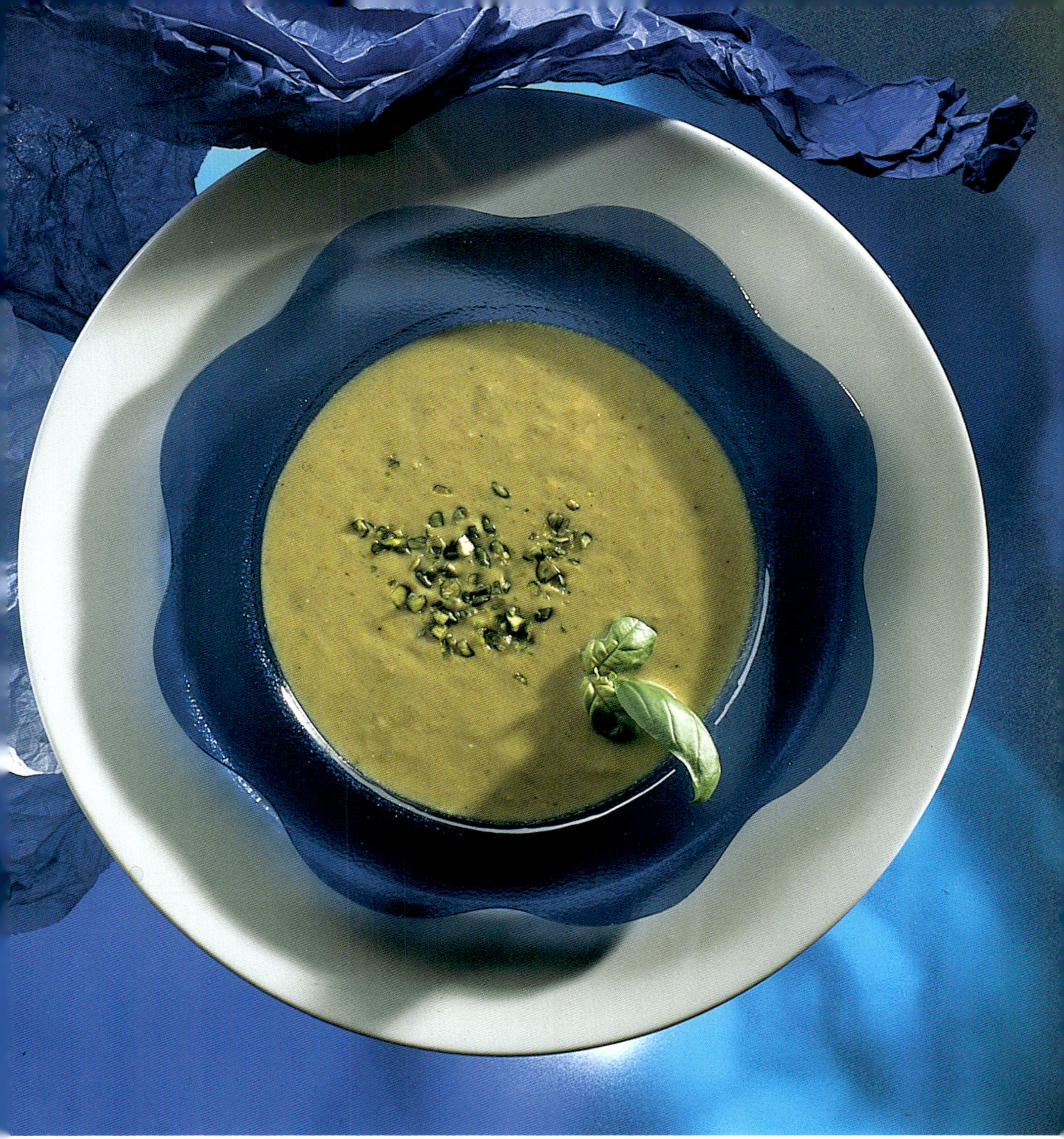

Suppen

Suppen werden nie langweilig, wenn Sie Mut zum Experimentieren haben. Ruckzuck in kürzester Zeit hergestellt, gut gewürzt, wärmen sie Herz und Magen

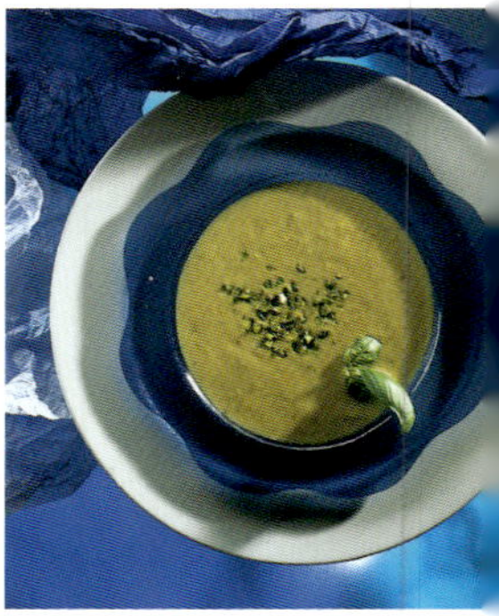

Bananen-Curry-Creme

Zutaten:

1		Zwiebel, mittelgroß
1–2		Knoblauchzehen (nach Geschmack)
1	EL	Butter
3		Bananen
40	g	Vollkornmehl
1	l	Gemüsebrühe
1	EL	Curry
100	g	süße Sahne
100	g	Schmand
1	TL	Kräutersalz
		Pfeffer, frisch gemahlen
		Zitronensaft
1	EL	Pistazien, grob zerkleinert

Zubereitung:

Zwiebeln fein, Knoblauchzehen *sehr* fein würfeln und in Butter anschwitzen.
Zwei in Scheiben geschnittene Bananen dazugeben.
Mit Gemüsebrühe auffüllen, zum Kochen bringen.
Mit Mehl andicken.
5 Minuten köcheln lassen.
Alle Zutaten im Mixer pürieren (oder mit Zauberstab).
Dritte Banane in Scheiben schneiden und in der Suppe kurz aufkochen.
Topf vom Herd nehmen. Sahne, Schmand und Curry mit Schneebesen unterziehen.
Mit frisch gemahlenem, schwarzem Pfeffer und etwas Zitronensaft würzen. Salz nach Geschmack.
Mit Pistazien bestreut servieren.

Bohnensuppe mit Rosmarin

Zutaten:

500	g	weiße oder bunte Bohnenkerne
300	g	Zwiebeln
1		Mohrrübe
4		Tomaten
3		Knoblauchzehen
1	cm	Chilischote oder Chiligewürz
1,5	l	Gemüsebrühe
6	EL	Olivenöl
4	EL	Rotweinessig
2		Lorbeerblätter
1–2		Rosmarinzweige (handlang)
1	TL	Honig
		Salz
		schwarzer Pfeffer
200	g	Schmand

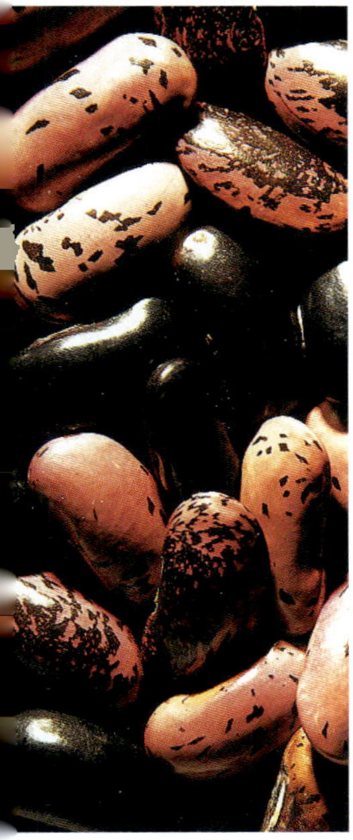

Zubereitung:

Getrocknete Bohnen über Nacht in Wasser einweichen.
Frische Bohnen direkt verwenden.
In Gemüsebrühe 30 Minuten kochen.
Inzwischen Zwiebeln grob, Knoblauchzehen fein schneiden, Chilischote entkernen, in feine Ringe schneiden, alles in Öl glasig dünsten.
Klein gewürfelte Tomaten, grob geraffelte Möhre mit Lorbeerblättern, Rosmarin, Pfeffer, Salz zugeben und alles 10 Minuten schmoren lassen.
Danach mit den Bohnen mischen, 10 Minuten köcheln.
Schmand mit dem Schneebesen einrühren.
Mit Essig und Honig abschmecken.
Eventuell nachwürzen.
Das Gericht muss sehr pikant schmecken.

Um zu vermeiden, dass der Schmand ausflockt, etwas Gemüsebrühe abschöpfen. Schmand mit dem Schneebesen in der *lauwarmen* Gemüsebrühe verrühren, danach der Suppe wieder zugeben.

Variation 1:
Wer eine „dicke“ Suppe liebt, kann den Bohnentopf mit Reismehl oder mit Bohnenmehl binden. Trockene Bohnenkerne dafür in einer Getreidemühle (mit Stahlmahlwerk) mehlfein mahlen und unter Rühren aufkochen.

Variation 2:
„Dicke Bohnen“. Zubereitung wie angegeben, aber nur mit knapp 1 Liter Gemüsebrühe ansetzen und Gericht einköcheln lassen.
Gut würzen.
Dicke Bohnen schmecken gut zu frischem Toastbrot mit Knoblauchbutter.

Brennnesselsuppe

Zutaten:

1		große Handvoll junge Brennnesseln
1		Zwiebel
1	l	Gemüsebrühe
125	g	Schmand
2	EL	Butter
1	EL	Reismehl
1	TL	Kräutersalz
1		Prise Muskat
		Pfeffer
		Paprika

Zarte Brennnesseln fein schneiden und unter Frischkost mischen. Ein „Wildkraut“, das zur Gesunderhaltung beiträgt.

Zubereitung:
Brennnesseln (junge Pflänzchen) unter fließendem Wasser spülen. Mittel bis fein schneiden.
Zwiebel würfeln, in Butter goldgelb braten. Mit fein gehackten Brennnesseln in die heiße Gemüsebrühe geben.

Mit Reismehl und Schmand abbinden.
Kurz aufwellen lassen.
Pikant würzen.

Variation:

1	Spur	Knoblauch
1	Spur	Majoran oder Thymian

Wassersuppe mit Brennnesseln. Das erinnert an den letzten Krieg. Die ältere und alte Generation weiß das noch. Auch der „Steckrübenwinter" ist vielen so in Erinnerung, dass sie das Gemüse Jahrzehnte später immer noch nicht riechen und essen können.
Probieren Sie es doch einmal aus. Heute haben wir andere Zutaten. Ich bin selbst ein Kriegskind und nicht in Üppigkeit hineingeboren und aufgewachsen. Gerade bei Brennnesselsuppe und Steckrübengemüse bin ich dankbar. Wie gut geht es uns doch!

Gemüsebrühe

In den Rezepten taucht immer wieder Gemüsebrühe auf. Wir meinen keinen Brühwürfel oder eine andere Fertigsorte. Unsere Gemüsebrühe wird selbst gemacht.
Ganz einfach.
Bei der Zubereitung von Frischkost und Gemüsegerichten fallen genügend Reste an:

- Sellerieschalen
- Selleriegrün
- Zwiebelreste
- Tomatenstückchen
- Porree
- Mohrrüben
- Salatblätter, jede Sorte
- Spargelschalen
- Radieschenblätter u. a. m.

Sie haben zu wenig „Abfall“? Dann frieren Sie das Wenige ein, bis so viel vorhanden ist, dass ein größerer Topf gefüllt werden kann. Oder – falls Sie keine Gefriertruhe haben – schlagen Sie die Reste in ein feuchtes Geschirrtuch ein, das in eine Plastiktüte gesteckt wird. Im Kühlschrank halten sie sich mehrere Tage.

„Gemüseabfälle“ bitte sammeln!

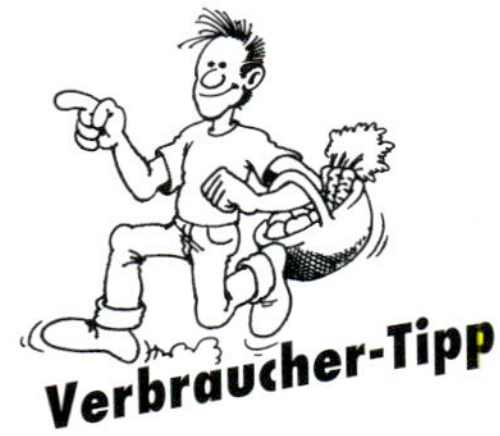

Der Topf wird also mit Gemüse gefüllt, gut zur Hälfte mit Wasser. Das Ganze so lange kochen, bis das Gemüse zusammengefallen und gar ist. Während des Kochvorgangs können Sie immer wieder Gemüse nachlegen. Es eignen sich alle Sorten, außer Rote Bete und Rotkohl. An Gewürzen Lorbeer, Nelken, Wacholderbeeren, Pfefferkörner mitkochen lassen.
Letztendlich den Sud abgießen und portionsweise einfrieren. Je nachdem, wie „dick“ die Brühe ist, verlängern Sie bei der endgültigen Verwendung mit Wasser.

Mit etwas Öl, frischen Kräutern, Pfeffer und Salz schmeckt sie sehr gut als einfache, klare Gemüsebrühe.

Kartoffelsuppe

Zutaten:

500	g	Kartoffeln mit der Schale garen
1		Lauchstange
1		Bund Schnittlauch
1	l	Gemüsebrühe
2	EL	Butter
250	g	Schmand
		Kräutersalz
		Pfeffer
		Muskat
		Majoran
1		Blatt Salbei

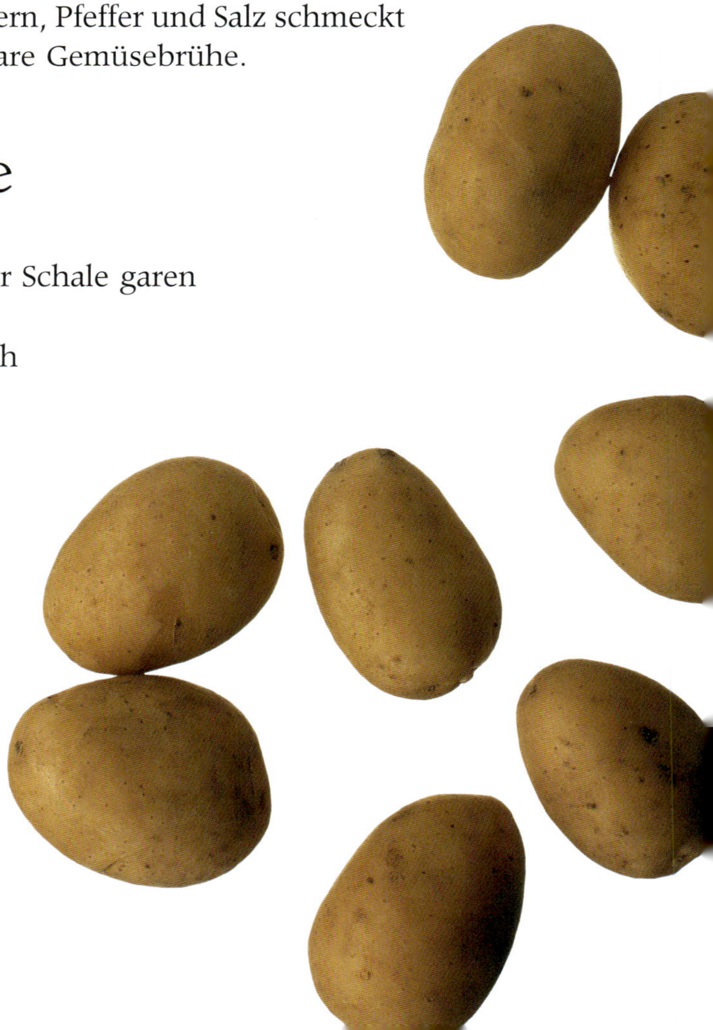

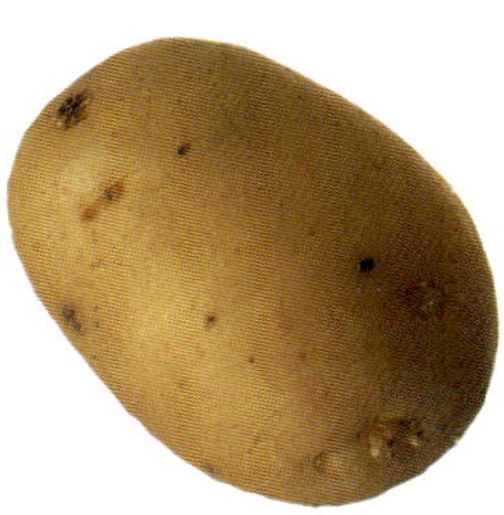

Zubereitung:

Zeitersparnis: Kartoffeln mit Schale im Mixer zerkleinern

Kartoffeln pellen, mit der Kartoffelpresse in die heiße Gemüsebrühe drücken.
Helle Teile vom Lauch fein würfeln, in Butter glasig dünsten. Mit der Suppe 5 Minuten köcheln lassen.
Mit Schmand und Gewürzen abschmecken.
Mit Schnittlauchröllchen bestreuen.

Variation:
Kartoffelsuppe mit Wildkräutern.
Zubereitung wie oben. Eine große Handvoll zerkleinerte Kräuter zufügen: Brennessel, Löwenzahn, Sauerampfer, Majoran, Basilikum, Thymian, etwas Salbei, Kerbel.

Linsensuppe

Zutaten:

250	g	Linsen
1		Zwiebel
1		Möhre
1		Knoblauchzehe
2		Tomaten
1	TL	Honig
250	g	Schmand
		Kräutersalz
		Pfeffer
		Paprika
1		kleiner Stiel Liebstöckel
1		Salbeiblatt
1	l	Gemüsebrühe
2	EL	Weinessig

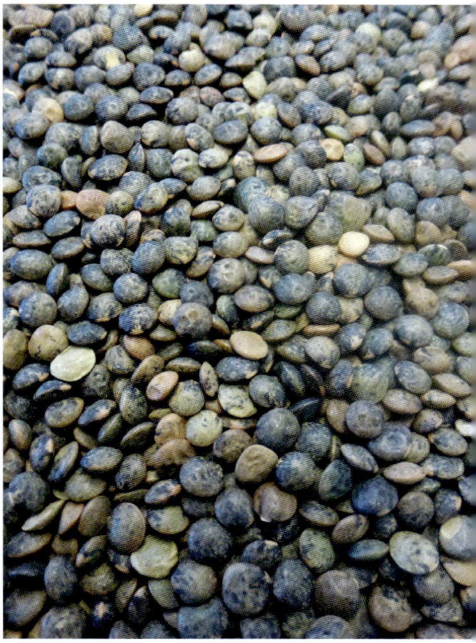

Zubereitung:

Einweichen verkürzt Garzeit

Linsen über Nacht mit Wasser bedeckt einweichen.
Im Einweichwasser 10 Minuten kochen.
Gemüsebrühe zugießen.

Gewürfelte Zwiebel, Möhre, Tomaten, Knoblauchzehe auf die Linsen legen und noch einmal 10 Minuten köcheln.
Mit Schmand und Gewürzen abrunden.

Variation:
Ungeschälte Kartoffeln in kleine Würfel schneiden und mit dem Gemüse köcheln lassen.

Minestrone

Zutaten:

250	g	Kartoffeln
250	g	Möhren
250	g	Zucchini
250	g	weiße Bohnen
250	g	Stangensellerie
1		Zwiebel
50	g	Butter
1	l	Gemüsebrühe
		Salz
		Pfeffer
		Basilikum
		Parmesan

Wird eine gebundene Suppe gewünscht, einen kleinen Teil des Gemüses pürieren und als „Bindemittel" unter die restliche Suppe heben.

Zubereitung:
Kartoffeln in der Schale garen. Würfeln. Bohnen über Nacht mit Wasser bedeckt einweichen. Mit Gemüsebrühe auffüllen, ca. 30 Minuten kochen.
Gemüse in kleine Würfel schneiden, auf die Bohnen legen, 10 Minuten köcheln.
Zwiebel würfeln, in Butter glasig dünsten.
Mit den Kartoffeln zur Suppe geben.
Pikant abschmecken.
Mit Parmesan und Basilikum bestreut servieren.

Variation:
Erbsen oder andere Gemüse nach Geschmack.

Mohrrübensuppe mit Ingwer

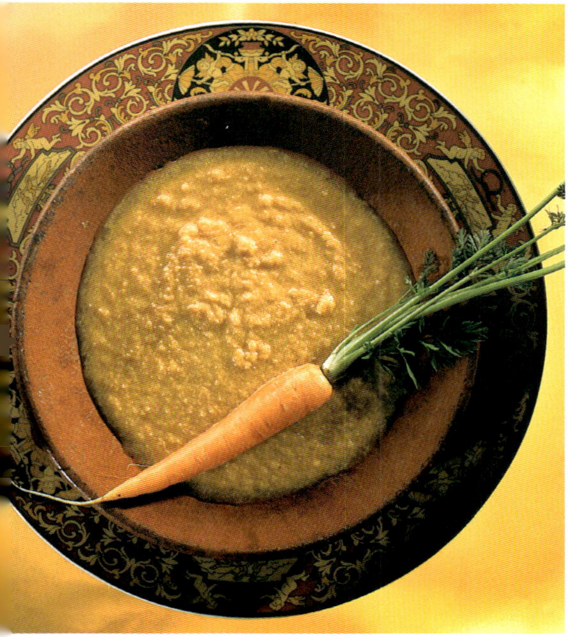

Zutaten:

500 g		Mohrrüben
300 g		Kartoffeln
2		große Zwiebeln
1	l	Gemüsebrühe
3	EL	Öl
1		Knoblauchzehe
1		Zitrone
1	Stück	Ingwer, walnussgroß
		Salz
		Pfeffer
		Muskat – eine Prise!

Zubereitung:

Mohrrüben (nicht schälen) in dünne Scheiben, Kartoffeln (ungeschält) in kleine Würfel schneiden.
Zwiebel würfeln, in Öl glasig dünsten.
Gemüse dazugeben, mit Gemüsebrühe auffüllen, 10 Minuten kochen.
Mit Zitronensaft, Pfeffer, Salz, Knoblauch, Muskat würzen.
Frisch geriebenen Ingwer dazugeben.
Die Suppe pürieren. Zum Schluss die Butter unterziehen.
Probieren Sie auch einmal Mohrrübengemüse mit Ingwer aus.

… schon gewusst?

Es ist ein Ammenmärchen, wenn immer wieder behauptet wird, Mohrrüben müssten unbedingt mit Fett gegessen werden, damit das Carotin in Vitamin A umgewandelt werden kann. Der Körper holt sich das nötige Fett aus seinem „Bestand“. Er wartet nicht, bis es mit der Nahrung zugeführt wird.

Radieschenblättersuppe

Zutaten:

		Blätter von 2 Bund Radieschen
4		Kartoffeln, mittelgroß
2		Zwiebeln, mittelgroß
2	EL	Butter
2	EL	Sahne
1	l	Gemüsebrühe
		Pfeffer
		Kräutersalz
1	Prise	Muskat

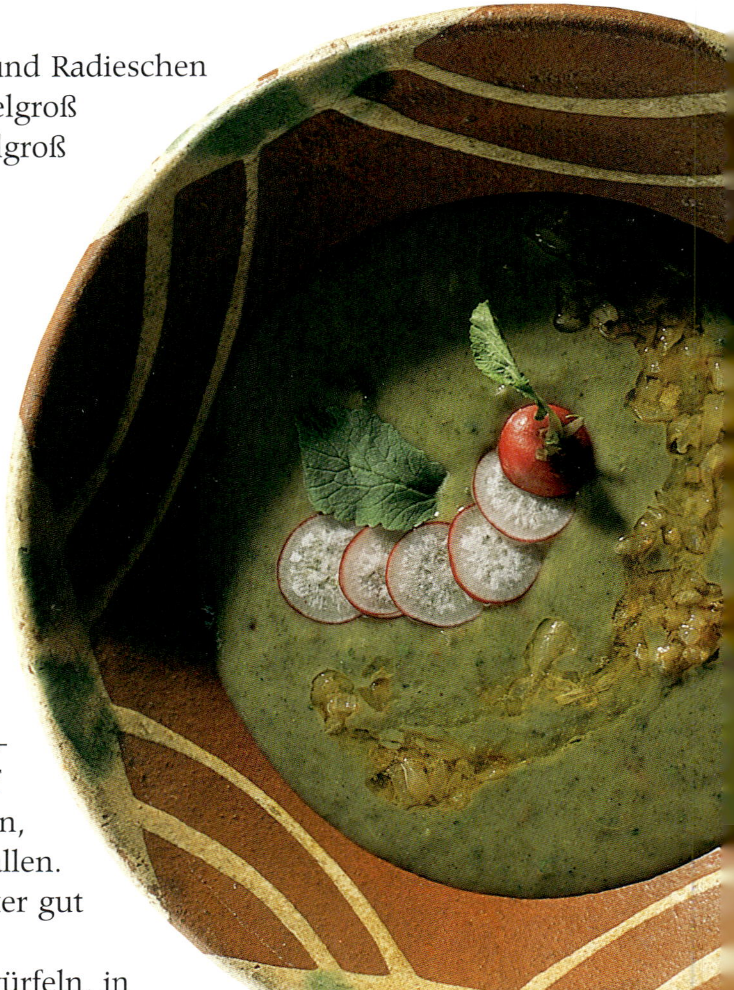

Zubereitung:
Kartoffeln mit der Schale in grobe Stücke schneiden, mit einer gewürfelten Zwiebel in Gemüsebrühe garen.
Radieschenblätter (es eignen sich auch Spinat, Mangold oder grüner Salat) auf die fertigen Kartoffeln legen, bis die Blätter zusammenfallen.
Die gesamte Masse im Mixer gut zerkleinern.
Die zweite Zwiebel klein würfeln, in Butter hellbraun braten.
Suppe mit Zwiebeln, Gewürzen, Sahne pikant abschmecken.

Ohne Zusatz von Konservierungsstoffen ...

heißt nicht, dass keine Konservierungsstoffe im Produkt enthalten sind. Das geläufigste und mittlerweile fast bekannteste Beispiel ist Joghurt mit Früchten. Der Fruchtanteil ist mit Konservierungsstoff haltbar gemacht. Da der Fruchtanteil aber geringer als die Joghurtmasse ist, muss der Vermerk nicht auf der Packung stehen.
Trauen Sie den Packungsaufschriften nicht!

Ohne Zusatz von Zucker ...

heißt nicht, dass kein Fabrikzucker in diesem Produkt enthalten ist. Man kann mit Hilfe von Enzymen zum Beispiel Rohrzucker (Saccharose) im Produkt erzeugen. Dann stimmt zwar die Deklaration, aber der Kunde ist trotzdem der Betrogene.
Beliebt sind die Bezeichnungen „Ohne Zusatz von Zucker“ besonders bei Gläschenkost für Kleinkinder. Aufgepasst! Machen Sie die Nahrung für Ihre Kleinsten lieber selbst, dann wissen Sie wenigstens, was drin ist.

Bei Müsliriegeln oder anderen „gesunden“ Sachen ist der Fabrikzuckeranteil oft der größte von allen Bestandteilen. Man erweckt nur den Eindruck, als seien andere „gesunde“ Zutaten vorrangig vertreten, indem man den Zucker aufteilt: Fruchtzucker, Rohrzucker, Malzzucker etc. So kommt es, dass an der ersten Stelle vielleicht Getreide und Nüsse stehen und der Fabrikzucker – durch die Splittung – an nachgerückter Stelle. Augenwischerei und indirekter Betrug.

Rote-Bete-Suppe

Die Zutaten von Seite 120 werden ebenfalls als Grundlage für diese Suppe verwendet.
Zwei mittelgroße Rote Bete werden fein geraffelt und unter die Suppe gezogen.
Pürieren, abschmecken.
Mit saurer oder süßer Sahne garnieren.

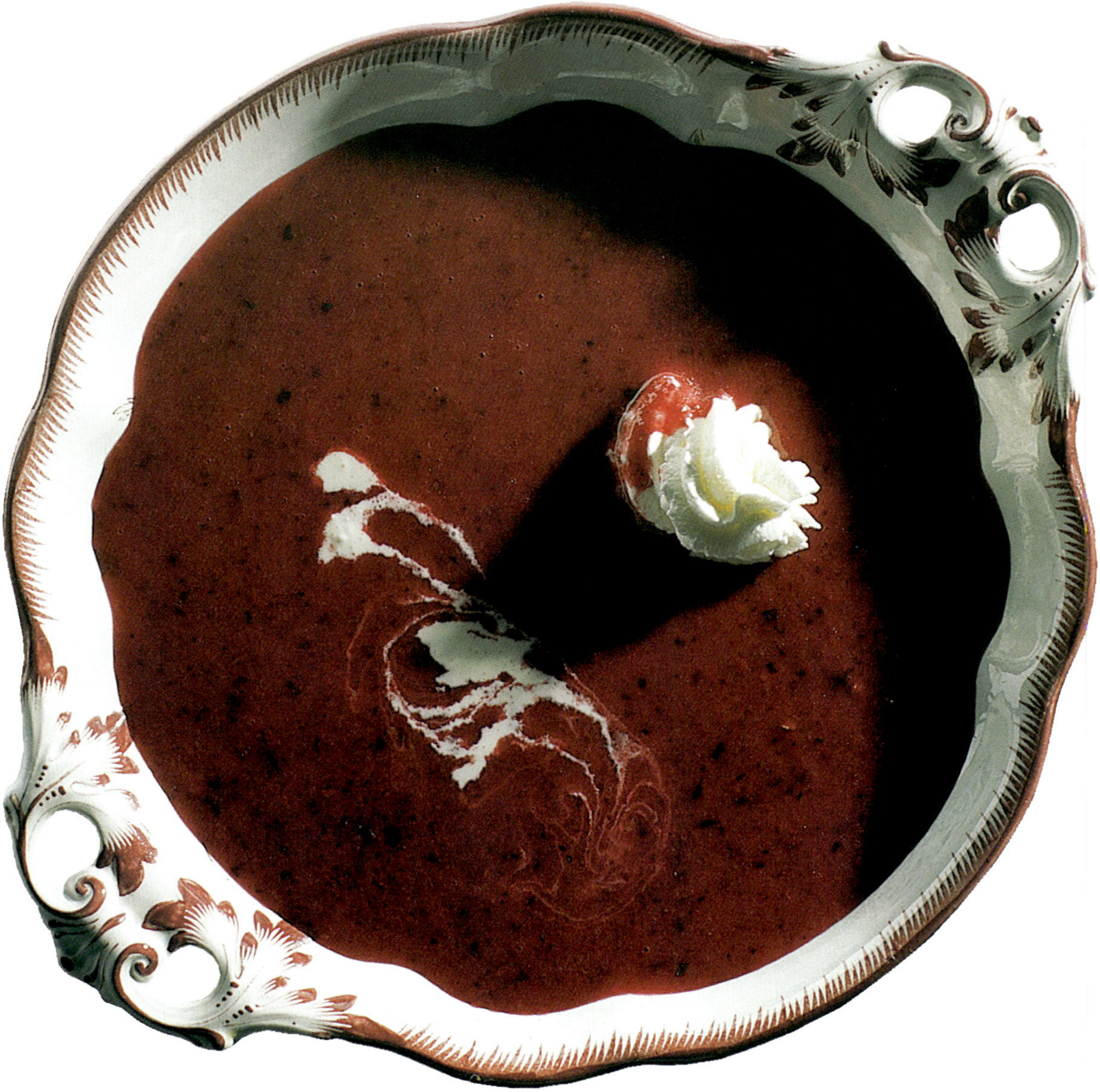

Zwiebelsuppe vom Feinsten

Zutaten:

500	g	Zwiebeln
1	l	Gemüsebrühe
50	g	Butter
50	g	Reismehl
250	g	Schmand
1		Schuss Weißwein
1	TL	Honig
2		Vollkornbrötchen
50	g	Käse, gerieben
		Kräutersalz
		Pfeffer
		Muskat

Zubereitung:

Die Augen tränen nicht, wenn Zwiebeln unter fließendem Wasser gepellt werden

Die in feine Ringe geschnittenen Zwiebeln in Butter goldgelb dünsten. Mit Gemüsebrühe auffüllen. Mit Reismehl abbinden (dickt nach!). Drei bis fünf Minuten köcheln lassen.
Schmand und Weißwein zugeben. Pikant abschmecken.
Vollkornbrötchen würfeln, in Butter hellbraun rösten.
Suppe in Tassen füllen.
Geröstete Brotwürfel auf die Suppe geben.

Variation I:
Suppe nicht mit Reismehl binden, sondern als klare Suppe servieren. Sonstige Zubereitung wie oben.

Variation II:
Mit geriebenem Käse bestreuen.
10 Minuten bei 250 Grad überbacken.

„Nur sehr wenige Bauern essen einmal im Monat Fleisch. Wenn sie alle Tage welches essen würden, wäre für das blühendste Königreich nicht genug vorhanden. Zwanzig Millionen Pfund Fleisch am Tage würden sieben Milliarden dreihundert Millionen Pfund im Jahre ausmachen. Das ist eine erschreckende Rechnung.
Die Armen haben nur ihre Kastanien, ihr Roggenbrot, den Käse, den sie aus der Milch ihrer Kühe, Ziegen oder Schafe gemacht haben, und ein paar Eier von ihren Hühnern."

Voltaire (1694–1778),
Philosophisches Wörterbuch

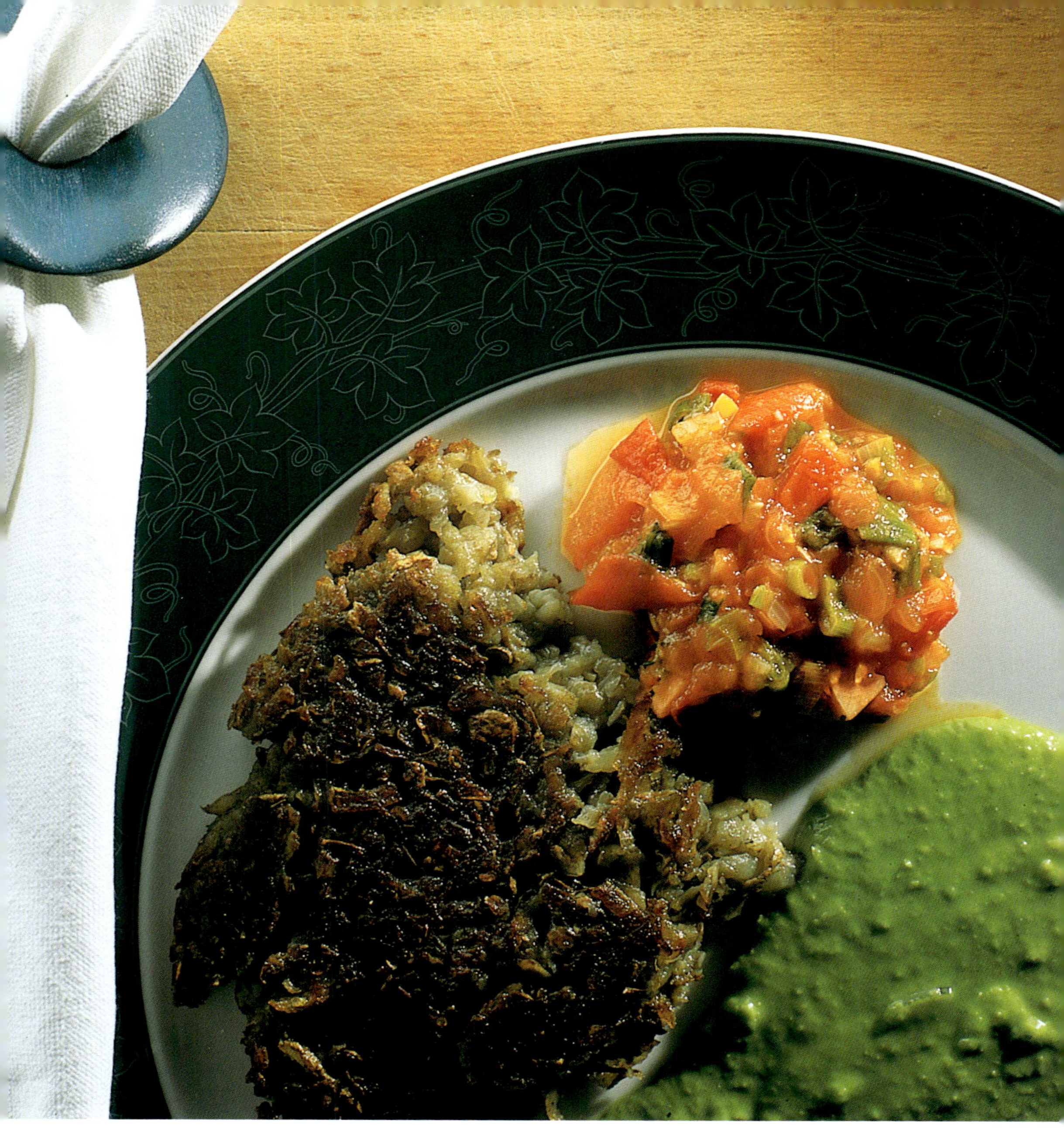

Ein Blick über den Tellerrand hinaus

Droht die Ernährungskrise?

„Körner oder Keule. Mastvieh frisst den Armen das Getreide weg". Unter dieser Überschrift legten die Autoren Andreas Fink, Sabine Rückert, Ullrich Schur und Fritz Vorholz in der ZEIT vom 14. Juni 1996 ein ernährungspolitisches Dossier vor, das einem den Atem verschlägt. Ihr Fazit: „Trotz BSE: Der weltweite Fleischverzehr steigt. Das Steak in der Pfanne ist ein Wohlstandssymbol. Doch wenn Milliarden von Asiaten ebenso in die Fleischtöpfe langen wie wir, droht die Ernährungskrise."

Chinesen steigen auf Hamburger um

Noch vor wenigen Jahren kam die amerikanisch-chinesische Ernährungsstudie von 1990, die die aufwändigste Untersuchung der Medizingeschichte darstellt, zu dem Schluss, dass vor allem die Chinesen im ländlichen Reich der Mitte auf Grund ihrer vornehmlich vegetarisch-vollwertigen Ernährung einen hervorragenden Gesundheitsstatus besitzen und die übergewichtigen, zivilisationskranken Nordamerikaner im Wohlbefinden um Längen schlagen. Die Zeit dürfte bald vorbei sein. Wie die Autoren des gründlich erarbeiteten ZEIT-Dossiers dokumentieren, breiten sich in China inzwischen die Hamburger-Restaurants der US-Kette McDonald's und die Fast-food-Imbisse von Kentucky Fried Chicken aus. Aus *einem* 1990 eröffneten McDonald's-Restaurant in Südchinas Sonderwirtschaftszone Shenzhen wurden bis 1996 *vierundsiebzig* Hacksteakläden. Die Autoren: „Der Zeitpunkt, an dem Milliarden von Chinesen in Milliarden von Hamburger beißen, ist nicht mehr fern."

Der Anstieg des Fleischverzehrs ist rasant. 1993, so regis-

Der Hunger in der Welt wird gemacht

triert die Pekinger Gesellschaft für Ernährungsberatung, habe der statistische Durchschnittschinese 24,5 Kilo Fleisch jährlich verzehrt, 1994 bereits 30,8 Kilo. Zum Vergleich: Der Durchschnittsdeutsche stopft um die 70 Kilo reines Fleisch in sich hinein. Was passiert, wenn das Volk der über eine Milliarde Chinesen die Deutschen im Essen toter Tiere einholen?

Natürlich wird sich der Gesundheitszustand der chinesischen Bevölkerung verschlechtern. Die Flut der ernährungsbedingten Zivilisationskrankheiten von der Arthrose bis zum Herzinfarkt wird sich rapide erhöhen, zumal mit McDonald's auch Coca Cola Einzug hält. Ein Liter der klebrigen Flüssigkeit enthält umgerechnet über 35 Stückchen Würfelzucker. Diesen Umstand spart das ZEIT-Dossier allerdings aus. Aber es nennt eine andere alarmierende Tatsache: „Die Kehrseite der Fleischeslust: Das Getreide wird knapp, 109 Millionen Tonnen Futtergetreide wird China im Jahr 2000 brauchen, mehr als ein Fünftel des geplanten Ernteertrages."

Durch Fleischverzehr wird Getreide knapp

Der Aufbruch von 1,2 Milliarden Chinesen an die Fleischtöpfe droht eine globale Katastrophe zu bescheren, denn der Schrecken des Hungers hat, wie auch die Gesellschaft für Gesundheitsberatung GGB oft betont hat, eine banale Ursache: „Um ein Kilogramm Fleisch zu erzeugen, müssen viele Kilogramm Getreide zuvor den tierischen Darm passieren. Drei Kilogramm beim Huhn, vier Kilogramm beim Schwein und bis zu neun Kilogramm beim Rind." Laut ZEIT-Dossier landen schon heute 37 Prozent der weltweiten Getreideernte in den Futtertrögen von 1,3 Milliarden Rindern, 1,8 Milliarden Schafen und Ziegen, 900 Millionen Schweinen und 17 Milliarden Hühnern, Gänsen, Enten und Puten."

Dabei wächst die Weltbevölkerung um jährlich 90 Millionen. Die Autoren: „Um die an Zahl gewachsene und vermehrt nach Fleisch verlangende Menschheit zu füttern, müsste die Weltgetreideproduktion insgesamt um rund fünfzig Prozent auf über drei Milliarden Tonnen anwachsen, und die Hälfte dieses Zuwachses wäre ausschließlich für die Futtertröge bestimmt." Die Herausforderung ist gewaltig, ja, nach Ansicht von Experten nicht zu schaffen: „Denn Ackerland ist schon heute sehr knapp. Von den rund 1,4 Milliarden Hektar landwirtschaftlicher Nutzfläche gehen sogar jährlich 7 Millionen Hektar durch Erosion, Versteppung, Versalzung, Industrialisierung, Urbanisierung und Straßenbau verloren." Die notwendige Ertragssteigerung kann daher, so das Dossier, im Wesentlichen nur auf heute schon kultivierten Flächen erfolgen. Das sei um so schwieriger, da zunehmende Wasserknappheit das Pflanzenwachstum behindert.

Vegetarische Vollwert-ernährung ist die Lösung

Körner statt Keule. Die vegetarisch-vollwertige Ernährung ist die Lösung. Das haben wir schon immer gesagt. Dafür müssen wir uns als Sektierer und Körnerfresser beschimpfen lassen. Denn der Deutsche liebt nun mal sein Eisbein und sein Schnitzel. Dafür gibt er bekanntlich fast ein Drittel seines Haushaltsgeldes aus. Jetzt deuten sogar die Journalisten der ZEIT an, wohin der Weg gehen muss: „Da müsste bekämpft werden, was in Mitteleuropa jahrzehntelang massiv gefördert worden ist: ‚Fleisch ist ein Stück Lebenskraft'. Kaum ein Werbespruch hielt sich in Deutschland so lange wie der Klassiker in der Fleischindustrie." Selbst die BSE-Rinderseuche hat keine Umkehr beschert. Die verunsicherten Deutschen kaufen laut Dossier zwar vierzig Prozent weniger Rindfleisch, zu Vegetariern werden sie deshalb noch lange nicht. Sie greifen zum Geflügel und vor allem zum Schweinefleisch, das sie noch vor kurzem wegen der Hormonskandale und Medikamentenrückstände entrüstet ablehnten. Auch der Skandal um den Hühnerbaron Pohlmann und das Wissen um die bestialischen Legehennenfabriken schreckt den Verbraucher hierzulande nicht ab.

Ist's Wahnsinn auch, so hat es doch Methode (Shakespeare): „Stallungen, in denen 20000 Schweine auf engstem Raum gebunkert werden, sind längst keine Seltenheit. Hühner oder Masthähnchen werden zu Hunderttausenden in Käfigbatterien aufgepäppelt. Eine Klimaanlage ist schon deshalb nötig, um die Aufheizung der Innentemperaturen zu verhindern. Fällt sie aus, verrecken die Tiere an der eigenen Körperwärme. Der Name Pohlmann steht für den Normalzustand. Fehlender Auslauf ist wirtschaftlich gewollt, ermöglicht er doch eine maximale Gewichtszunahme. Was früher an Bewegungsenergie ‚sinnlos' an der frischen Luft verpuffte, geht nun ins Kalbssteak, ins Kotelett oder die Hähnchenbrust."

Die Qualität des Nahrungsmittels Fleisch wird dabei übrigens immer mieser, und das aus gutem Grund. In der Großraumhaltung der Tiere wächst die Infektionsanfälligkeit der geschundenen Kreatur. Dem enormen Infektionsdruck begegnen die Züchter durch ständig steigende Beimischung von Antibiotika ins Futter. Die Folgen sind so grotesk, dass die Kuhfladen dieser gedopten Rinder nicht mehr natürlich verrotten, wie eine Schülerin des STERN-Wettbewerbs „Jugend forscht" (1996) herausfand.

Fleisch als Billigprodukt

Das alles geschieht nur, um dem Verbraucher das Fleisch als Billigprodukt zu offerieren. Dank der EU-Milliarden-Subventionen und der Sonderangebote der Supermärkte mutierte der einstige Sonntagsbraten zum Alltagsprodukt. Das Dossier: „Immer mehr Bauern verwandelten sich zu reinen Viehmästern, riesige Wurstfabriken wurden gebaut und Schlachthöfe errichtet." Die Gülle stinkt in den entsprechenden Regionen buchstäblich zum Himmel. Die Autoren: „Die Kehrseite der Medaille offenbarte sich der entsetzten Öffentlichkeit erst Ende der achtziger Jahre. Kälbermastskandal, Bilder von Tiertransporten unter himmelschreienden Bedingungen, Schweinepest, Rinderwahn und vergiftete Hühner in Massenhaltung. Die Demokratie in den Bratentöpfen war durch gnadenlose Ausbeutung der Tiere und durch beträchtliche Gesundheitsrisiken erkauft worden."

Die Beendigung dieser Missstände verlangt natürlich eine totale politische Wende. Denn der gemeinsame Agrarmarkt der EU setzte seit Anfang der sechziger Jahre auf industrielle Massentierhaltung. Der Preisdruck zwang die Landwirte entweder zur Aufgabe oder Expansion: „Wer keinen Gülletank bauen, sondern sein Rindvieh weiterhin umweltfreundlich auf Stroh betten wollte, dem wurde zuweilen die gesamte einzelbetriebliche Förderung verweigert. Nur zwanzig Prozent der Schweinemastbetriebe bringen heute in der EU achtzig Prozent der Fleischproduktion auf die Waage. In Deutschland liegt dieses Verhältnis sogar bei zehn zu neunzig ... wer sein Federvieh heute noch auf dem Hofe scharren lässt, gilt amtlich schon als alternativ. Die Natur ist auf den Kopf gestellt." Die Natur ist auf den Kopf gestellt. Das ist es. Deswegen halten wir auch, im Gegensatz zu den ZEIT-Autoren, die Gentechnik für indiskutabel und die Umstellung der industriellen Landwirtschaft auf die ökologische Tierhaltung und -schlachtung nur für die eine Hälfte der Lösung. Sicher sind Ökoprodukte und die Haltung von Rindern im Freien zu begrüßen. Aber die Lösung des Problems liegt nach wie vor darin, dass der Mensch sich vom Aasfresser zum vollwertigen Vegetarier entwickelt. Der Hunger auf der Welt ist ein Verteilungsproblem. Nahrung haben wir genug.

Die Natur ist auf den Kopf gestellt

„Der untrügliche Gradmesser für die Herzensbildung eines Volkes und eines Menschen ist, wie sie die Tiere betrachten und behandeln."

Berthold Auerbach (1812–1882)

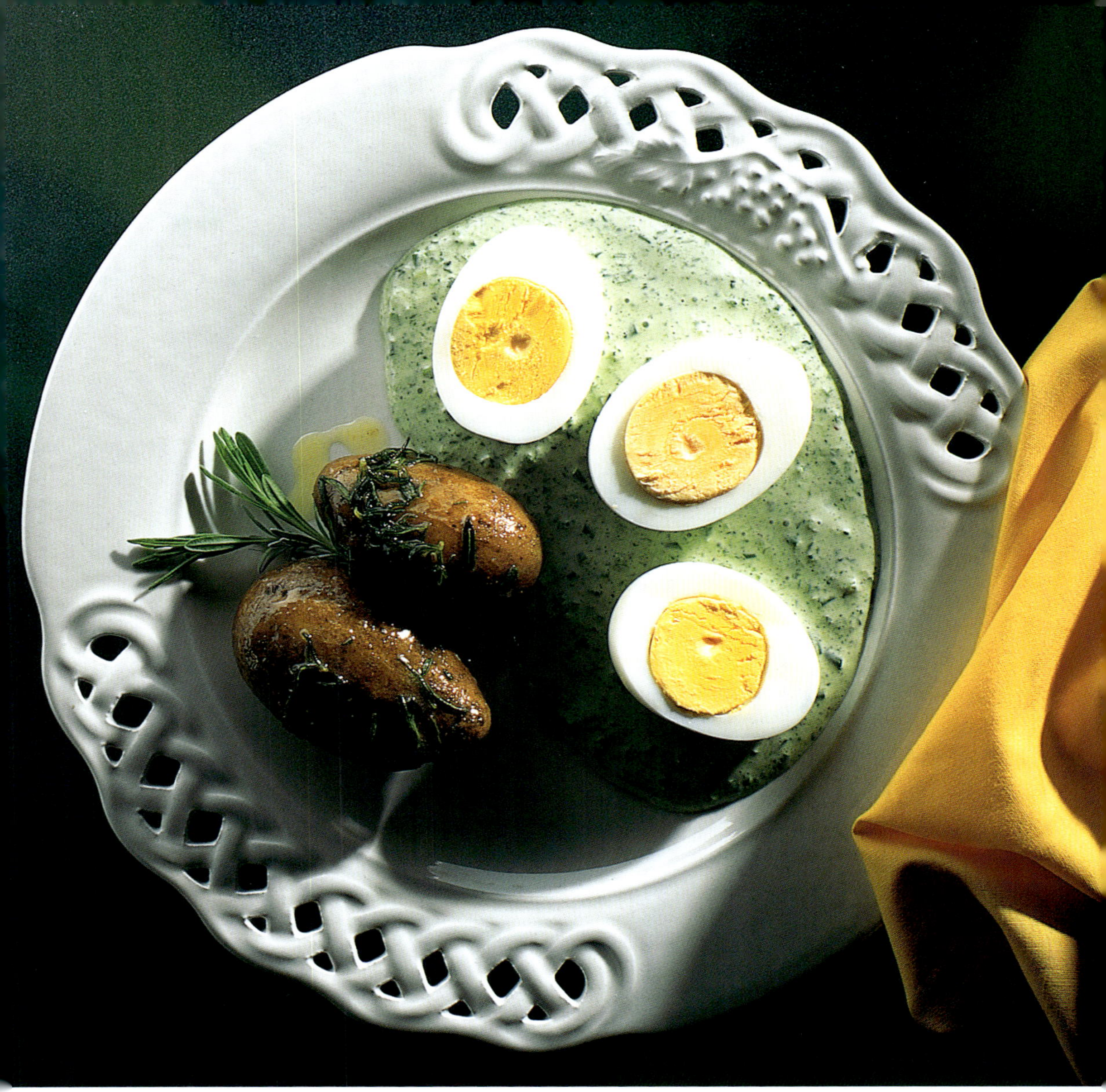

Warme Gerichte – lecker und leicht gemacht

Auberginen-Tomaten-Auflauf

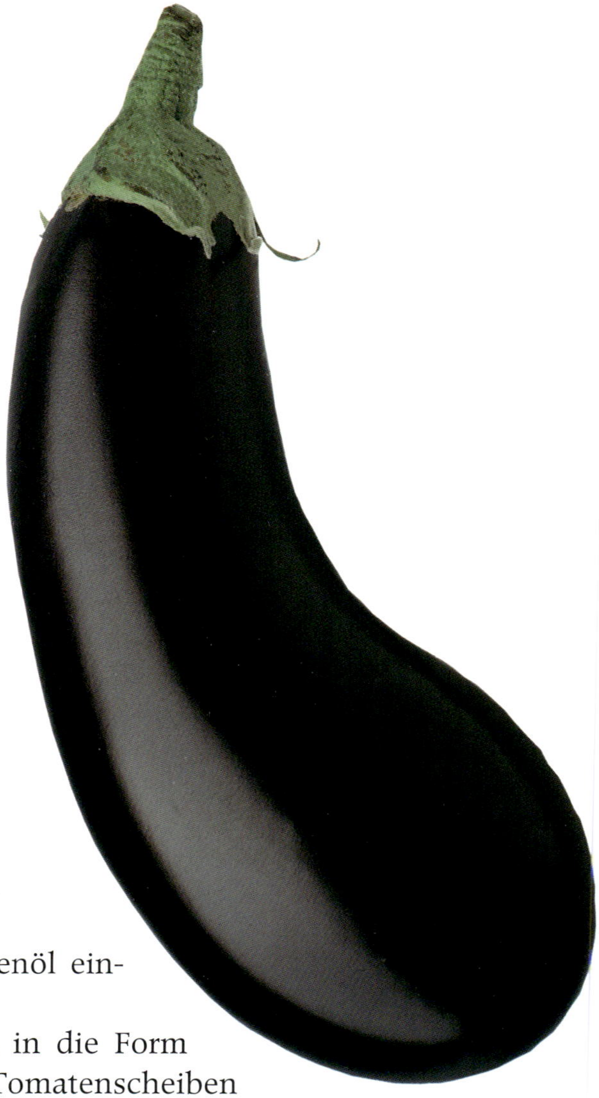

Zutaten:

2		große Auberginen
500	g	Tomaten
2		Zwiebeln
3		Knoblauchzehen
10		schwarze Oliven
3		Lorbeerblätter
100	g	Olivenöl
		Kräutersalz
		Pfeffer
		Petersilie
		Oregano
		Parmesan

Zubereitung:

Auberginen und Tomaten in Scheiben schneiden (ca. 1 cm).
Zwiebeln und Knoblauch würfeln, Oliven in Scheiben schneiden.
Eine große Auflaufform mit Olivenöl einpinseln.
Zuerst Zwiebeln und Knoblauch in die Form streuen. Dann Auberginen und Tomatenscheiben im Wechsel legen. Zerkleinerte Oliven zwischen die Gemüsescheiben stecken.
Restliches Olivenöl mit Salz, Pfeffer und Oregano mischen. Auf dem Gemüse gleichmäßig verteilen.
Lorbeerblätter am Rand der Form einstecken.
10 Minuten bei 250 Grad backen.
Lorbeerblätter entfernen.
Mit Parmesan und gehackter Petersilie bestreut servieren.

Dazu passen Reis, Nudeln, Hirse.

Bauernpfanne

Zutaten:

4–6		Eier – je nach Hunger!
4		Tomaten
6	EL	Parmesan
6	EL	Sahne
3	EL	Wasser
		Kräutersalz
		Pfeffer
		Schnittlauch
		Butter/Öl zum Braten

Zubereitung:

Eier mit Sahne und Wasser verquirlen. Salzen, pfeffern.
Fett in einer großen Pfanne erhitzen.
Eiermasse in die Pfanne gießen.
Mit Tomatenscheiben belegen.
Mit Parmesan bestreuen. Butterflöckchen aufsetzen.
Wenn Eierteig Blasen schlägt, vorsichtig mit dem Bratenwender auseinanderschieben, so dass die Masse gleichmäßig stockt und leicht bräunt.
Mit Schnittlauchröllchen und Pfeffer bestreut servieren.

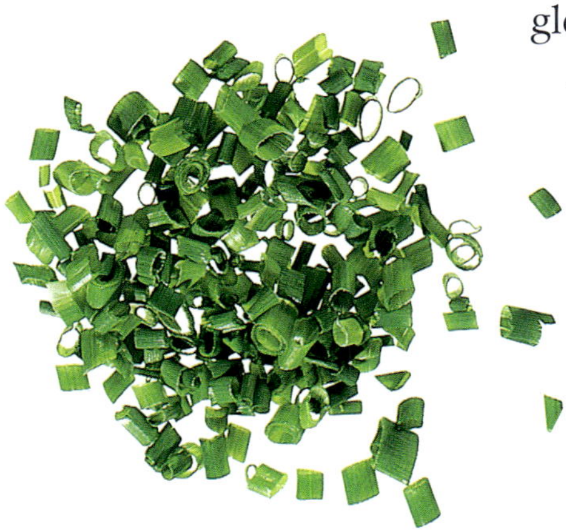

Einfach und gut

„In meiner Kindheit und Jugend gab es morgens meistens Buchweizengrütze, mit einem Stück Butter oder Pflaumenmus. Für die Schule wurde uns Kindern ein Kanten trockenes(!) Brot mitgegeben, weil wir einen langen Weg hatten. Mittags gab es Pellkartoffeln mit Rüböl, manchmal etwas Quark. Zur Abwechslung auch mal Bratkartoffeln oder Eintopf. Eier gab es sehr selten, vielleicht fünf- oder sechsmal im Jahr ein Ei. An hohen Festtagen (Weihnachten, Ostern) wurde ein Butterkuchen oder ein Streuselkuchen gebacken, manchmal ein Semmel mit Rosinen. Das waren aber Ausnahmen und keine Alltagskost. Fleisch, Wurst und Speck waren auch Raritäten. Nicht immer am Sonntag gab es Fleisch. Und dann auch nur als Beilage. Wir haben ein Schwein von ungefähr zwei Zentnern Lebendgewicht geschlachtet. Das musste ein ganzes Jahr für vier Personen und den Verwandtenbesuch reichen. Für den Winter hat unsere Mutter Gemüse eingekellert. Wir hatten eine Erdmiete. Sie hat außerdem Sauerkraut eingestampft und anderes Gemüse eingelegt. Brot hat sie alle 14 Tage gebacken. Der Brottrog aus Holz war riesengroß. Sie buk nicht nur für uns das Brot, sondern auch für Nachbarn. Ihr Brot wurde sehr gelobt. Das Mehl wurde dafür in Säcken frisch gemahlen von der Mühle geholt. Mit einer Schubkarre. Butter hat Mutter auch selbst gemacht. Wir hatten eine Kuh. Sonnabends ging sie immer mit der Kiepe auf dem Rücken zum Markt in die 12 km weit entfernte Stadt. Dort hatte sie Kundschaft für Eier, selbst gemachte Butter, Brot und Käse. Meistens schmierten wir Pflaumenmus aufs Brot oder Butter, manchmal Schmalz, selten Wurst. Dabei waren wir nicht arm. Wir lebten einfach und gut, haben nichts vermisst, waren immer satt und zufrieden. In der Nachbarschaft lebte der Sohn eines reichen Bauern. Für ihn wurden immer Leckereien aus der Stadt besorgt. Er aß nur Kuchen und Semmel mit Rosinen, sonst nichts. Mit sieben Jahren ist er gestorben. Keiner wusste so recht, woran."

Erinnerungen von Dora Körtke (1901–1987)

Wir haben nichts vermisst. Wir waren satt und zufrieden.

Blindhuhn

Westfälischer Eintopf

Zutaten:

500	g	grüne Bohnen
250	g	weiße Bohnenkerne
3		mittelgroße Kartoffeln mit Schale
1		große Mohrrübe
1		großer Apfel
1	l	Gemüsebrühe
		Salz
		Pfeffer
		Öl

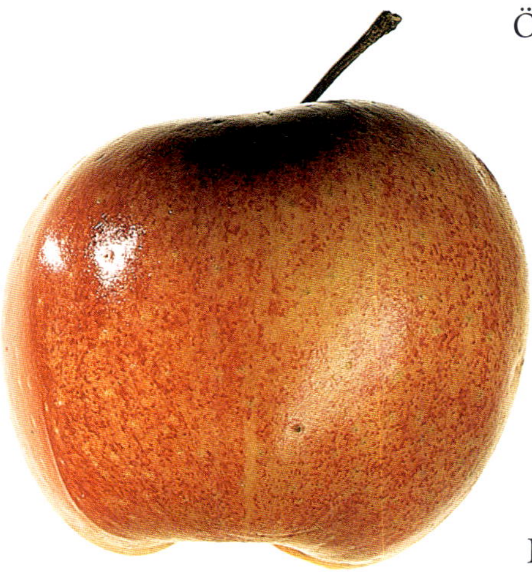

Zubereitung:

Bohnenkerne über Nacht mit Wasser bedeckt einweichen. Mit Gemüsebrühe auffüllen, ca. 30 Minuten kochen.

Inzwischen Kartoffeln, Mohrrübe, Apfel würfeln, grüne Bohnen ein- bis zweimal durchschneiden, auf die gegarten Bohnenkerne legen.

Pfeffern und salzen.

Nochmals ca. 10 Minuten kochen, bis alle Gemüse gar sind. Bohnenkerne sollten weich sein, alle anderen Gemüse noch Biss haben.

Mit etwas Öl oder zerlassener Butter übergießen.

Eventuell nachwürzen.

Nach Belieben mit gehackter Petersilie überstreuen.

Dürfen Bohnen und Kartoffeln roh verzehrt werden?

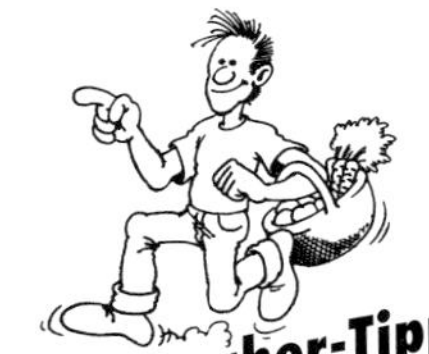

Manche Kinder lieben es besonders, Kartoffeln roh zu verzehren. Das können sie ohne Schaden tun.
Bohnenkerne sollten dagegen nicht roh gegessen werden. Es kann bei Genuss zu regelrechten Vergiftungserscheinungen kommen. Die Bekömmlichkeit grüner, roher Bohnen hängt sicher mit der Größe der darin enthaltenen Bohnenkerne zusammen. Es wird vom Essen roher Bohnen abgeraten, weil sich in Tierfütterungen gezeigt hat, dass einzelne Leguminosen (Hülsenfrüchte) wachstumshemmende Stoffe enthalten, auf die Menschen unterschiedlich empfindlich reagieren.
Es muss aber angemerkt werden, dass es durchaus Menschen gibt, die junge grüne Bohnen besonders gern roh essen und keinerlei Probleme damit haben. Meine Mutter aß sie zum Beispiel leidenschaftlich gern. Allgemein empfehlenswert ist diese Verzehrsart jedoch nicht. Außerdem haben sie kein besonderes Aroma und keinen besonderen Gesundheitswert.

Blumenkohl-Variationen

Blumenkohl in wenig Salzwasser 10–15 Minuten (je nach Größe) bissfest garen.
Semmelbrösel in reichlich Butter bräunen und Blumenkohl damit übergießen.

Variation 1:
mit Currysoße servieren.

Zutaten:

125	g	süße Sahne
125	g	Schmand
3	EL	Parmesan

1 TL Curry
1 TL Kräutersalz
1 MS Pfeffer

Zubereitung:
Butter zerlassen.
Mit Sahne und Schmand vermischen.
Unter Rühren mit den Gewürzen erhitzen, so dass eine cremige Soße entsteht.
Blumenkohl damit übergießen.

Dazu Curryreis oder Kartoffeln mit Mandeln.

Variation 2:
Holländische Soße (s. S. 195)

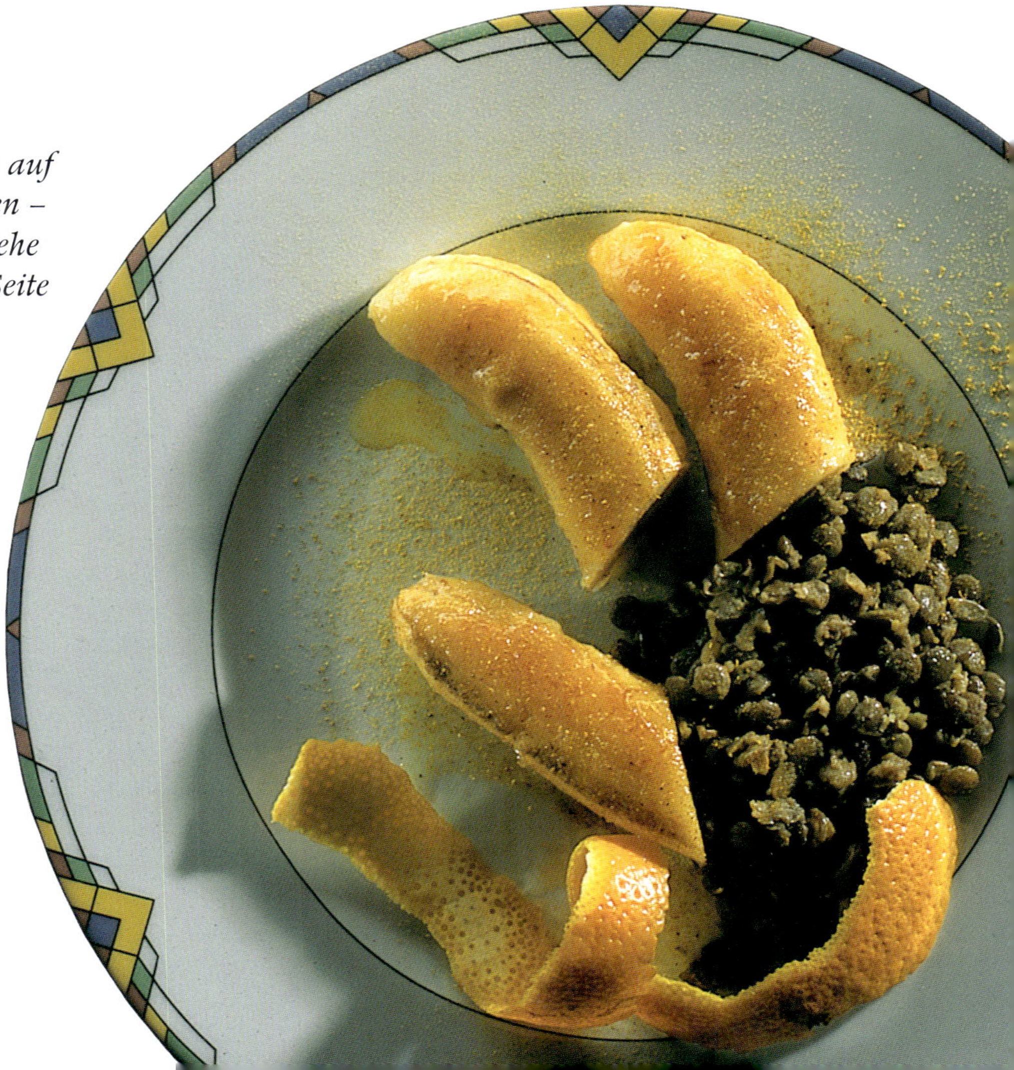

Curry-Bananen auf Zimtlinsen – Rezept siehe nächste Seite

Curry-Bananen auf Zimtlinsen

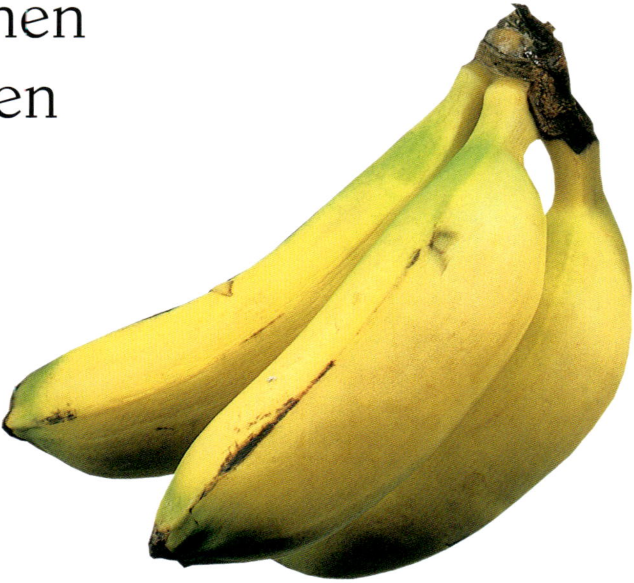

Zutaten:

500	g	Linsen
500	g	Wasser
1		Zwiebel
50	g	Butter
2–3	EL	Rotweinessig
2	MS	Zimt
		Kräutersalz
		Pfeffer
4		Bananen
50	g	Butter
2	EL	Honig
		Curry

Zubereitung:

Linsen über Nacht in Wasser einweichen.
Im Einweichwasser ca. 15–20 Minuten garen.
In der Zwischenzeit Zwiebel würfeln, in Butter goldbraun braten.
Die gegarten Linsen zugeben. Mit den Gewürzen süß-sauer-pikant abschmecken.
Honig in der Pfanne so erhitzen, dass er leicht braun wird und karamellisiert (Fäden zieht). Butter zugeben. Bananen darin rundum anbraten.
Bananen auf Linsen anrichten, mit Curry bestäuben.

Variante:

Als Beilage frische Ananasscheiben und Safranreis.

Haben Sie schon mal Linsenbratlinge probiert? Nein? Sollten Sie aber! (s. S. 163)

Curry-Reis mit Ananas

Zutaten:

200	g	Langkornreis
400	g	Wasser
1		Ananas
1		Stück Ingwer, frisch gerieben
1	TL	Curry
1	TL	Kräutersalz
3	EL	Öl oder Butter

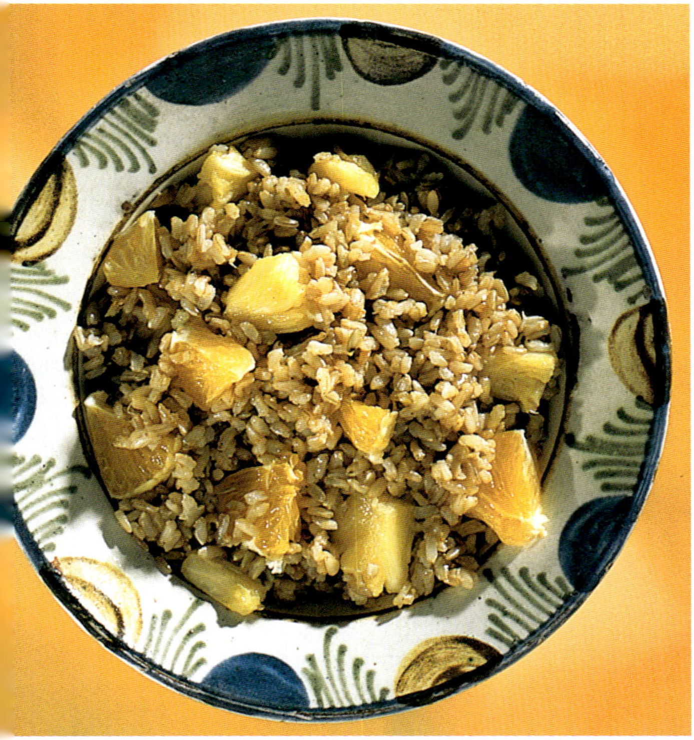

Zubereitung:

Reis in Salzwasser zum Kochen bringen.
Nicht umrühren!
Auf abgeschalteter Herdplatte 30–40 Minuten ausquellen lassen.
Den Topf dabei gut zudecken (mit Zeitungspapier, Geschirrtüchern).
In Würfel geschnittene Ananas mit den anderen Zutaten und Gewürzen vorsichtig unter den Reis heben.
Pikant abschmecken.

Eine größere Menge Reis kochen. Aus dem Rest bereiten Sie in den nächsten Tagen zum Beispiel Reispfannkuchen (s. S. 169).

Wie kocht man Reis?

Beim Kochen nicht umrühren

Reis wird mit der doppelten Menge Wasser angesetzt. Weichen Sie ihn mehrere Stunden vor dem Kochen ein, verkürzt sich die Kochzeit erheblich.
Er bleibt körnig, wenn Sie ihn während des Kochens nicht umrühren. Dabei werden nämlich die Reiskörner verletzt, die Stärke tritt aus und „verkleistert" den Reis.
Wenn der Reis kocht, die Wärmequelle abstellen. Den Topf mit Deckel, Geschirrtüchern oder/und Zeitungen zudecken. Den Reis ausquellen lassen.

Ist Parboiled Reis vollwertig?

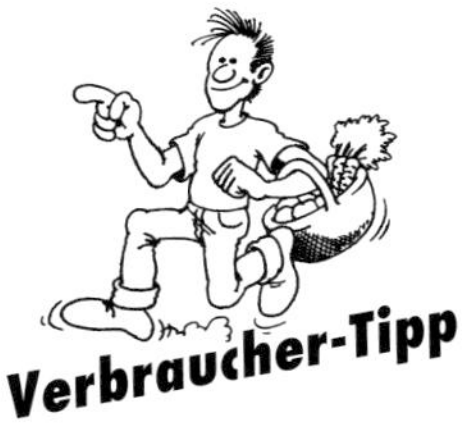

Nein, er wird aber gern unter dieser Bezeichnung angeboten. Bevor Randschichten und Keim entfernt werden, presst man in das Korn unter hohem Druck und Hitze einen Teil der vorhandenen Vitamine und Mineralstoffe. Die Randschichten, das Silberhäutchen, werden danach entfernt. Die kürzere Kochzeit wird für die „schnelle Küche" werbend hervorgehoben.
Parboiled Reis steht auf der Stufe von Auszugsmehl.

Amaranth und Quinoa

Beide Produkte werden seit wenigen Jahren als „Getreide der Indianer" gepriesen und als besonders gesund, eiweiß- und mineralstoffreich angeboten.
Sinnvoller wäre es, den heimischen Anbauern in Südamerika zur Selbstversorgung mittels Ackerbau zu verhelfen, anstatt mit weiten Transportwegen Energieverschwendung zu betreiben, um uns exotische neue Lebensmittel zu präsentieren.
Die Durchschnittsbevölkerung bei uns ist kaum noch mit den heimischen Getreidearten vertraut. Die winzigen Samenkörner (Größe von Mohnkörnern) von Amaranth und Quinoa sind in der hiesigen Vollwertküche wirklich überflüssig – und schmecken nicht einmal besonders gut.

Eier im grünen Bett

Zutaten:

4		Eier oder mehr
2	EL	Butter
2	EL	Vollkornmehl (Hartweizen- oder Reismehl)
1/2	l	Gemüsebrühe
1		Zitrone
1/2	TL	Senf
2	EL	Schmand
2	EL	Petersilie
2	EL	Schnittlauch
2	EL	Dill
		Meersalz
		weißer Pfeffer
		Kresse zum Garnieren

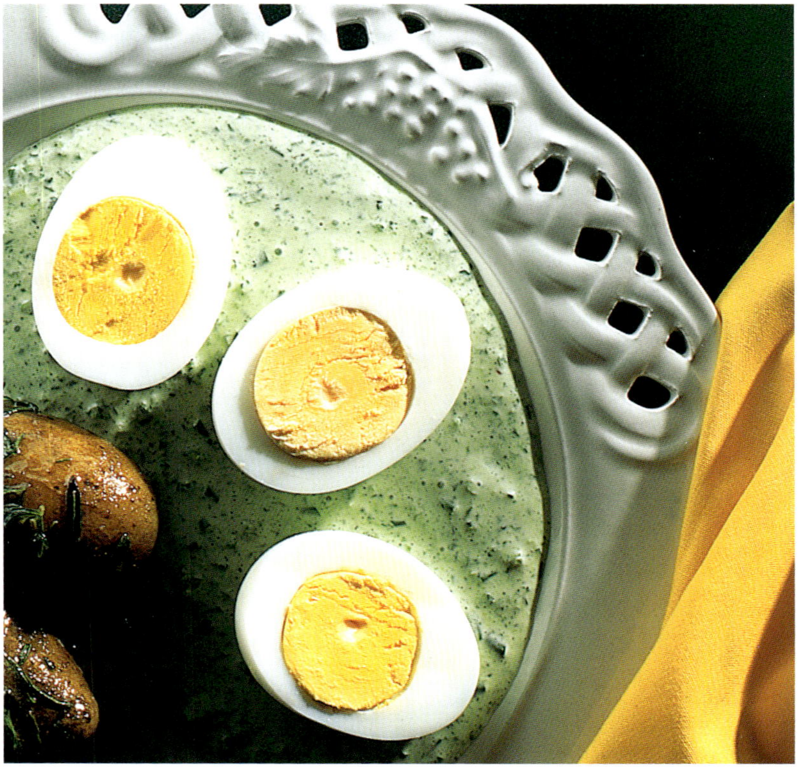

Zubereitung:
Mehl mit kalter Gemüsebrühe glatt rühren. Unter Rühren zum Kochen bringen. Butter hinzufügen.
Mit Zitronensaft, Senf, Schmand, Pfeffer und Salz würzen. Fein gehackte Kräuter zum Schluss zugeben.
Hart gekochte Eier pellen, halbieren und in die grüne Soße setzen oder mit Soße übergießen.
Mit Kressesträußchen garnieren.

Um Klümpchen zu vermeiden, Mehl mit kalter Flüssigkeit anrühren. Unter Rühren zum Kochen bringen.

Dazu Kartoffeln vom Blech oder frische Vollkornbrötchen.

Einfaches Hirsegericht

300 g Hirse in dreifacher Menge Salzwasser garen. Ähnlich wie Reis nur aufkochen und dann auf abgeschalteter Herdplatte ausquellen lassen.
Während des Kochens nicht umrühren.

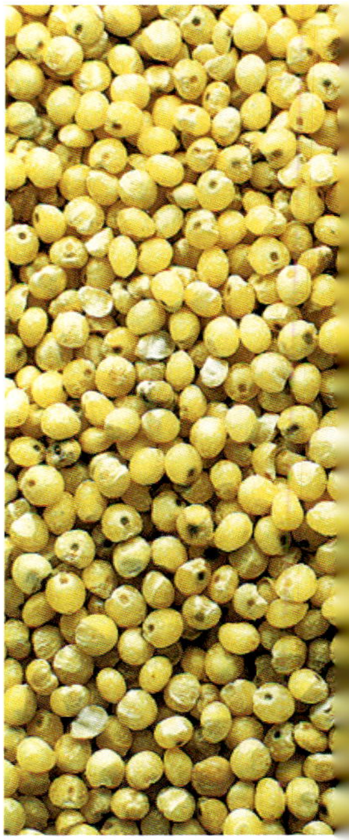

Dazu passen pikante Soßen, gebratene Auberginen, gefüllte Paprikaschoten und andere Gemüse Ihres Geschmacks.

Variation:
Süßer Hirsebrei.
Die Hirse ohne Salz kochen. Zitronenschale in den heißen Brei geben und ziehen lassen.
Mit Honig, Vanillegewürz und/oder Zimt abschmecken.
Steif geschlagene süße Sahne unter den ausgekühlten Brei ziehen.
Dazu Früchte der Jahreszeit.

Weichen Sie die Hirse mehrere Stunden in Wasser ein, verkürzt sich die Garzeit.

Kennen Sie das Märchen der Brüder Grimm „Vom süßen Brei"?

Es handelt von der Hirse. Damals war sie noch weit verbreitet. Sie gehört zu den ältesten Kulturpflanzen der Erde. Inzwischen wurde sie leider von anderen Getreidearten verdrängt. Räumen Sie diesem wertvollen Korn in der Vollwerternährung wieder den Platz ein, den es verdient. Hirse darf nicht bitter schmecken. Dies ist ein Zeichen für überlagerte, alte Ware. Beim Entspelzen wurde der Keim beschädigt. Durch Zutritt von Sauerstoff entwickeln sich dann Bitterstoffe. Sie sind für die Gesundheit nicht nachteilig, schmecken aber unangenehm streng.
Der süße „Hirsebrei" der Brüder Grimm war sicher lecker, denn das Mädchen und deren Mutter aßen ihn ja, so oft sie wollten.

Vom süßen Brei
Es war einmal ein armes, frommes Mädchen, das lebte mit seiner Mutter allein, und sie hatten nichts mehr zu essen. Da ging das Kind hinaus in den Wald, und begegnete ihm darin eine alte Frau, die wusste seinen Jammer schon und schenkte ihm ein Töpfchen, zu dem sollt es sagen: „Töpfchen koch!" so kochte es guten, süßen Hirschenbrei, und wenn es sagte: „Töpfchen steh", so hörte es wieder auf zu kochen. Das Mädchen brachte den Topf seiner Mutter heim, und nun waren sie ihrer Armut und ihres Hungers ledig und aßen süßen Brei, so oft sie wollten. Auf eine Zeit war das Mädchen ausgegangen, da sprach die Mutter: „Töpfchen koch!" da kocht es, und sie isst sich satt; nun will sie, dass das Töpfchen wieder aufhören soll, aber sie weiß das Wort nicht. Also kocht es fort, und der Brei steigt über den Rand heraus und kocht immer zu, die Küche und das ganze Haus voll und das zweite Haus und dann die Straße, als wollt's die ganze Welt satt machen, und ist die größte Not, und kein Mensch weiß sich da zu helfen. Endlich, wie nur noch ein einziges Haus übrig ist, da kommt das Kind heim und spricht nur: „Töpfchen steh!" da steht es und hört auf zu kochen, und wenn sie wieder in die Stadt wollten, haben sie sich durchessen müssen.

Gemüse im Stück

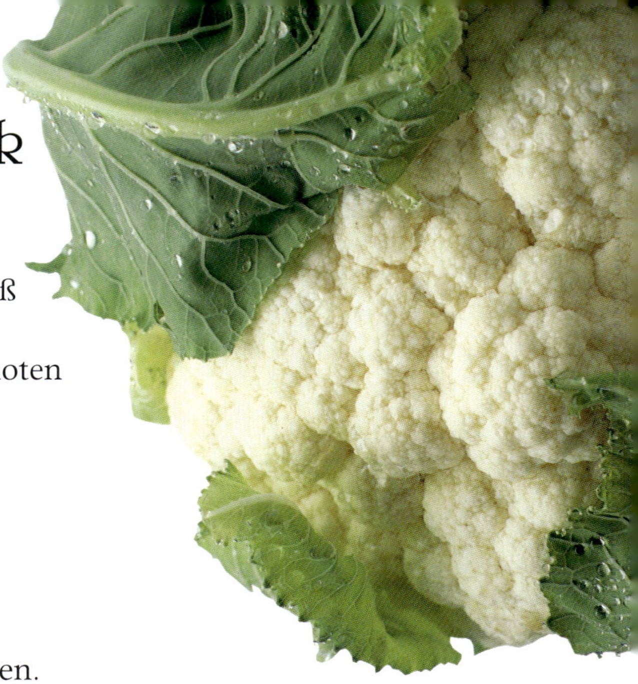

Zutaten:

200	g	grüne Bohnen
1		Blumenkohl, mittelgroß
200	g	Möhren
200	g	Erbsen oder Erbsenschoten
1	l	Gemüsebrühe
1	TL	Kräutersalz

Zubereitung:
Gemüsesorten unzerkleinert nacheinander in der gesalzenen Gemüsebrühe bissfest garen.
Auf einer Platte dekorativ anrichten.

Dazu Currysoße oder holländische Soße reichen (s. S. 195).

Dazu passen Rosmarinkartoffeln oder Kartoffelpüree, Reis, Hirse u. ä.

Gebratene Auberginen

Zutaten:

2 große Auberginen
1 Zitrone
Kräutersalz
Vollkornmehl
Butter/Öl zum Braten

Zubereitung:
Auberginen in fingerdicke Scheiben schneiden, mit Zitronensaft beträufeln.
In Vollkornmehl wenden, dem Sie Kräutersalz zugegeben haben.
In Butter/Öl knusprig braten.
Schmeckt zu Kartoffeln, Reis, Nudeln, Hirse als Beilage.

Gefüllte Paprikaschoten

Zutaten:

4		Paprikaschoten, grüne und rote
250	g	Schmand
125	g	Gemüsebrühe
4	EL	Öl
3	EL	Tomatenmark
		Kräutersalz
		Paprika
		Pfeffer
		Butter zum Einfetten

Für die Füllung:

200	g	Grünkernschrot
250	g	Schmand
100	g	Butter
1		Ei
		Kräutersalz
		Chili
		Paprika
		Muskat
		Pfeffer

Zubereitung:

Butter zerlassen, Schmand mit dem Schneebesen einrühren und erhitzen.

Unter Rühren den Grünkernschrot zügig zugeben, so dass ein Kloß entsteht, der sich glänzend und sauber vom Topfboden löst.

In die etwas abgekühlte Masse das Ei und die Gewürze kneten. Sehr pikant abschmecken. Wer tiereiweißfrei lebt, kann das Ei weglassen.

Von den Paprikaschoten einen Deckel (am Stielansatz) abschneiden. Kerne und weiße Haut entfernen.

Grünkernmasse bis obenhin einfüllen.

Deckel aufsetzen.

Große Bratpfanne (mit Deckel) reichlich mit Butter ausstreichen.
Schoten hineinsetzen. Mit Gemüsebrühe auffüllen.
Auf Mittelhitze 15–20 Minuten dünsten.
Den Sud mit Schmand, Tomatenmark, Paprika, Kräutersalz und Pfeffer pikant abschmecken.

Weitere Vorschläge für Füllungen:

- geriebener Käse, verrührt mit saurer Sahne, Pfeffer, Petersilie und dem ausgehöhlten Gemüseinneren
- Gemüsereste mit Basilikum, in Butter gebräunten Semmelbröseln, Zwiebeln, Oliven, Pfeffer, Salz, Salbei, Thymian
- geröstete Brotwürfel, Parmesan, Champignons, geriebene Nüsse, Petersilie, Pfeffer, Salz
- Kartoffeln, Zucchini, Tomaten eignen sich ebenfalls zum Füllen.

Nach Belieben mit Knoblauch, Gewürzen und Küchenkräutern pikant abschmecken.
In Bräter garen oder im Backofen backen.

Gefüllte Tomaten mit Reis

Zutaten:

4		große feste Tomaten
2		Zwiebeln
4	EL	Petersilie
2	Blatt	Pfefferminz
1	EL	Zitronensaft
3	EL	Olivenöl
		Salz
		Pfeffer
		Reisreste vom Vortag (ca. 150–200 g)

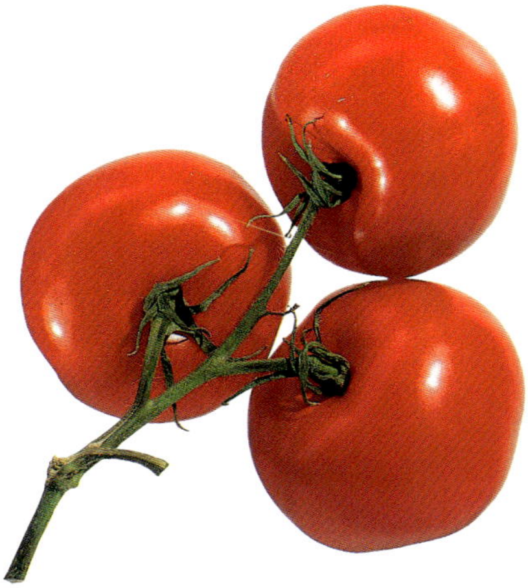

Zubereitung:
Tomaten den Kopf abschneiden, vorsichtig mit Teelöffel aushöhlen. Das Tomateninnere in Schraubglas füllen und für andere Gerichte im Kühlschrank aufbewahren.
Zwiebeln würfeln, in Öl goldgelb braten.
Tomatendeckel klein schneiden, zu den Zwiebeln geben, 5 Minuten schmoren lassen.
Alles mit Reis und Gewürzen gut verkneten.
Konsistenz wie ein dicker Brei.
Tomaten damit füllen.
Mit geriebenem Käse bestreuen (oder auch nicht) und zehn Minuten bei 250 Grad backen.

Variation:
Tomatendeckel ganz lassen.
Zutaten mit dem Reis locker vermischen (nicht kneten).
In die Tomaten füllen, Deckel aufsetzen. Unerhitzt als Vorspeise reichen.

Eine dekorative Reis-Resteverwertung!
Geht natürlich auch mit Nudeln, Hirse, Kartoffeln.

Gefüllte Zucchini

Zutaten:
1 kg mittelgroße Zucchini

Füllung:
wie bei Paprikaschoten (s. S. 145)
oder Nussküchle (s. S. 243)
Es eignen sich zur Füllung auch Gemüsereste.
Mit frischen Kräutern, Pfeffer, Salz, 1 Spur Koriander, Chili, Pfefferminz o. ä. pikant gewürzt, ergibt das eine interessante Mischung. Nach Belieben können Sie geriebenen Käse oder ein Ei unterziehen.

Gewürze machen „langweilige“ Zucchini schmackhaft

Zubereitung:
Zucchini (mittelgroß) der Länge nach halbieren.
Mit dem Löffel die Kerne herausholen und etwas Fruchtfleisch, um eine Vertiefung zu bekommen.
Das Fruchtfleisch zerkleinert wieder unter die Füllung mischen oder der Soße beigeben.
Zucchinis füllen.
In eine gebutterte Auflaufform setzen.
Mit wenig Wasser auffüllen.
Bei 200 Grad 20–30 Minuten backen.
Den Sud der hellen Soße oder Tomatensoße
(s. S. 194) beigeben.

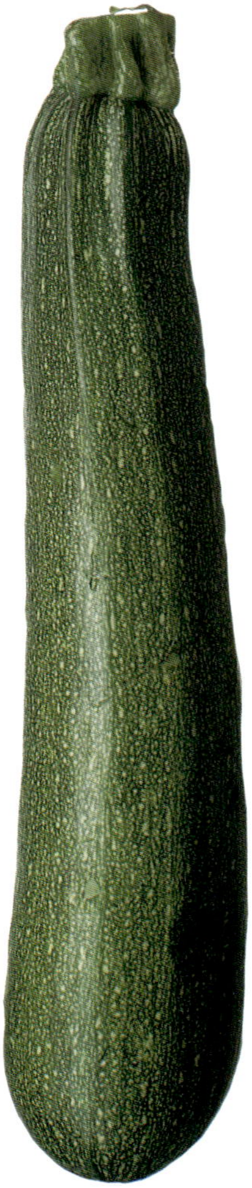

Gemüseauflauf

Zutaten:

250	g	Tomaten	50	g	Olivenöl
250	g	Zucchini	1	TL	Thymian
250	g	Champignons	1	TL	Kräutersalz
250	g	Auberginen	1	TL	Pfeffer
1		Knoblauchzehe			

Zubereitung:
Gemüse in Scheiben schneiden.
Geölte flache Auflaufform mit den Gemüsescheiben im Wechsel fächerartig auslegen. Sieht farbenfroh aus! Schwarz, weiß, rot, grün!
Restliches Olivenöl mit Salz, Pfeffer, fein geschnittenem Knoblauch und gerebeltem Thymian verrühren und gleichmäßig über Gemüse verteilen.
Bei 250 Grad 20 Minuten überbacken.

Auch aus Gemüseresten lässt sich ein interessanter Auflauf zaubern

Variation:
Mit geriebenem Käse bestreuen.
Dann Backzeit ca. 10 Minuten wählen, herausnehmen, Käse auflegen, 10 Minuten nachbacken.

Grüne Bohnen mit Parmesan

Statt Pinienkerne Mandeln, Sonnenblumenkerne oder Nüsse verwenden

Zutaten:

750	g	grüne, zarte Bohnen
100	g	Butter
100	g	Parmesan
		Kräutersalz
		Pfeffer
		Bohnenkraut
50	g	Pinienkerne

Zubereitung:
Bohnen in wenig Salzwasser bissfest garen.
Butter zerlassen, Pinienkerne darin leicht bräunen.
Mit Pfeffer und Bohnenkraut über das Gemüse gießen.
Reichlich mit Parmesan bestreuen.

Variation 1:
Eine Handvoll getrocknete Steinpilze zusammen mit den Bohnen garen.

Variation 2:
Mit in Butter gerösteten Semmelbröseln bestreuen.

Heiße Fladen mit Honig

Zutaten:

500	g	Weizenvollkornmehl
70	g	Butter
250	g	Wasser
1		Schuss Öl

Zubereitung:
Mehl mit Wasser verrühren, dann Butter und Salz einkneten, so dass ein geschmeidiger Teig entsteht. Er darf nicht kleben. Zu einer Kugel formen.

Eine Stunde ruhen lassen.
Danach noch einmal kurz durchkneten.
Kleine, *dünne*, runde, handtellergroße Fladen formen und in der gefetteten Pfanne hellbraun backen. Nicht im Fett schwimmen lassen!
Heiß servieren, mit Honig bestreichen.

Variation:
Dem Teig Sesam zugeben.

Köstlich!

Können als Hauptmahlzeit – ähnlich wie Pfannkuchen – gegessen werden. Schmecken aber auch als Nachspeise. Dazu einen Obstsalat reichen oder Apfelmus.

Apfelmus

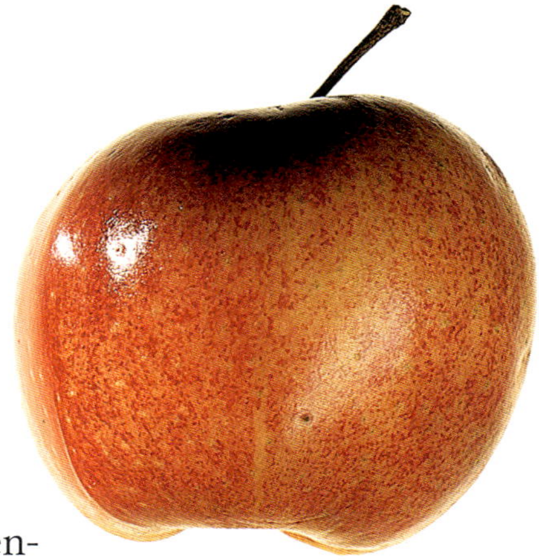

Zutaten:

4		Äpfel
1		Banane
1		Zitrone (Saft)
1	EL	Honig
1	MS	Vanillegewürz

Zubereitung:
Äpfel mit feiner Raffel in den Zitronensaft reiben.
Banane pürieren und mit Honig und Vanille unter die Äpfel ziehen.

Ärztlicher Ra

Darf ein Patient, der an Zöliakie erkrankt ist, Vollwertkost essen?

Er darf nicht nur, sondern er sollte dies unbedingt tun. Zöliakie ist mit absoluter Sicherheit ernährungsbedingt. Entstanden ist die Krankheit vorwiegend durch den Verzehr von Auszugsmehlen. Man nannte sie deshalb früher

Zöliakie ist heilbar!

auch Mehlnährschaden beziehungsweise nach den Forschern Heubner und Herter Heubner-Hertersche Krankheit.
Die Darmzotten sind bei dieser Krankheit degeneriert. Die Nahrung kann nicht richtig verdaut werden. Es besteht eine Empfindlichkeit auf Gluten, das spezielle Kleber-Eiweiß des Getreides. Diese Unverträglichkeit auf Gluten ist jedoch nicht die Ursache, sondern ein Hinweis auf die Krankheit, ein Symptom. Daher ist glutenfreie Kost, wie sie üblicherweise empfohlen wird, eine unzureichende symptomatische Linderungsbehandlung.
Wird eine echte Heilung erstrebt, und dies ist möglich, so genügt diese symptomatische Behandlung nicht. Das Wichtigste bei einer ursächlichen Heilbehandlung ist der Verzehr eines großen Anteils von Frischkost und selbstverständlich zunächst die strikte Vermeidung von glutenhaltigen Getreiden und die Vermeidung aller Fabrikzuckerarten.
Zu den glutenhaltigen Getreiden zählen vorwiegend Weizen, Roggen, Gerste, Hafer. Gegessen werden dürfen glutenfreie Sorten: Hirse, Mais, Reis und Buchweizen.
Zöliakie ist heilbar. Der betroffene Patient kann dies sehr bald erfahren. Voraussetzung ist die konsequente Einhaltung der Ernährungsempfehlungen.

Ärztlicher Rat

Sind Hülsenfrüchte und Kohl schwer verdaulich?

Leber-, Galle-, Magen-, Darm- und Bauchspeicheldrüsenkranke oder -empfindliche klagen oft darüber.
Diese Empfindlichkeit liegt nicht an den Gemüsesorten, sondern an der Zubereitungsart. Meistens wird das Fett zusammen mit dem Kohl oder den Linsen, Erbsen, Bohnen gekocht. Das ist falsch. Es sollte dem Gericht erst nach dem Kochprozess zugegeben werden. Dadurch zieht das Fett nicht zu stark in das Gemüse ein. Es erfordert dann weniger Verdauungsenzyme und ist somit leichter verdaulich.

Fett erst nach dem Kochen zugeben

Kartoffelbratlinge

Zutaten:

1	kg	Kartoffeln
2		Eier
80	g	Vollkornmehl
1		Handvoll Schnittlauch oder die zarten Teile vom Lauch (Porree)
		Salz
		Pfeffer
		Muskat
		Butter/Öl zum Braten

Zubereitung:

Rohe Kartoffeln mit der Schale grob raffeln.
Mit verquirlten Eiern, Mehl und Gewürzen mischen.
Fein geschnittenen Lauch und/oder Schnittlauchröllchen unterheben.
Im erhitzten Fett kleine, flache Frikadellen hellbraun braten.

Tipp

Schmeckt auch ohne Ei.

Kann nach Belieben üppiger mit geriebenem Käse und geriebenen Nüssen angereichert werden.

Ärztlicher Rat

So genannte Allergien

Dr. Bruker, Sie betonen immer wieder, dass bei Erkrankungen des Bewegungsapparates, ständiger Infektanfälligkeit, Hautausschlägen, Ekzemen, so genannter Neurodermitis, Allergien, Heuschnupfen und auch bei Asthma das tierische Eiweiß gemieden werden sollte.

Ja. Das haben die Erfahrungen am Patienten wiederholt gezeigt. Diese Erkrankungen beruhen vorwiegend auf Störungen im Eiweißstoffwechsel. Meidet der Betreffende das tierische Eiweiß, stellt sich die Besserung nach verhältnismäßig kurzer Zeit ein. Mitunter spürt er bereits am nächsten Tag Linderung. Auch länger bestehender Heuschnupfen ist nach dreijähriger Abstinenz von Tiereiweiß garantiert heilbar.

Asthma auch?

Asthma ist heilbar

Ja, auch Asthma ist heilbar. Allerdings kommen beim Asthma zwei Komponenten als Ursache in Frage, die falsche Ernährung – vorwiegend das tierische Eiweiß – und Lebensprobleme. Es ist aber auch hier immer richtig, zunächst konsequent mit einer tiereiweißfreien Ernährung zu beginnen. Hält sich die Krankheit trotzdem hartnäckig, gilt es, Lebensprobleme mit einem guten Lebensberater aufzuarbeiten. Ich habe dieses Krankheitsbild in einem besonderen Asthmakapitel ausführlich in dem Buch „Allergien müssen nicht sein" (emu) dargestellt und dort zum Beispiel auch die notwendige richtige Atemtechnik beschrieben.

Erinnern Sie sich? Zum Tiereiweiß zählen:
Milch, Quark, Käse, Fleisch, Wurst, Fisch und Eier. Joghurt gehört natürlich auch dazu!

Kartoffelklöße

Zutaten:

1	kg	Kartoffeln, mehlige Sorte
1		Zwiebel
2	EL	Butter
125	g	Mehl
3	EL	Sahne
		Salz

Zubereitung:

Kartoffeln kochen, abkühlen lassen, pellen, durch Kartoffelpresse geben.

Zwiebel fein würfeln, in Butter goldgelb braten.
Mit allen anderen Zutaten unter den Kartoffelbrei kneten.
Mit nassen Händen kleine Klöße formen und in sachte siedendem Salzwasser ziehen lassen, bis sie oben schwimmen. Vorsichtig herausnehmen.
In Butter gebräunte Semmelbrösel darübergießen.

Probekloß ins Wasser geben. Falls er zu locker ausgefallen ist (dies liegt an der Kartoffelsorte), Mehl zugeben.

Kartoffeln süß-sauer

Zutaten:

1	kg	Kartoffeln in der Schale garen
1/2	l	Gemüsebrühe
3		Zwiebeln, mittlere Größe
100	g	Butter
4	EL	Apfelessig
		Kräutersalz
		Pfeffer
		Schnittlauch

Zubereitung:
Kartoffeln pellen, in Scheiben schneiden.
In heiße Gemüsebrühe geben. Würzen.
In Ringe geschnittene Zwiebeln in Butter hellbraun braten, über die Kartoffeln füllen.
Mit Schnittlauchröllchen bestreuen.

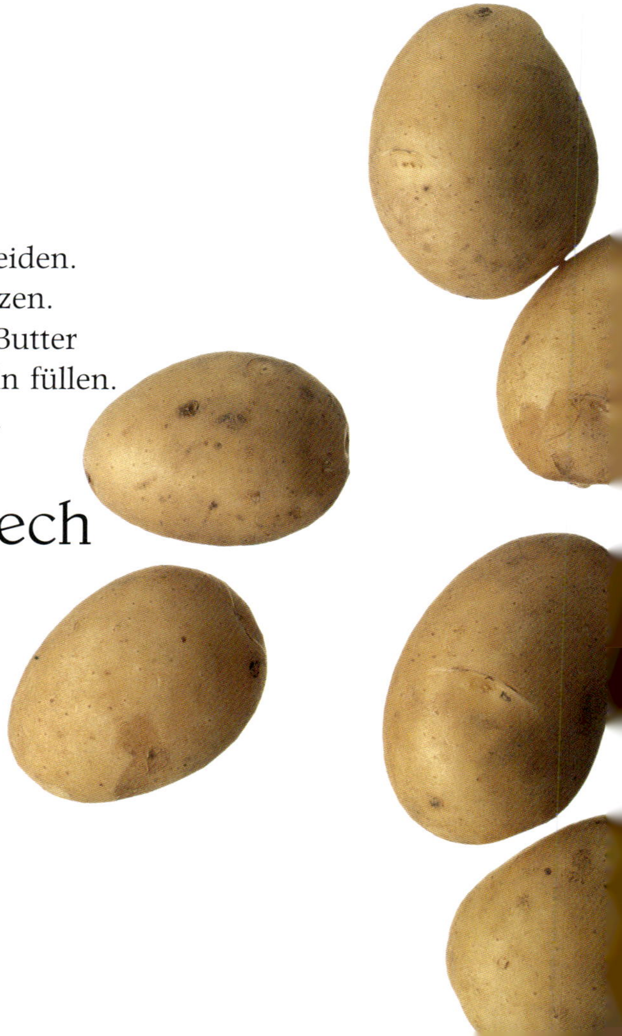

Kartoffeln vom Blech

Zutaten:

1	kg	Kartoffeln
		Öl
		Pfeffer
		Kräutersalz
		Kümmel oder Sesam

Zubereitung:
Backblech mit Öl einpinseln.
Mit Pfeffer, Salz, Kümmel oder Sesam bestreuen.
Die ungeschälten, rohen Kartoffeln halbieren und mit der Schnittfläche dicht an dicht auf das Blech setzen.
Kartoffeln mit Öl einpinseln, dem Sie – nach Belieben – Kräutersalz beigeben.
Bei 200 Grad 20 bis 30 Minuten – je nach Größe der Kartoffeln – backen.

Dazu eine Sahne-Kräuter-Soße und ein bunter Salat.
Einfacher und schneller geht's nun wirklich nicht.
Schmeckt außerdem sehr gut.

Bei kleineren Mengen nicht das gesamte Blech einfetten und mit den Gewürzen bestreuen, sondern die Schnittfläche der Kartoffeln in Öl tauchen, danach in ein Gemisch aus Salz mit Kümmel oder Sesam.

Kartoffeln vom Blech – aber anders

Zutaten:

1	kg	Kartoffeln
1		große Zwiebel
50	g	Butter
1	TL	Kräutersalz
1/2	TL	Pfeffer
1	MS	Muskat
125	g	Sahne
100	g	grob geriebener Käse

Zubereitung:
Rohe Kartoffeln mit Schale in dünne Scheiben schneiden.
Ein Backblech mit Butter ausstreichen.
Kartoffeln mit gewürfelter Zwiebel, Käse, Sahne und Gewürzen gut vermischen und gleichmäßig, aber nicht zu dick auf dem Blech verteilen.
Bei 200 Grad 30 Minuten hellbraun backen.

Kartoffelpfanne mit Erbspüree und Tomatenchili

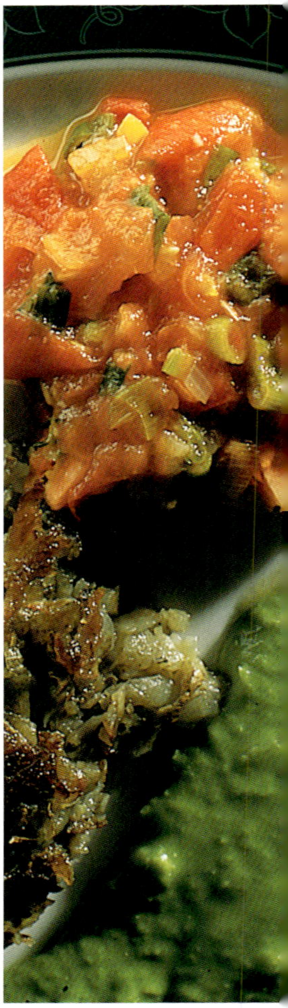

Zutaten:

1	kg	Kartoffeln
100	g	Vollkornmehl
		Salz
		Pfeffer
		Butter und Öl zum Braten

Zubereitung:

Rohe Kartoffeln mit der Schale grob raffeln, mit Mehl, Salz und Pfeffer vermischen.

Die Kartoffelmasse in vorgeheizte Pfanne drücken (etwa 2 cm hoch).

Bei geschlossenem Deckel die erste Seite etwa 10 Minuten bei mittlerer Hitze braten. Die zweite Seite ohne Deckel braten.

Darauf achten, dass sich der Kartoffelkuchen nicht ansetzt, eventuell noch etwas Fett zugeben und Teig vom Rand vorsichtig lösen.

Damit das Wenden des Kartoffelpuffers gut gelingt, den Teig durch Rütteln lösen, so dass er in der Pfanne hin- und herrutscht, auf flachen Topfdeckel gleiten lassen, Pfanne darüber stülpen und mit Schwung drehen.

Zutaten Erbspüree:

300	g	frische oder Tiefkühlerbsen
125	g	Gemüsebrühe
1		Lorbeerblatt
1		Prise Muskat
		Salz
		Pfeffer
3	EL	Schmand

Zubereitung:
Erbsen in Gemüsebrühe mit Lorbeerblatt 5 Minuten garen. Lorbeerblatt entfernen.
Gewürze und Schmand dazugeben.
Alles im Mixer pürieren.

Variation:
Getrocknete Erbsen über Nacht einweichen. 20–30 Minuten garen. Zubereitung wie oben.

Tomatenchili passt als „Dip" auch zur Frischkost

Zutaten Tomatenchili:

4 Tomaten
2 Zwiebeln
2 Knoblauchzehen
1 Bund Suppengrün
2 Chilischoten
1 Lorbeerblatt
Cayennepfeffer
Tabasco
Kräutersalz
Pfeffer
Thymian
Butter/Öl zum Anbraten

Zubereitung:
Zwiebeln fein würfeln und in Butter/Öl glasig dünsten.
Tomaten würfeln, Suppengrün zerkleinern, Chilischote entkernen und in Ringe schneiden.
Alles mit dem Lorbeerblatt zu den Zwiebeln geben, 5–10 Minuten köcheln lassen.
Sehr scharf mit den Gewürzen abschmecken.

Tomatenchili passt zu Nussküchle, Nudeln, Reis, Hirse.

Kartoffelpüree

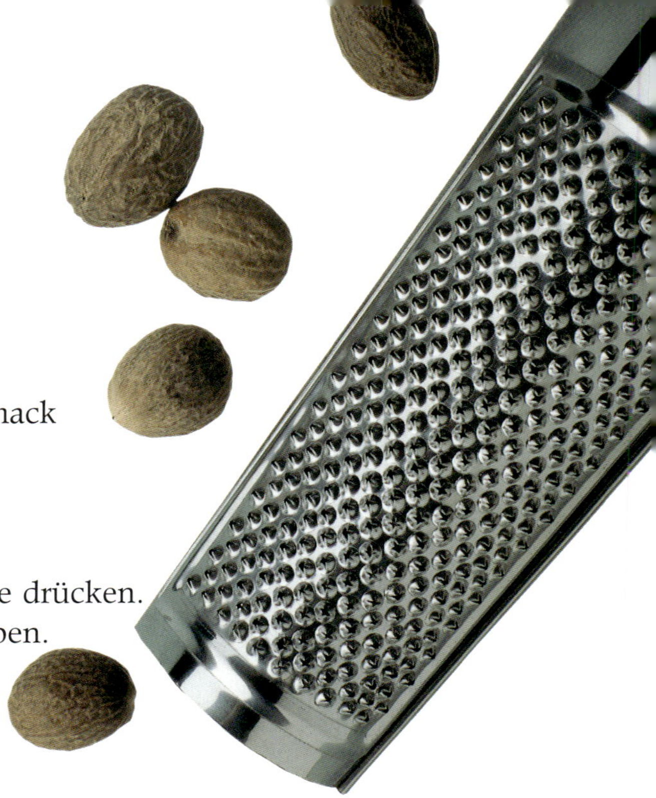

Zutaten:

1	kg	Kartoffeln
50	g	Butter
125	g	Sahne
		Kräutersalz
		Muskat nach Geschmack
		Gemüsebrühe

Zubereitung:
Kartoffeln in der Schale garen.
Pellen und durch Kartoffelpresse drücken.
Butter, Sahne und Salz unterheben.
So viel heiße Gemüsebrühe dazugeben, dass ein lockerer Brei entsteht.

Variation 1:
Geraffelte Mandeln in Butter und Honig bräunen und über das Kartoffelpüree geben.

oder
Zwiebelringe in Butter hellbraun braten. Über die Kartoffeln füllen. Dazu einen Bratapfel.

oder
Bunter Kartoffelbrei. Schmeckt Kindern besonders gut.

Wenn er grün aussehen soll, eine Handvoll fein gehackte Kräuter unterheben.
Wird rot gewünscht, rohe Mohrrüben fein pürieren und unterziehen.
Auch Rote Bete, Spinat, Erbsen und andere Gemüsesorten eignen sich für diese Farbspielereien.

Eine Prise Muskat bringt zusätzlich geschmackliche Abwechslung.

Frischkornbrei jeden Tag!

Wie sieht Ihr täglicher Speiseplan aus, Herr Dr. Bruker?

Die Frage erreicht mich mehrmals im Jahr.

Ich esse natürlich so, wie ich es meinen Patienten und den Lesern meiner Bücher empfehle, und zwar recht einfach und überwiegend Frischkost. Da ich morgens nichts essen mag, nehme ich die erste Mahlzeit am liebsten erst mittags gegen 13 oder 14 Uhr ein.

Abends esse ich meistens spät. Frischkost und dazu etwas Brot. Ausnahmen gibt es natürlich auch. Wenn in den Kursen Besonderheiten zubereitet werden, probiere ich sie. Den Frischkornbrei esse ich – entgegen anderslautenden Gerüchten – selbstverständlich jeden Tag.

Er ist ja das Herzstück einer gesund erhaltenden Ernährung!

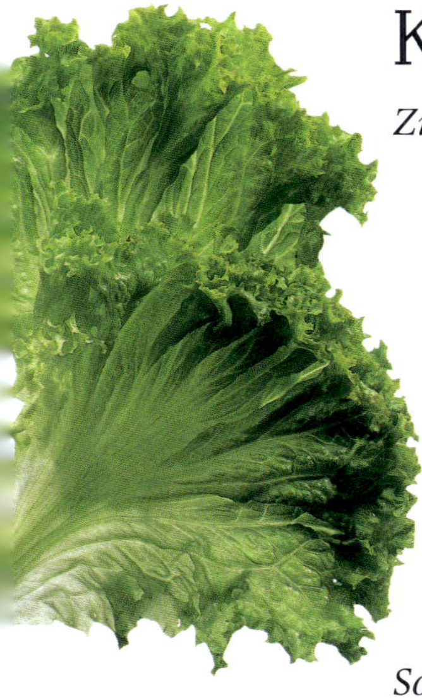

Kartoffelsalat Herzenslust

Zutaten:

1	kg	Kartoffeln
1		große Zwiebel
2		Tomaten
1		kleiner Apfel
2		saure Gurken
1/2		Salatgurke
1/2		Kopfsalat (auch Feldsalat)
1		Bund Küchenkräuter (Petersilie, Schnittlauch, Majoran, Basilikum, Liebstöckel)

Soße:

6	EL	Öl
3	EL	Essig
1	EL	Senf

	Kräutersalz
	Pfeffer
	Paprikagewürz
250 g	Gemüsebrühe

Zubereitung:
Die in der Schale gegarten Kartoffeln pellen und in Scheiben schneiden. In die vorbereitete Soße geben, damit sie gut durchziehen können.
Zwiebel, Tomaten, Gurken, Apfel (mit Schale) würfeln, Kräuter fein schneiden.
Alles unter die Kartoffeln heben.
Gut würzen.

Kartoffelsalat Herzenslust? Sie können alle Gemüse(reste), die Ihnen zu passen scheinen, dafür nach Herzenslust verwenden. Also auch Radieschen, Paprika, Erbsen, Mais, Reste von grünem Bohnengemüse,
Pilze ...
Dazu schmecken Linsenbratlinge, Nussküchle, Grünkernfrikadellen.

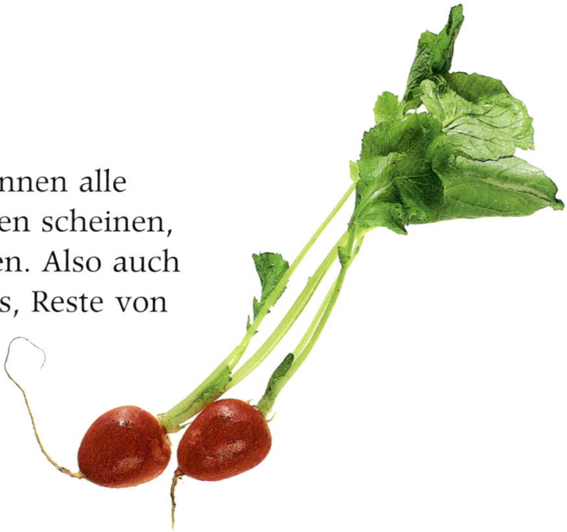

Zucchini und Kürbisse im Überfluss?

Haben Sie einen Garten? Wissen Sie nicht, wohin mit den vielen Zucchini und den großen Kürbissen?
Wenn Sie einen geeigneten kühlen Keller haben, lassen sich beide Sorten monatelang lagern.
Beide Gemüse schmecken so neutral, dass sie ohne weiteres unter Tomatensoßen und -suppen, andere Gemüse und Eintöpfe gemischt werden können. Auch gebacken oder aus der Pfanne schmecken Zucchini und Kürbis gut.

Kürbisschnitzel

Zutaten:

1	kg	Kürbis
6	EL	Olivenöl
4	EL	Weizenvollkornmehl
		Petersilie
		Pfeffer
		Salz

Zubereitung:

Kürbis entkernen, schälen, in etwa 1 cm breite, handlange Streifen schneiden.
Salzen, pfeffern, in Mehl wenden.
In der Pfanne Öl erhitzen.
Unter vorsichtigem Wenden von beiden Seiten braun braten, bis Kürbis gar (glasig) ist.
Mit gehackter Petersilie bestreuen.

Schmeckt als Beilage zu Spaghetti mit scharfer Tomatensoße, aber auch zu Reis, Hirse, anderen Nudeln und Kartoffeln.

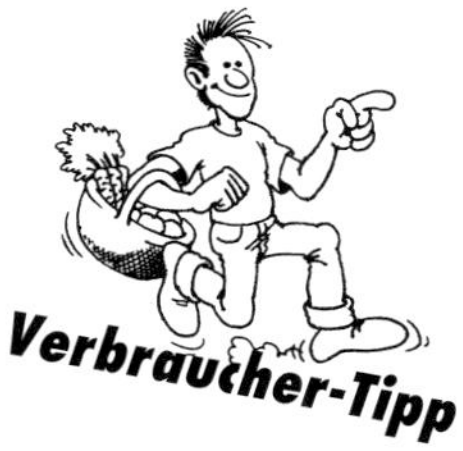

Muss alles aus biologischem Anbau stammen?

Es liegt an Ihnen, wie hoch Sie Ihre Gesundheit einschätzen.
Sie sollten Produkten aus biologischem Anbau immer den Vorzug geben und um Lebensmittel, die mit der „chemischen Keule“ bearbeitet wurden, einen großen Bogen machen.
Landwirte, die bereit sind, auf übliche Anbaumethoden mit gesundheitsgefährdenden Spritzmitteln zu verzichten, müssen ermutigt und aktiv vom Verbraucher unterstützt werden.
Auch wenn Sie in der Stadt wohnen, ist es mit wenig Aufwand möglich, naturgemäße Produkte zu beziehen. Eine

Seminarteilnehmerin erzählte uns, dass sie das Problem folgendermaßen löst:

Gemüsekiste direkt vom Bauern

Sie hat sich mit mehreren Bekannten zusammengetan. Im Wechsel stellt jeder seine Garage oder einen entsprechenden Abstellplatz zur Verfügung, so dass der Bauer die fertigen Gemüsekisten einmal wöchentlich nur an eine einzige Stelle fahren muss. Er bekommt lediglich die wechselnde Nachricht, wo jeweils angeliefert werden kann. Die Beteiligten holen sich an dem Tag dort „ihre Gemüsekiste" ab. Da inzwischen viele mitmachen, trifft diese Bereithalte-Aktion die einzelnen Familien nur alle paar Wochen einmal. Eine geniale Lösung und gleichzeitig die Möglichkeit, Kontakt zu Gleichgesinnten zu pflegen.

Ansonsten bieten die meisten Naturkostläden, Reformhäuser und Wochenmärkte gute Auswahl an.

Schadstoffe werden durch Erhitzen nicht zerstört

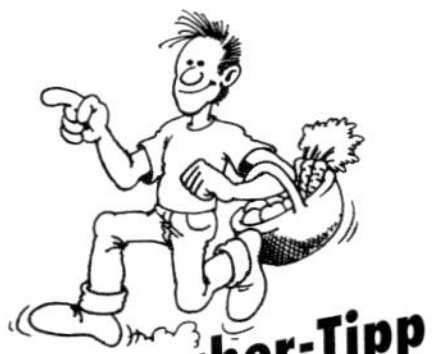

Wer diese Einkaufsmöglichkeiten nicht hat, muss sich mit dem zufrieden geben, was der Supermarkt führt. Auch das üblich angebaute Obst und Gemüse sollte als Frischkost verzehrt werden. Das ist immer noch besser, als es nur in gekochter Form zu essen. Die Schadstoffbelastung wird ja durch Erhitzen nicht gemindert. Im Gegenteil – da die biologischen Wirkstoffe durch Kochen in ihrem Wert herabgesetzt oder teilweise vernichtet werden, ist die Belastung durch chemische Dünge- und Spritzmittel für den Organismus dann noch massiver. Die Leber ist unser größtes Entgiftungsorgan. Sie wird mit toxischen Stoffen besser fertig, wenn alle Vitalstoffe mit der Nahrung zugeführt werden. Das ist mit ein Grund, warum Obst und Gemüse möglichst nicht geschält werden sollten.

Linsenbratlinge

Zutaten:

250 g	Linsen	Kräutersalz
2	Zwiebeln	Paprikapulver
1	Möhre	Pfeffer
1	Knoblauchzehe	frisch gehackte Kräuter

Zubereitung:

Linsen über Nacht in Wasser einweichen (bedeckt).
Überschüssiges Wasser am nächsten Tag weggießen.
Linsen, Zwiebeln, Möhre und Knoblauch durch Fleischwolf drehen oder pürieren.
Mit Gewürzen und Kräutern vermengen.
Mit feuchten Händen flache Bratlinge formen, in Vollkornmehl wenden.
In Öl oder/und Butter braun braten.

Variation:

Gemahlene Haselnüsse zugeben oder/und geriebenen Käse.

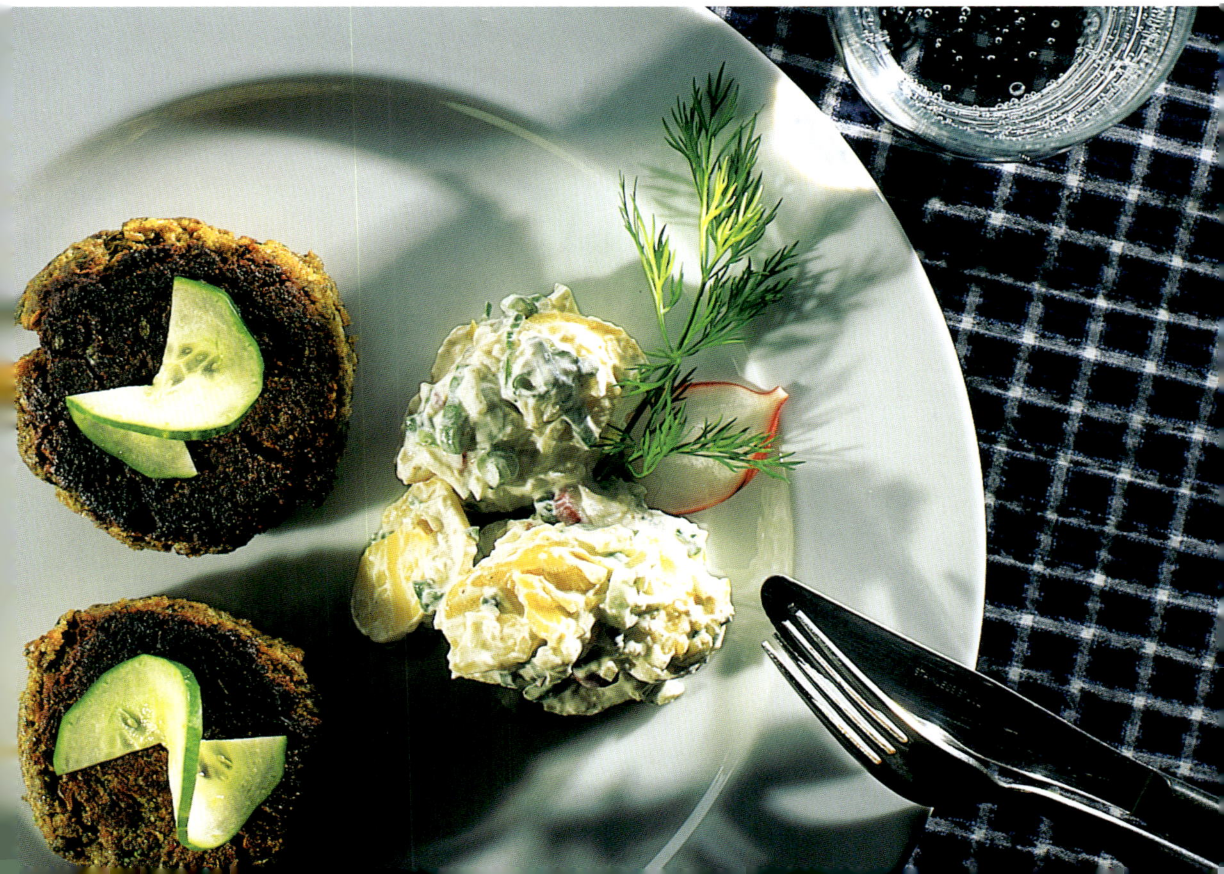

Maisschnitten

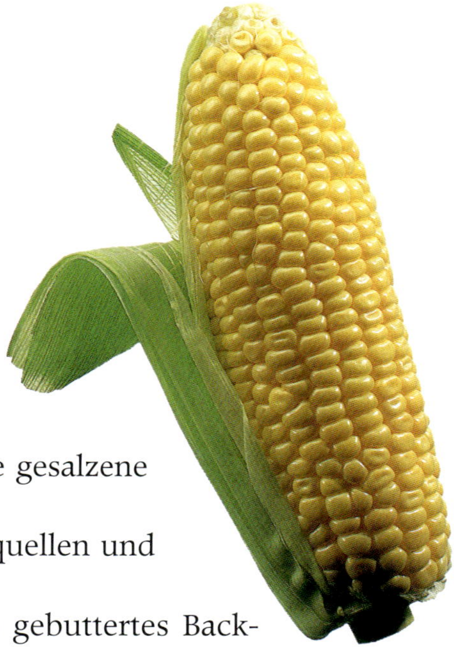

Zutaten:

300	g	Mais, fein gemahlen
1	l	Gemüsebrühe
1	TL	Kräutersalz
100	g	Parmesan
80	g	Butter

Zubereitung:

Maismehl mit dem Schneebesen in die gesalzene Gemüsebrühe rühren.
Unter Rühren aufkochen, danach ausquellen und abkühlen lassen.
Den Maisbrei etwa 1 cm dick auf ein gebuttertes Backblech streichen. Mit dem Messerrücken 10 cm große Rechtecke oder Rauten schneiden.
Kühl stellen.
Nach 3–4 Stunden, besser am nächsten Tag, die Maisstücke vorsichtig lösen und in Butter/Öl hellbraun braten.

Alte Maiskolben vor dem Braten 10 Minuten in Salzwasser kochen

Variation:

Schuppenförmig in eine gefettete Auflaufform legen.
Mit Parmesan bestreuen.
Bei 200 Grad 15 Minuten backen, bis sie hellbraun sind.

Als Beilage zu Gemüsen.

Variation:

Zarte, junge Maiskolben rundum in Butter braun braten.
Nur mit Pfeffer und Salz servieren. Ein Genuss!
Mais kann gut in leistungsstarken Getreidemühlen mit Stahlmahlwerk gemahlen weden. Zuerst die gröbste Einstellung wählen, danach zwei- bis dreimal bei jeweils feinerer Abstufung mahlen.
Kaufen Sie keinen genmanipulierten Mais!

Maronen

Wenn wir zur Maronenzeit zufällig in Italien sind, sammeln wir sie körbeweise und erheben sie zu Hauptmahlzeiten.
Die Maronen leicht anritzen, dicht an dicht auf eine heiße Herd- oder Ofenplatte legen und rösten. Danach schälen und pur oder mit Kräuterbutter verzehren.

Variation:
Maronen anritzen, in Salzwasser etwa zehn Minuten garen.
Die geschälten Maronen in Butter rundum braten. Etwas Honig und Kräutersalz beigeben. Eine Delikatesse!

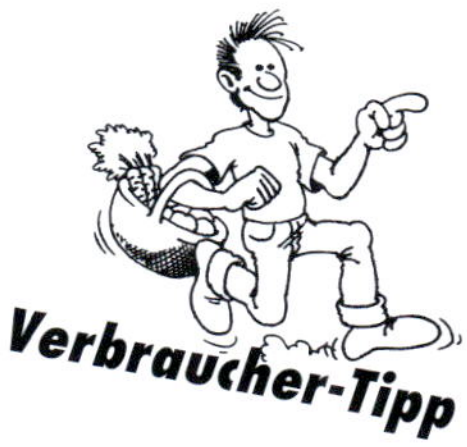

Woher kommen die Hühnereier?

Schon gewusst?

Zu 90% stammen alle im üblichen Handel befindlichen Eier aus Käfighaltung. Es dürfte hinlänglich bekannt sein, unter welchen Bedingungen diese Tiere gehalten werden. Ein Huhn hat kaum mehr Platz, als ein Blatt Papier bietet, genau: die Größe eines Schreibmaschinenbogens. Diese kranken Hühner aus Legebatterien können keine gesunden Eier produzieren. Sie sind außerdem vollgestopft mit Antibiotika und anderen Chemikalien.
Die Kennzeichnungspflicht weist Herkunftsland, Bundesland (in Deutschland) und Erzeugerbetrieb aus. Außerdem ist die Haltungsform anzugeben. Ökologische Erzeugung, Freilandhaltung, Bodenhaltung, Käfighaltung.
Kaufen Sie Eier beim Bauern/Händler Ihres Vertrauens.
Den Hühnern und Ihrer Gesundheit zuliebe keine Eier aus Massentierhaltung!

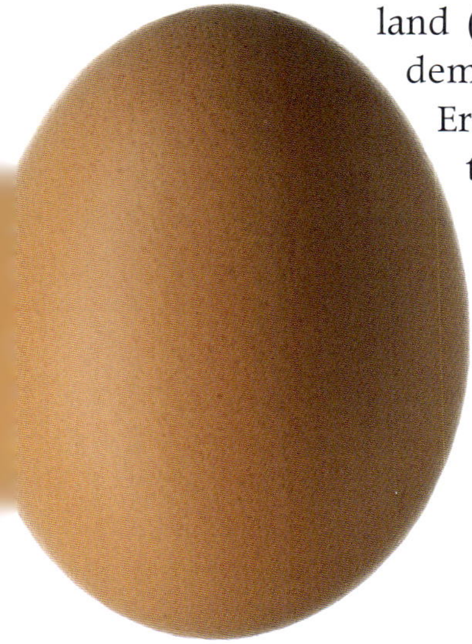

Pfannkuchen und Salat

Von Fruchtomeletts da mag berichten
Ein Dichter aus den höhern Schichten.
Wir aber, ohne Neid nach oben,
Mit bürgerlicher Zunge loben
Uns Pfannekuchen und Salat.
Wie unsere Liese delikat
So etwas backt und zubereitet,
Sei hier in Worten angedeutet.
Drei Eier, frisch und ohne Fehl,
Und Milch und einen Löffel Mehl,
Die quirlt sie fleißig durcheinand
Zu einem innigen Verband.
Sodann, wenn Tränen auch ein Übel,
Zerstückelt sie und mengt die Zwiebel
Mit Öl und Salz zu einer Brühe,
Dass der Salat sie an sich ziehe.
Um diesen ferner herzustellen,
Hat sie Kartoffeln abzupellen.
Da heißt es, fix die Finger brauchen,
Den Mund zu spitzen und zu hauchen,
Denn heiß geschnitten nur allein
Kann der Salat geschmeidig sein.
Hierauf so geht es wieder heiter
Mit unserm Pfannekuchen weiter.
Nachdem das Feuer leicht geschürt,
Die Pfanne sorgsam auspoliert,
Der Würfelspeck hineingeschüttelt,
So daß es lustig brät und brittelt,
Pisch, kommt darüber mit Gezisch
Das ersterwähnte Kunstgemisch.
Nun zeigt besonders und apart
Sich Lieschens Geistesgegenwart,
Denn nur zu bald, wie allbekannt,
Ist solch ein Kuchen angebrannt.
Sie prickelt ihn, sie stockert ihn,
Sie rüttelt, schüttelt, lockert ihn
Und lüftet ihn, bis augenscheinlich
Die Unterseite eben bräunlich,
Die umgekehrt geschickt und prompt
Jetzt ihrerseits nach oben kommt.
Geduld, es währt nur noch ein bissel,
Dann liegt der Kuchen auf der Schüssel.
Doch späterhin die Einverleibung,
Wie die zu Mund und Herzen spricht,
Das spottet jeglicher Beschreibung,
Und darum endet das Gedicht.

Wilhelm Busch

Pfannkuchen

Der Pfannkuchen, den Wilhelm Busch bedenkt, enthält Speck und Zwiebeln. Aber probieren Sie mal unser „Vollwertmodell" aus. Es wird Ihnen schmecken.

Zutaten:

4		Eier
6	EL	Weizenvollkornmehl
1	TL	Salz
200	g	Sahne
100	g	Wasser
		Butter/Öl zum Braten

Zubereitung:

Eier schaumig schlagen.
Das Mehl mit kaltem Wasser glattrühren.
Damit es keine Klümpchen gibt, Wasser, unter Rühren mit dem Schneebesen, langsam ins Mehl laufen lassen.
Dickflüssig geschlagene Sahne und Salz unterziehen.
Alles mit der Eimasse verquirlen.
Inzwischen Pfanne vorheizen.
Kleine Pfannkuchen hellbraun braten.
Es soll so viel Fett genommen werden, dass sich der Pfannkuchen beim Rütteln der Pfanne mühelos löst und wenden lässt.

Dazu Apfelmus, Obstsalat, Grünen Salat oder mit Honig bestreichen – oder einfach nur so!

Variation:

Pfannkuchen kann auch ohne Ei gebacken werden, entspricht aber in der Konsistenz nicht dem, was man allgemein darunter versteht, beziehungsweise erwartet. Dem Gericht sollten Sie dann auch einen anderen Namen geben, um Missverständnisse und Enttäuschungen zu vermeiden.

Als Getreide eignet sich dann sehr gut Hartweizen. Der Anteil an Klebereiweiß ist, verglichen mit anderen Getreidesorten, bei Hartweizen besonders hoch. Wegen seiner hohen Bindungsfähigkeit kann er gut für zahlreiche Gebäcke, Nudeln und andere Speisen verwendet werden, die sonst Eier enthalten.

Pilze mit Pinienkernen

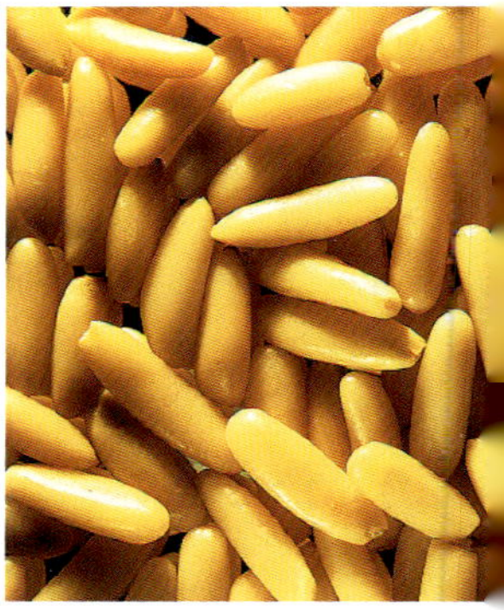

Zutaten:

1	kg	Steinpilze (oder andere feste Sorte)
6	EL	Olivenöl
2		Knoblauchzehen
100	g	Pinienkerne
250	g	Schmand
		Petersilie
		Salz
		Pfeffer

Zubereitung:

Pilze nicht waschen, trocken mit Pilzbürste putzen, verunreinigte Teile am Stielende abschneiden.
In Scheiben schneiden.
In Olivenöl braun braten, Pinienkerne dazugeben und mitbräunen.
Zutaten aus der Pfanne nehmen.
Mit dem Schneebesen den Schmand in den Sud rühren.
Würzen.
Pilze und Pinienkerne in die Soße legen und in der Pfanne servieren. Mit gehackter Petersilie bestreuen.

Pilze nicht waschen, damit das Aroma erhalten bleibt

Falls Sie meinen, Ihre Pfanne sehe nicht sehr dekorativ aus, legen Sie ihr für die Tischzeit eine aus buntem Papier gedrehte Krawatte um. Papier leicht zusammendrücken, so dass es um die Pfanne herumpasst. Über dem Pfannenstiel zusammendrücken. Schon wird das Ganze salonfähig.

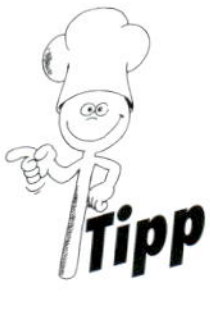

Reispfannkuchen mit Bratapfel

Zutaten:

200	g	ungeschälter Reis
3		Eier
125	g	Käse, gerieben
		Muskat
		Salz
		Pfeffer
100	g	Reismehl
		Öl/Butter zum Braten

Zubereitung:

Gegarten Reis mit allen angegebenen Zutaten verkneten. Etwa 50 g Reismehl beimengen, um eine gewisse Festigkeit zu erreichen.
Kleine, flache Pfannkuchen formen, in Reismehl wälzen und rundum braun braten.

... auch ohne Ei und Käse möglich, dann Reismehlanteil erhöhen und gehackte Kräuter zugeben.

Bratapfel

Zutaten:

Pro Person 1 säuerlicher Apfel
Rosinen und gehackte Mandeln oder Nüsse
Honig
Butter

Zubereitung:

Das Kerngehäuse mit einem Apfelstecher entfernen. Die runde Öffnung mit Rosinen und Mandeln füllen. Nach Geschmack kann der Füllung etwas Zimt beigegeben werden.
Den Apfel 10–15 Minuten bei 250 Grad backen.
Honig und Butter zu gleichen Teilen erhitzen, so dass eine karamellartige Masse entsteht.
Über die Äpfel gießen.
Die Äpfel werden natürlich nicht geschält!

Neue Gerichte – neue Namen

Wenn Sie mit Ihrer Familie demokratisch den Speiseplan besprechen und – unter Berücksichtigung möglichst aller Wünsche – zusammenstellen, ist es besonders für Kinder reizvoll, neue Namen für die neuen Gerichte zu erfinden. Über ein Hirsegericht erzählen Sie dann zum Beispiel, dass die weisen, alten Indianer dieses Getreide schon gegessen haben. Es könnte ja dann vielleicht „Indianerspeise" heißen oder „Winnetous Kraftfutter",

- Tomatensuppe/Tomatensoße, wenn sie scharf gewürzt ist, „Feuerstuhl" oder „Flammenwerfer",
- Bohnensuppe mit weißen Bohnen „Weißer Bär".

Der Fantasie sind keine Grenzen gesetzt. Eine besonders gut schmeckende Suppe unserer Köchin Erika Richter wurde von ihr als „Rumfortsuppe" bezeichnet. Staunende Augen der Kursteilnehmer. „Ja", sagte sie, „ist doch ganz einfach. Alles was *rum*lag, musste *fort!*"
Und so gibt es vielleicht auch bei Ihnen für manchen Eintopf, Auflauf und andere Speisen fantastische und ein bisschen verrückte Namen. Resteverwertung, die liebevoll benannt als Kreation gut gewürzt auf den Tisch kommt, kann zum Familienrenner werden. Der einzige Nachteil: Die passenden Reste finden sich nicht immer, um das Gericht genauso wieder herzustellen. Dann erfinden Sie eben etwas Neues!

Feuerstuhl

Weißer Bär

Flammenwerfer

Indianerspeise

Roter Hirsch

Schnelles Pferd

Göttertrank

Dschungelbrot

Winnetoupfanne

Rosmarinkartoffeln

Zutaten:

1	kg	Kartoffeln	1	MS	Salz
1	EL	Rosmarin	2	MS	Pfeffer
50	g	Pinienkerne			
1	EL	Honig			
200	g	Butter			
4	EL	Öl			

Zubereitung:
Kartoffeln in der Schale garen.
Nicht pellen.
Fett mit Honig und den Pinienkernen leicht bräunen.
Zerkleinerte Rosmarinnadeln (frisch) dazugeben.
Pfeffern, salzen.
Über die Kartoffeln gießen.

Variation:
Statt Pinienkernen blätterig gehobelte Mandeln.

Die doppelte Portion Kartoffeln kochen. Am nächsten Tag für Bratkartoffeln verwenden. Nicht pellen, sondern mit der Schale in Scheiben schneiden. Den besonderen Pfiff bekommen sie, wenn sie mit Thymian, Majoran oder Rosmarin gewürzt werden.
Kräutersalz und frisch gemahlenen schwarzen Pfeffer dazugeben.

Ist Quark gesund?

Die Frage kann man so nicht mit Ja und nicht mit Nein beantworten. Früher machte man Quark aus Rohmilch. Die Milch wurde aufgestellt, bis sie sauer war. Danach wurde die Masse durch ein Tuch gegossen und leicht gepresst. Das war der hausgemachte Topfen. Gelegentlich genossen ist dagegen nichts einzuwenden, falls nicht schon bestimmte Erkrankungen vorliegen, die die Einschränkung oder den Verzicht auf Tiereiweiß nötig machen.
Der heute im üblichen Handel angebotene Quark ist aus erhitzter Milch hergestellt. Er wird weiteren Prozessen unterzogen, z.B. Fett- und Eiweißanteile verändert, so dass man von einem denaturierten Eiweißkonzentrat sprechen kann. Besonders dem Leberkranken wird reichlich Quark, manchmal bis zu 1 Kilogramm pro Tag, emp-

fohlen. Er sollte auf jeden Fall darauf verzichten, weil dessen Verzehr eine Belastung für die ohnehin schon kranke Leber darstellt.
Aber auch der Noch-Gesunde sollte zurückhaltend sein, denn wir essen sowieso zu viel tierisches Eiweiß.

Ketzerischer Ausspruch von Dr. M. O. Bruker:
„Wenn Sie mit Quark Umschläge machen und ihn hinterher nicht essen, kann er Ihnen nicht schaden!"

Sauerkrautauflauf

Zutaten:

1	kg	Kartoffeln
6		Tomaten
2		Zwiebeln, große
80	g	Butter
250	g	Sauerkraut
250	g	Sahne
1	TL	Kräutersalz
1/2	TL	Paprika
1/2	TL	Pfeffer
		Petersilie
		Basilikum

Zubereitung:
Rohe Kartoffeln in dünne Scheiben schneiden (hobeln). Tomaten in Scheiben schneiden, Zwiebeln würfeln.
Alle Zutaten abwechselnd in gebutterte Auflaufform schichten. Mit Kartoffeln abschließen.
Sahne mit Gewürzen und Kräutern vermischen. Über den Auflauf gießen. Mit Butterflöckchen besetzen.
Bei 200 Grad ca. 30 Minuten backen.

Sauerkraut selbstgemacht. Kraut hobeln, salzen, in Steintopf schichten, stampfen, so dass der Saft darübersteht. Deckel aufsetzen, Wasser in die Rille füllen. Bei Zimmertemperatur zum Gären bringen. Dann kühl stellen. Ist in 6 Wochen fertig.
Auf 1 kg Kohl ca. 20 g Salz.

Schwarzwurzeln mit Schmandsoße

Zutaten:
750 g Schwarzwurzeln

Zubereitung:
Die Schwarzwurzeln mit Wurzelbürste unter fließendem Wasser gründlich reinigen, dann erübrigt sich das Schälen. Sie sehen dann allerdings nicht weiß aus, sondern hellbraun.
In fingerlange Stücke schneiden. Die Stücke in kaltes, mit Mehl und Essig verrührtes Wasser legen, damit sie sich an den Schnittstellen nicht braun verfärben.
In wenig Salzwasser, dem 1 Esslöffel Essig zugegeben wird, bissfest garen.
Mit Schmandsoße (Zubereitung wie bei Steckrüben S. 182) servieren.
Wer es üppig liebt, reicht zusätzlich zerlassene Butter.

Wenn Sie die Schwarzwurzeln lieber weiß und geschält servieren möchten, Schwarzwurzeln nach dem Schälen sofort in Essig-Mehl-Wasser legen.

Weiterer Tip:
Nach dem Reinigen Schwarzwurzeln 2–3 Minuten in Essig-Salzwasser kochen. Abkühlen lassen. Die braune Schale lässt sich dann mühelos abziehen.
Weitere Zubereitung danach wie oben.

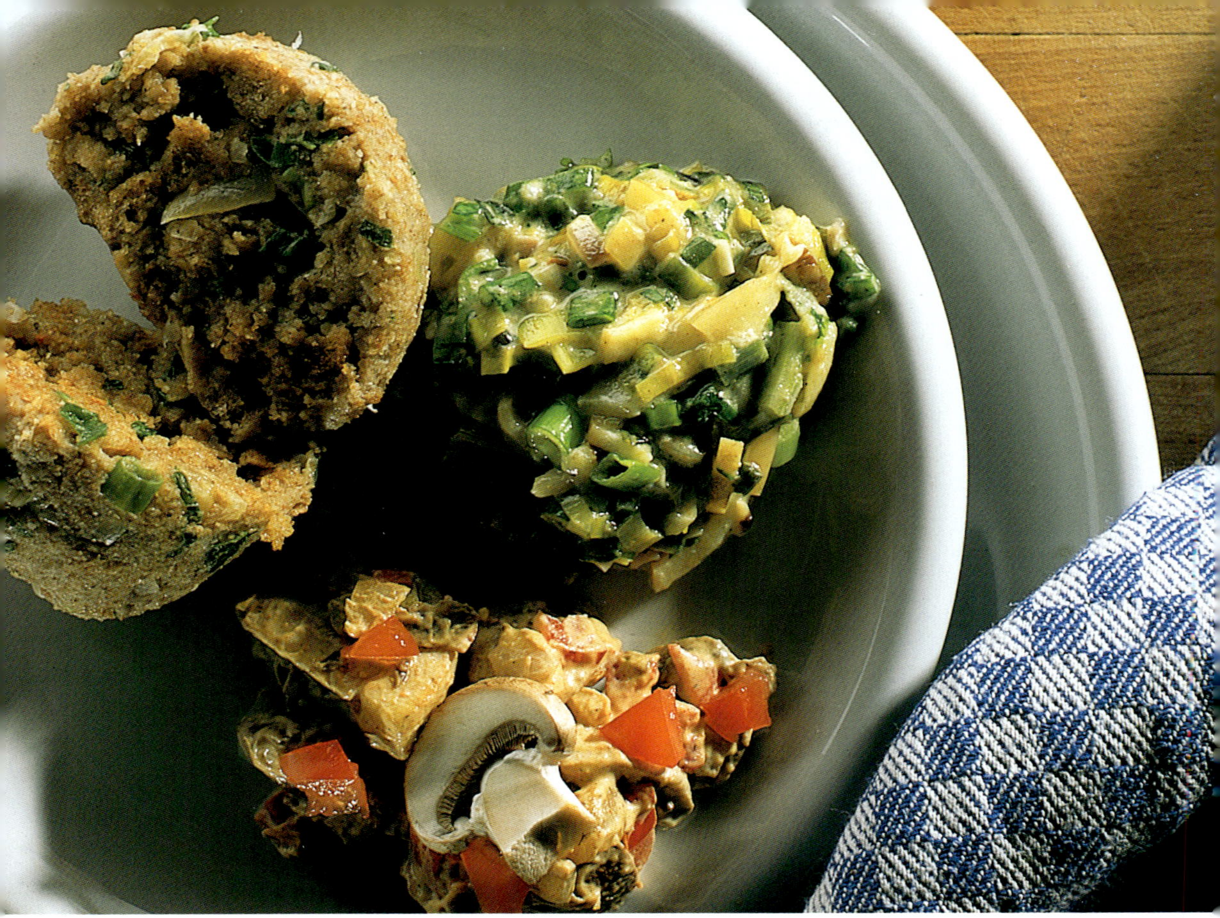

Semmelknödel

mit Apfel-Lauch und Tomaten-Champignons

Zutaten Semmelknödel:

500	g	Vollkornbrötchen oder Vollkornbrot, altbacken
250	g	Sahne
1		Zwiebel, groß
50	g	Butter
1		Ei
1		Bund Petersilie
		Pfeffer
		Kräutersalz
		Muskat
		Eventuell 1–2 EL Hartweizenmehl

Zubereitung:
Brötchen in kleine Würfel schneiden.
Mit Flüssigkeit begießen, ca. 20 Minuten weichen lassen.
Inzwischen Zwiebel würfeln, in Butter glasig dünsten.
Mit allen anderen Zutaten, einschließlich Ei, gehackter Petersilie und Gewürzen verkneten.
Mit nassen Händen Knödel formen.
In reichlich siedendem Salzwasser oder Gemüsebrühe ziehen lassen.
Wenn sie nach oben kommen, sind sie gar.
Mit in Butter gebräunten Semmelbröseln servieren.

Einen Probekloß ins Wasser geben.
Scheint der Teig zu locker (zerfällt der Kloß), Hartweizenmehl unter den Teig kneten.

Dieses Grundrezept lässt sich auch als Serviettenkloß zubereiten. Die gesamte Teigmasse wird dann zu einem großen Kloß geformt, auf ein bemehltes Geschirrtuch gelegt. Alle vier Zipfel werden über Kreuz gebunden.
Das Bündel über einen Kochlöffel schieben und in großen Topf mit siedendem Salzwasser hängen.
30–40 Minuten (je nach Kloßgröße) garen.

… und dazu

Pikante Lauchsoße mit Äpfeln

Zutaten:

2		Zwiebeln
30	g	Butter
3		Stangen Lauch
250	g	Gemüsebrühe
250	g	Sahne
3		Äpfel
2	TL	Kräutersalz
2	MS	Muskat
1/2		Bund Petersilie
		Pfeffer aus der Mühle

Zubereitung:
Zwiebeln fein würfeln, in Butter andünsten.
Lauch in feine Ringe schneiden, zu den Zwiebeln geben.
Mit Gemüsebrühe auffüllen, 5–7 Minuten garen.
Sahne dazugießen, einmal aufkochen. Gut würzen.
Äpfel würfeln, dazugeben, nicht mehr kochen!

Tiereiweißfrei
Das Ei wird durch 4 Esslöffel fein gemahlenes Hartweizenmehl ersetzt.

Tomaten-Champignons

Wie „Simples Pilzgemüse" (s. u.) zubereiten. In Würfel geschnittene Tomaten zugeben, nicht mitkochen.

Simples Pilzgemüse, aber fein

Zutaten:

1 kg Pilze Ihrer Wahl. Pfifferlinge, Champignons, Steinpilze…
Butter zum Braten
Pfeffer
Kräutersalz
Petersilie

… essen Sie doch mal rohe Pilze als Frischkost. Sehr feine Scheiben schneiden und mit Currysoße oder Essig/Öl/Kräutern anrichten

Zubereitung:
Pilze mit Pilzbürste putzen, aber nicht waschen.
Wenn nötig, zerkleinern.
In Butter hellbraun braten.
Mit Pfeffer und Salz würzen.
Mit frisch gehackter Petersilie bestreuen.

Spätzle

Zutaten:

500	g	Weizenvollkornmehl
3/8	l	Wasser
2	TL	Salz (gestrichene TL)
3	EL	Öl

Zubereitung:

Mehl, Wasser und Salz miteinander verrühren.
Der Teig soll so beschaffen sein, dass er leicht durch ein Spätzlesieb gestrichen werden kann.
Nicht so dünn, dass er durchläuft, aber auch nicht so fest, dass er durchgepresst werden muss.
Teig durch das Sieb in reichlich kochendes Salzwasser streichen. Dem Wasser Öl zufügen, damit Spätzle nicht verkleben.
Unter Rühren aufkochen.
Mit kaltem Wasser abschrecken, dann abtropfen.

Dazu schmecken in Butter geröstete Zwiebeln.

Oder
Geriebener Käse und zerlassene Butter.

Oder
Scharfes Tomatengemüse.

Oder
Heiße Paste.

Oder

Spätzle in Familienpfanne

Die doppelte Menge zubereiten, in einer sehr großen Pfanne mit Butter und Parmesan schwenken. Und alle Familienmitglieder sitzen drum herum und essen einmal gemeinsam aus der Pfanne. Jawohl! Dazu grüner Salat mit Zitronensaft, Öl und etwas Honig angemacht. Sonst nichts. Köstlich! Wäre doch mal wieder eine Gelegenheit, endlich über alles Mögliche zu reden …

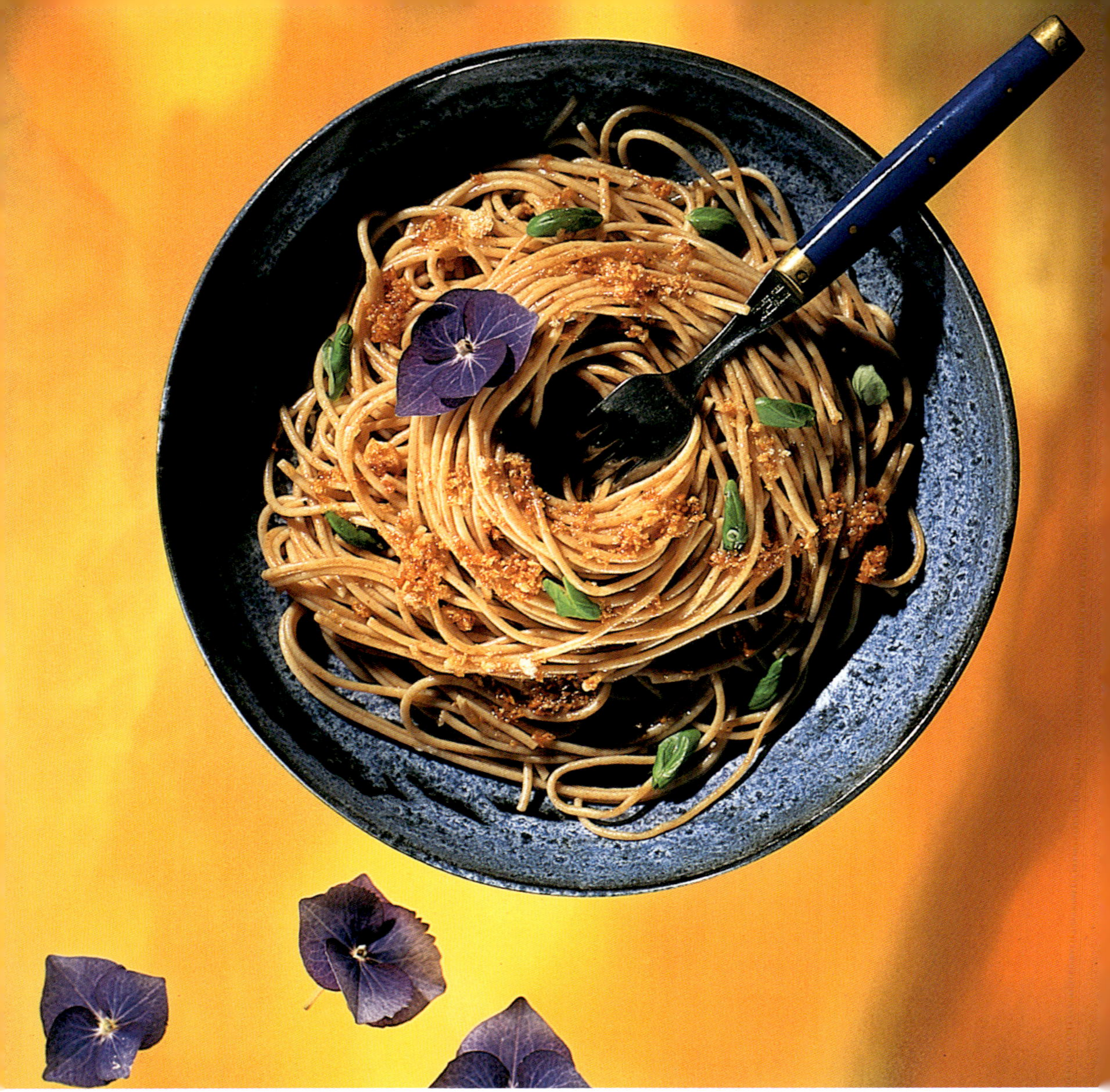

Spaghetti mit Basilikum

Zutaten:

500	g	Vollkorn-Spaghetti ohne Ei
		Salzwasser
		Öl
100	g	Butter
		Basilikum
		Parmesan

Zubereitung:
Spaghetti in reichlich kochendes Salzwasser geben, dem ein Schuss Öl zugesetzt wurde, damit die Nudeln nicht verkleben.
So viel Wasser nehmen, dass Spaghetti darin schwimmen können.
Garzeit knappe 5–7 Minuten, damit sie noch Biss haben.
Im Durchschlag gut abtropfen lassen.
Zerlassene Butter und grob geschnittenen, frischen Basilikum unterheben.
Mit Parmesan bestreuen.

Spaghetti mit scharfem Gemüse

Spaghetti wie oben zubereiten.

Zutaten Tomatensoße:

500	g	Tomaten
1		Stange Bleichsellerie
1		Mohrrübe
100	g	Champignons
1/2		Aubergine
3		Zucchini, klein, zart
50	g	getrocknete Steinpilze (oder frische)
2		große, weiße Zwiebeln
		Kräutersalz
		Pfeffer
		Chili
		Paprika
250	g	Schmand
250	g	Gemüsebrühe
		Basilikum
		Thymian
		Butter/Öl zum Anbraten

Zubereitung:
Zwiebeln würfeln, in Fett glasig dünsten.
Alle anderen zerkleinerten Gemüsesorten zugeben, mit Gemüsebrühe auffüllen und 10 Minuten köcheln lassen.
Mit Gewürzen scharf abschmecken.
Schmand unterziehen.
Basilikum und Thymian zugeben.

Spaghetti in Knoblauch

Zubereitung wie „Spaghetti mit Basilikum“. (s. S. 178).

Statt Basilikum mindestens 6 Knoblauchzehen!
Knoblauch sehr fein schneiden und mit reichlich zerlassener Butter unter die Spaghetti ziehen.
Mit frisch gemahlenem Pfeffer bestreuen.

Natürlich müssen es nicht Spaghetti sein.
Jede andere Vollkornnudelart eignet sich ebenfalls.

Es geht nichts über „die gute Butter“. Sie ist leicht verdaulich und kein Dickmacher.

In sechsunddreißig Gängen sind zweiundsiebzig Krankheiten.

Indisches Sprichwort

Mit welchem Fett braten, kochen, backen?

Butter: Deutsche Markenbutter. Und zwar Sauerrahm- oder Süßrahmbutter.

Sahne: süße oder Schmand

Öl: sogenanntes kaltgepresstes, nicht raffiniertes

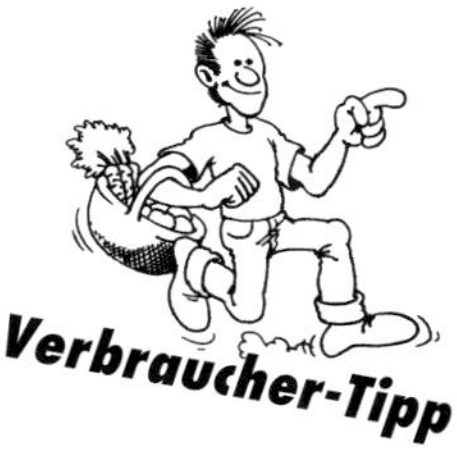

Nicht nur zum Backen, sondern auch zum Braten ist Butter bestens geeignet. Zu starke und rasche Bräunung lässt sich verhindern, wenn etwas Öl zugegeben wird.

Auch kaltgepresste Öle zum Braten?

Sie haben sicher auch irgendwo gehört oder gelesen, dass man kaltgepresste Öle nicht zum Braten verwenden solle, weil sich dann krebserregende Stoffe bilden.

... schon gewusst?

Das stimmt natürlich nicht. Sie bilden sich nur, wenn das Fett so stark erhitzt wird, dass es in Rauch aufgeht. Erst dann entsteht Acrolein, ein cancerogener (krebserregender) Stoff. Er entsteht aber genauso, wenn gewöhnliche raffinierte Fette bis zur Rauchentwicklung erhitzt werden.

Man müsste zum Beispiel laufend vor dem Genuss von Rostbratwürstchen, wie sie auf Jahrmärkten angeboten werden, warnen, denn dabei verbrutzelt das Fett so, dass es nur so qualmt...

Steckrüben

Zutaten:

1	kg	Steckrüben
100	g	Butter
		Pfeffer
		Kräutersalz

Zubereitung:
Steckrüben schälen. In fingerlange Stifte schneiden (Größe von Pommesfrites).
In wenig Salzwasser bissfest garen.
Mit reichlich zerlassener Butter übergießen.
Mit schwarzem Pfeffer bestreuen.

Variation:
Mit Sahnesoße servieren.

Sahnesoße

Zutaten:

1		Zwiebel
50	g	Butter
250	g	Schmand
1	MS	Muskatnuss
1	EL	Zitronensaft
		Kräutersalz
		Pfeffer
125	g	Gemüsewasser
1	EL	Reismehl

Zubereitung:
Zwiebel würfeln, in Butter glasig braten.
Reismehl in aufgefangenem, kaltem Kochwasser mit Schneebesen glattrühren.
Schmand einrühren.
Alles zu den Zwiebeln geben, aufkochen lassen.
Würzen.

Probieren Sie einmal Steckrüben als Frischkost mit Ananas, Apfel, Orange.
Steckrüben fein raffeln, mit gewürfeltem Obst und Öl vermengen. Mit schwarzem Pfeffer würzen.

Ist eine Kochkiste empfehlenswert?

Aufwändige Anschaffungen sind nicht empfehlenswert!

Nein, obwohl sie wieder in Mode zu kommen scheint. Aus anthroposophischer Sicht wird vom „Aufschließen" der Nahrung gesprochen. In Zusammenhang damit wird die Kochkiste gern empfohlen. Es wird aber nirgendwo klar erläutert, was unter „Aufschließen" zu verstehen ist. Wenn die Nahrung gekocht wird, verliert sie unweigerlich an Wert im Sinne der Kollath'schen Ernährungslehre. Der Vitalstoffverlust durch Erhitzung ist unvermeidlich. Dies aber als „Aufschließen" zu bezeichnen, ist nicht korrekt. Untersuchungen ergaben vielmehr, dass durch eine kurze und hohe Erhitzung die Vitamine weniger geschädigt wurden als durch langdauernde Erhitzung auf weniger hohe Grade.
Im Prinzip wäre also ein Dampfdrucktopf empfehlenswerter als eine Kochkiste. Vorausgesetzt, die geringste Garzeit wird gewählt, sonst zerfällt das Gemüse in wenigen überzogenen Sekunden.
Wenn gekocht wird, dann kurz und noch bissfest garen. Das erreicht man mit jedem gewöhnlichen Topf oder jeder Pfanne. Die Anschaffung aufwändiger und teurer Töpfe oder Kochkisten ist nicht empfehlenswert.

Das Bett ist die billigste Kochkiste

Und wenn Sie Getreide garen, dann greifen Sie auf den alten Trick unserer Großmütter zurück. Das Getreide aufkochen, auf abgeschalteter Herdplatte gut zugedeckt ausquellen lassen. Oder den Topf in Zeitungspapier und eine Decke gewickelt ins Bett stellen und zudecken. Nach gut einer Stunde ist dort die Arbeit ohne Umrühren getan. Und kostet nichts.

Bakterien sind auch Gesundheitserreger

Dr. Bruker, immer wieder wird die Bevölkerung durch Meldungen verunsichert, in denen Angst vor Bakterien gemacht wird. Anfang der achtziger Jahre war es die Warnung vor dem Frischkornbrei, weil angeblich während der Einweichzeit des Getreides gefährliche Bakterien entstehen könnten. Dann wieder eine Warnung wegen bedrohlicher Schimmelkulturen ... in letzter Zeit hat der Frischkornbrei Schuld an einem bestimmten Darmpilz, dem Candida albicans.

Ohne Bakterien ist der Mensch nicht lebensfähig

Ja, gegen gesunde Nahrung muss man offensichtlich immer mal wieder etwas erfinden, damit sie nicht gegessen wird. Bakterien sind auch Gesundheitserreger. Mit dieser Aussage erschreckte der Kinderarzt Professor Hellmut Mommsen schon in den sechziger Jahren die Fachwelt. Es stimmt natürlich, ohne Bakterien wäre der Mensch gar nicht lebensfähig. Viele Krankheiten und Anfälligkeiten, besonders bei Kindern, haben ihre Ursache darin, dass sie fast keimfrei aufgezogen werden. Nicht einmal, sondern x-mal erzählten mir Mütter in der Sprechstunde, wie sehr sie allen Schmutz vom Kind fernhielten und peinlich genau auf Sauberkeit achteten. Mir sind Fälle bekannt, da wurden die Kinderzimmer mit Desinfektionsmitteln geputzt, als gelte es, dort eine Operation unter sterilen Bedingungen durchzuführen.
Die neue Welle heißt nun Candida albicans. Ich kann sie nur als hysterischen Darmpilzrummel bezeichnen. Im Darm eines jeden Menschen finden sich Bakterien, Hefe, Pilze und natürlich auch Candida albicans. Er ist ubiquitär, das heißt, dass er überall vorkommt. Nicht nur im Darm. Er ist lebensnotwendig. An diesem Rummel verdienen inzwischen Heilpraktiker, Ärzte, mikrobiologische Labors und natürlich die Pharmaindustrie, die Nystatin und ähnliche Geschütze auffährt. Wenn ich den Ratsuchenden und Patienten die Zusammenhänge erkläre,

… die Darmflora ist die Resultante der Nahrung

sagen sie meistens: „Ja, aber bei mir wurden besonders viele Pilze gefunden.“ Die Zusammensetzung der Symbionten im Darm ändert sich von Tag zu Tag. Je nachdem, was der Mensch zuvor gegessen hat. Die Darmflora ist die Resultante der vorausgegangenen Nahrung. Hier wird teuer mit Hydro-Colon-Therapie, Medikamenten und verrückten Diäten herummanipuliert, anstatt den Patienten genau zu untersuchen und die Ursache seiner Beschwerden herauszufinden. Da wir Ärzte aber während der Ausbildung so gut wie nichts über Krankheitsursachen lernen, wird mit kuriosen Vermutungen und skurrilen Behandlungsmethoden der Patient an der Nase herumgeführt.

Erst gestern (Juli 1996) war eine Patientin bei mir, die sich vorsorglich „durchchecken“ lassen hat, so sagte sie. Obwohl sie sich gut fühle, wolle sie die Bestätigung haben, dass sie gesund sei. Eine Stuhlprobe ergab nun, dass sie Candida albicans habe, den es zu bekämpfen gelte, da durch ihn gefährliche Krankheiten entstehen könnten. Flugs wurden ihr sechs Sitzungen für eine Hydro-Colon-Therapie à DM 150,– verordnet. Dabei handelt es sich um einen hohen Einlauf, den kann sich jeder kostenlos selbst machen. Über so viel Geschäftstüchtigkeit mancher Heilpraktiker, aber auch Ärzte kann ich nur den Kopf schütteln.

Zucchini-Tomaten-Auflauf

Zutaten:

800	g	feste, nicht zu große Tomaten
2		Zwiebeln
4	EL	Butter
300	g	Pilze
500	g	Zucchini
300	g	gekochter Reis
3	EL	Weizenvollkornmehl
1/2	l	Gemüsebrühe
6	EL	trockener Weißwein
150	g	geriebener Käse (Allgäuer Emmentaler)
		Kräutersalz
		schwarzer Pfeffer

Frisch gemahlener Pfeffer schmeckt wesentlich intensiver als das Trockenpulver aus dem Supermarkt

Zubereitung:

4 Tomaten in Scheiben schneiden, den Rest in kleine Würfel.

Pilze in Scheiben schneiden.

Gewürfelte Zwiebeln in 1 Esslöffel Butter glasig werden lassen.

Pilze dazugeben, salzen, pfeffern.

Gewürfelte Tomaten einrühren, bei starker Hitze einkochen lassen.

Zucchini würfeln, dazugeben, einige Minuten mitgaren.

Vollkornmehl mit kalter Gemüsebrühe glattrühren. Unter Rühren (mit Schneebesen) zum Kochen bringen. Mit Wein ablöschen.

Restliche Butter zugeben.

Mit Kräutersalz und Pfeffer sehr pikant abschmecken.

Den gegarten Reis in eine gefettete Auflaufform füllen.

Die Hälfte des Pilz-Tomaten-Gemüses daraufgeben.

Die Hälfte der Soße mit einem Löffel gleichmäßig darüber träufeln.

Die übrigen Pilze und die restliche Soße in die Form geben.

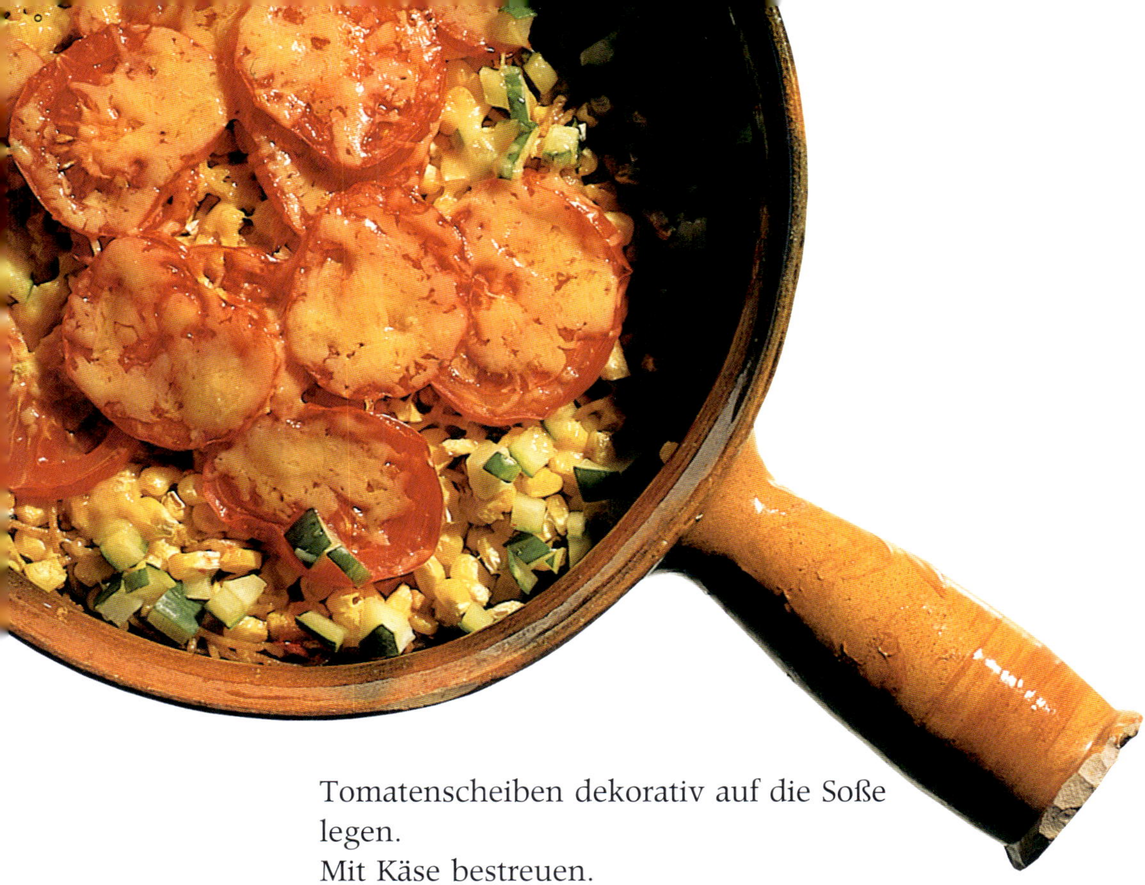

Tomatenscheiben dekorativ auf die Soße legen.
Mit Käse bestreuen.
Auf mittlerer Schiene im vorgeheizten Ofen bei 200 Grad 15–20 Minuten backen.

Kochen Sie eine größere Menge Reis auf Vorrat.
Er eignet sich sehr gut zum Einfrieren.
Den abgekühlten Reis portionsweise in Gefrierbeutel füllen, flachdrücken und einfrieren. Zum Auftauen den Beutel kurze Zeit in heißes Wasser hängen.
(Die Öffnung soll nicht im Wasser liegen!)

Der Zucchini-Auflauf ist nur eines von den leckeren Gerichten, die in den Kochkursen im „Dr.-Max-Otto-Bruker-Haus“ hergestellt werden.

Die Vorbereitungen für den Auflauf können auch am Vortag getroffen werden. Sie können die gegarten Zutaten dann bereits in die Auflaufform schichten und in den Kühlschrank stellen. Am nächsten Tag müssen Sie nur noch die Backzeit einplanen!

Mikrowellenherd – ja oder nein?

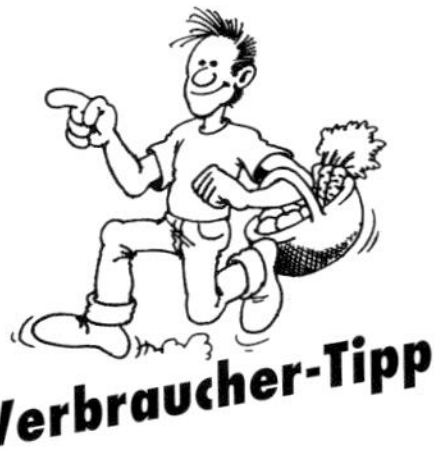

Die Gefährdung durch Mikrowellen-Nahrung wird vonseiten der Befürworter verharmlost.
Beim üblichen Kochen wird die Wärme von außen an die Speisen herangeführt. Bei der Mikrowelle entsteht die Wärme durch molekulare Reibung in der Nahrung selbst. Von einem Sender (Magnetron) werden elektromagnetische Wellen (Mikrowellen) hoher Frequenz erzeugt. Die Wassermoleküle in der Nahrung werden dadurch in Schwingungen versetzt. Das Garen erfolgt durch die so erzeugte Reibungswärme.
Prüfungen zeigten, dass Mikrowellennahrung bei Testpersonen negative Blutbildveränderungen hervorrief.
Mikrowellen sind in der Gefährlichkeit der Radioaktivität gleichzusetzen. Leckagen – also Undichtigkeiten – sind bei den Herden nicht auszuschließen. Kontrollen durch Hersteller und Lieferanten sind nicht vorgesehen.
Abgesehen von den gesundheitlichen Risiken, hält die Werbung für Mikrowellenherde im Haushalt nicht das, was sie verspricht:

... Keine schnellere Garzeit

... Keine Stromersparnis

... Keine individuelle Mahlzeit

1. Es kommt nicht zur versprochenen Stromersparnis.
2. Es kommt nicht zu schnellerer Garzeit.
3. Es kommt nicht zur Zeitersparnis, denn konventionelle Gerichte lassen sich im Mikrowellenherd nicht gleichmäßig garen.

Mikrowellenherde entsprechen dem Zeitgeist: Vorgefertigte Tiefkühlgerichte, in Alufolie flach verpackt, werden in Sekundenschnelle erhitzt und ebenso schnell gegessen – Junkfood für zu Hause.
Mit Vollwertkost hat diese gefährliche Methode nichts zu tun.
Die Anschaffung ist abzulehnen.
Haben Sie schon einen Mikrowellenherd stehen, setzen sie ihn schleunigst ab!

Zwiebelkuchen

Zutaten:

500	g	Weizenvollkornmehl
1	TL	Salz
1/2		Würfel Hefe
250	g	Wasser
3	EL	Öl

Zubereitung:

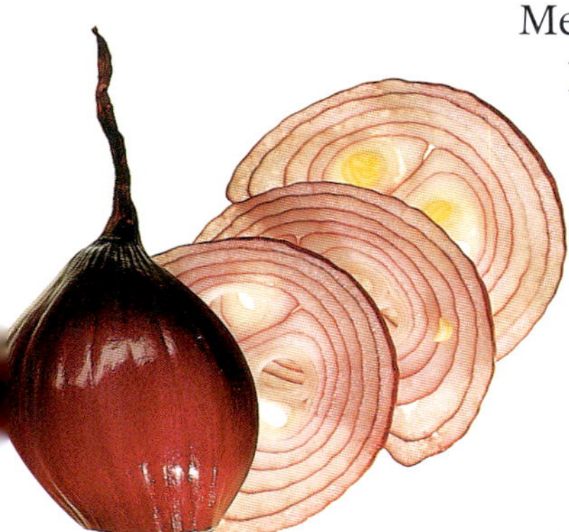

Mehl in eine größere Schüssel geben.

In die Mitte eine Vertiefung drücken.

Die zerbröselte Hefe hineingeben und mit etwas warmem Wasser verrühren.

Nach und nach restliches Wasser, Salz und Öl hinzutun und alles zu einem geschmeidigen Teig verkneten.

Mit nassen Händen auf ein gefettetes Blech streichen.

Belag:

500	g	Zwiebeln
375	g	Schmand
3		Eier
1	TL	Kräutersalz
1	MS	Muskat
1	MS	Pfeffer
1		Bund Petersilie fein schneiden
150	g	geriebener Käse

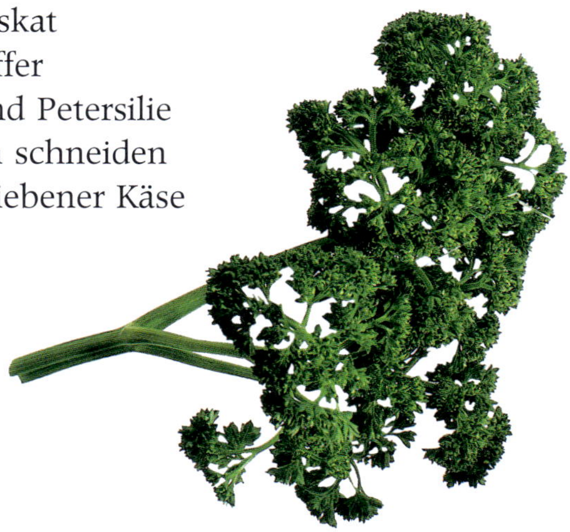

Zubereitung:
Zwiebeln in sehr feine Ringe schneiden.
Eier verquirlen und mit allen anderen Zutaten vermengen, also auch mit den rohen Zwiebeln.
Die Masse auf den Teig streichen.
30 Minuten bei 200 Grad backen.
Der Kuchen sollte eine goldgelbe beziehungsweise hellbraune Farbe haben.

Dieser Teig eignet sich auch für eine Pizza

In Rheinland-Pfalz, meiner neuen Heimat, isst man den Zwiebelkuchen gern im September/Oktober, wenn es den frischen Federweißen (noch in Gärung befindlichen Wein) gibt! Schmeckt auch wirklich lecker dazu.

Trinken, wie viel und was?

Ärztlicher Ra

Dr. Bruker, es heißt doch immer, der Mensch solle viel trinken. Zum einen, weil er selbst zu etwa 80 Prozent aus Flüssigkeit besteht, zum anderen, weil die Nieren „durchgespült" werden müssen. Und der alte Mensch muss angeblich viel trinken, damit er nicht austrocknet. Man sieht es ja an der Haut, heißt es.

Die Behauptungen stimmen natürlich alle nicht und stammen wahrscheinlich aus dem Lager der Getränkeindustrie. Einmal verbreitet, finden sich schnell Menschen, die sie ungeprüft nachplappern. Der alte Mensch vertrocknet natürlich auch nicht. Es wäre ja toll, wenn man die Runzeln durch viel Trinken wieder wegmachen könnte. Nein, am natürlichen Alterungsprozess beteiligt sich selbstverständlich auch die Haut. Man muss dann auch immer beachten, was der Einzelne mit seiner Haut im Leben angestellt hat. Mit wie viel chemischen Mitteln (Kosmetik) hat er sie zum Beispiel strapaziert? Mit dem Trinken haben die Falten jedenfalls nichts zu tun.

Es heißt doch aber, dass alte Menschen, wenn sie im Krankenhaus dann an den Tropf kommen, also Flüssigkeit zugeführt wird, regelrecht wieder aufblühen.

Moment mal. Jetzt sind diese Alten schon im Krankenhaus. Warum denn? Doch nicht, weil sie wenig getrunken haben. Da muss ja eine Krankheit vorliegen, die mit fehlendem Durst einhergeht. Aber dann muss nicht der Durst behandelt, sondern die Ursache der Krankheit gefunden werden.

Wie viel soll der Mensch also trinken?

Klares Wasser löscht den Durst am besten. Säfte nicht.

So viel wie er Durst hat. Das gilt für alle Altersgruppen. Das viele Trinken über den Durst hinaus ist nachteilig. Es belastet Nieren, Herz und Kreislauf. Dadurch werden nicht Nierensteine verhütet, sondern die Entstehung geradezu begünstigt, weil wichtige Schutzkolloide, die der Steinbildung entgegenwirken, verdünnt werden.

Und was soll man trinken?

Wenn Durst vorhanden ist, klares Wasser. Das löscht ihn am besten.

Darf man zum Essen etwas trinken?

Natürlich darf man. Es ist nur die Frage, ob es sinnvoll ist. Wenn man Durst hat, soll man trinken. Man isst ja auch, wenn sich Hunger bemerkbar macht.
Aber Trinken während des Essens – ohne Durst – ist nicht empfehlenswert. Dadurch werden doch die Magensäfte unnötig verdünnt.

Was halten Sie von Säften?

Sie sind Teilnahrungsmittel (s. Kollath-Tabelle). In Geselligkeit können sie gelegentlich getrunken werden. Aber ansonsten ist es besser, die ganze Frucht oder das ganze Gemüse zu essen.

Säfte bei Geselligkeiten

Säfte – auch die frischen selbstgepressten – können beim Empfindlichen zu Bauchbeschwerden führen. Sie stören die Verträglichkeit von Frischkornbrei, rohem Obst, Vollkornbrot und Salat aus frischen Gemüsen. Der Saft selbst wird gut vertragen, aber er macht andere wichtige Lebens- und Nahrungsmittel unverträglich.

Wo der Tellerrand die Grenze des Denkens markiert, hilft auch die richtige Ernährung nichts

Ernst R. Hauschka

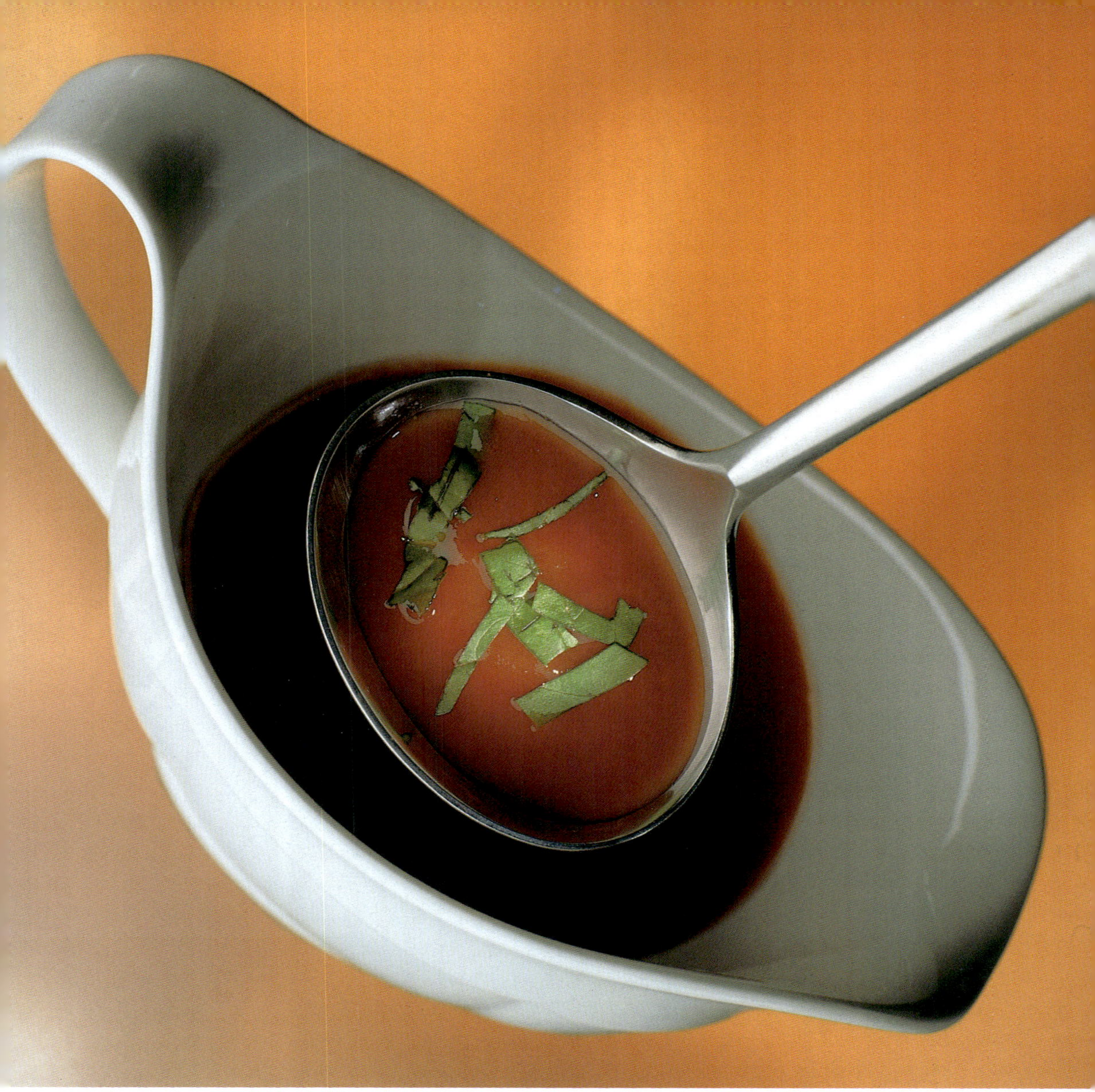

Soßen-Grundrezepte für die warme Küche

Zu vielen warmen Gerichten passt eine pikante Soße. Hier drei Grundrezepte, die Ihnen aus allen Verlegenheiten helfen. Sie können beliebig verändert werden:

Weiße Soße

Zutaten:

50	g	Butter
1	EL	Reismehl
125	g	Gemüsebrühe oder Wasser
		Salz
		Pfeffer
		Muskat
		Süße Sahne oder Schmand nach Belieben

Zubereitung:
Mehl mit kalter Flüssigkeit glatt rühren.
Unter Rühren zum Kochen bringen (Schneebesen!).
Nach und nach unter ständigem Rühren Butter, süße Sahne oder Schmand zugeben, bis die gewünschte Konsistenz erreicht ist.
Würzen.

Diese Grundsoße lässt sich nach Belieben mit anderen Zutaten und Gewürzen verändern. Zum Beispiel mit

- Meerrettich
- Senf
- Curry
- Petersilie
- Dill
- Kapern
- grünem Pfeffer
- anderen Küchenkräutern

Auch für süße Soßen bildet sie die Grundlage. Statt Salz dann Honig und/oder Vanillegewürz, Zimt, Ingwer, Kakao und andere Gewürze wählen.

Vanillesoße, Schokoladensoße

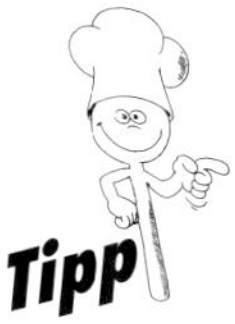

Noch ein Tipp für schnelle Soßen:

Pürieren Sie einen Teil des gekochten Gemüses.
Beispiel: Schwarzwurzeln.
Mixen Sie eine Handvoll der gegarten Schwarzwurzeln (Mixer oder Schlagmesser) und verlängern/verfeinern Sie mit Schmand und süßer Sahne, bis die gewünschte Konsistenz erreicht ist. Dann nur noch würzen. Fertig.

Holländische Soße

Zutaten:

3		Eigelb
250	g	Butter
2	EL	kaltes Wasser
1	EL	Zitronensaft
		Salz
		Cayennepfeffer
		Pfeffer, weiß

Zubereitung:

Einen großen, flachen Topf zur Hälfte mit Wasser füllen, erhitzen, bis es siedet.
Eigelb und 2 EL kaltes Wasser in einem kleineren Topf (am besten Stieltopf) mit Schneebesen verquirlen. Den Stieltopf ins Wasserbad setzen.
Butter in fünf Portionen teilen und nach und nach unter Rühren in die Eimasse geben. Nicht zu schnell! Die einzelnen Butterstückchen sollen sich aufgelöst haben, dann erst unter ständigem Rühren das nächste zugeben.
Wenn die gesamte Buttermenge aufgenommen wurde – fleißig rühren! –, ist die Soße cremig.
Jetzt Zitronensaft, Salz und Pfeffer unter Rühren hinzugeben.
Wird eine dickere Soße gewünscht, unter Hitze weiterrühren, bis gewünschte Konsistenz erreicht ist.
Soll sie dünner ausfallen, mit heißem Wasser verlängern.

Verfeinerung mit Sahne möglich. Etwa 1/3 der Soßenmenge als süße Sahne oder Schmand hinzugeben.

Denken Sie daran: Immer mit dem Schneebesen hineinrühren, und nicht kochen lassen, sondern im Wasserbad erhitzen.

Tomatensoße

Zutaten:

1	kg	Tomaten
2		Zwiebeln
2		Knoblauchzehen
3	EL	Olivenöl
250	g	Schmand
1	TL	Kräutersalz
1	TL	Honig
		Pfeffer
		Petersilie
		Majoran
		Thymian
		Basilikum

Zubereitung:

Zwiebeln würfeln, in Öl goldgelb braten.
Sehr klein geschnittene (oder auch pürierte) Tomaten zugeben.
15 Minuten köcheln lassen.
Mit Gewürzen und saurer Sahne pikant abschmecken.

Möchten Sie die Tomaten zu einem Brei eindicken, die Kochzeit entsprechend verlängern, bis die gewünschte Konsistenz erreicht ist. Eventuell pürieren.
Erst danach würzen.

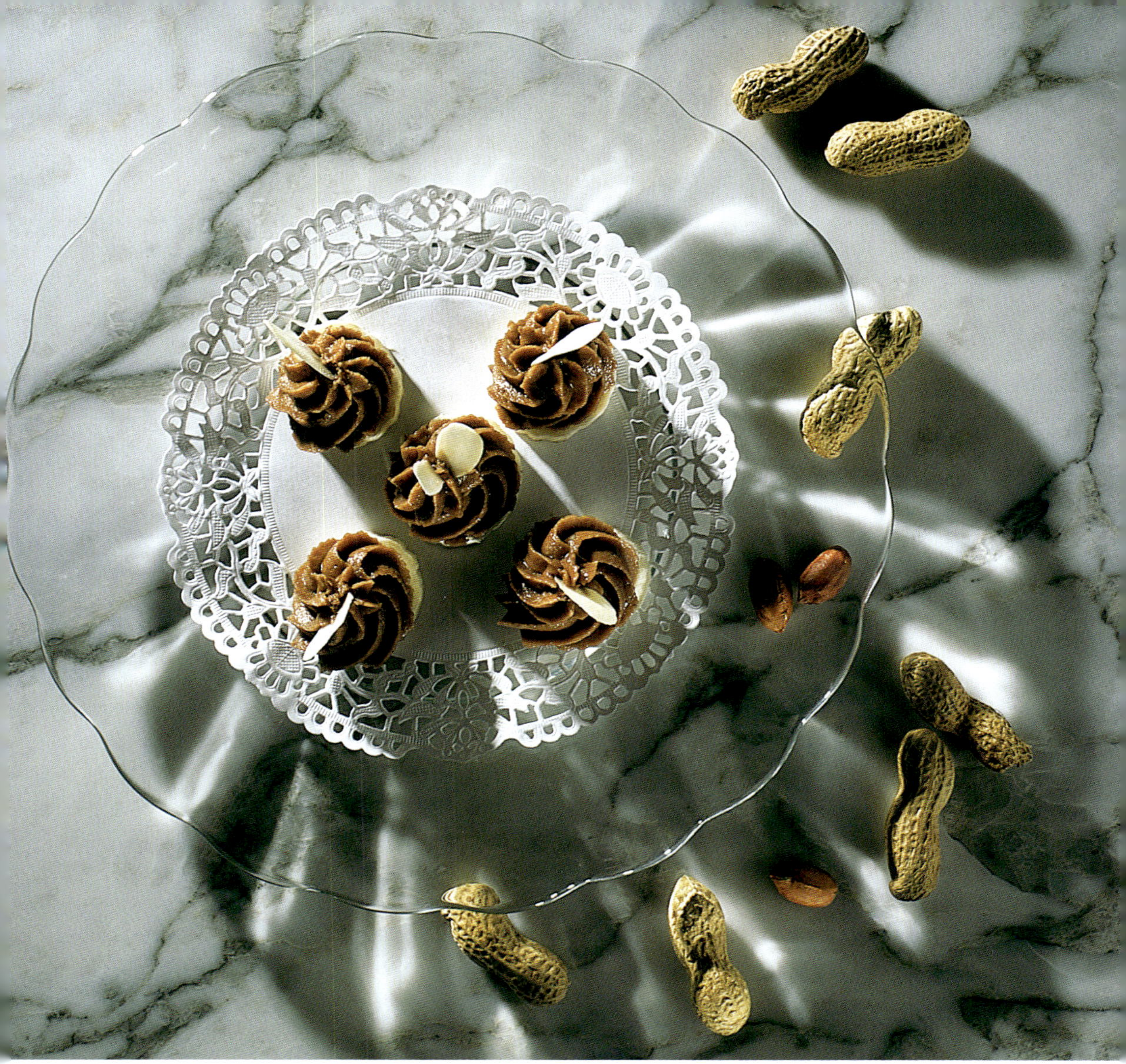

Für Leckermäuler

Süßspeisen und Gebäck

Erikas Erdbeer-Eis

Zutaten:

250	g	Erdbeeren, frisch oder gefroren
450	g	Süße Sahne
80	g	Honig
1		Zitrone (Saft)

Antauzeit:	etwa 2 Stunden
Vorbereitungszeit:	etwa 20 Minuten
Gefrierzeit:	20–30 Minuten in der Eismaschine

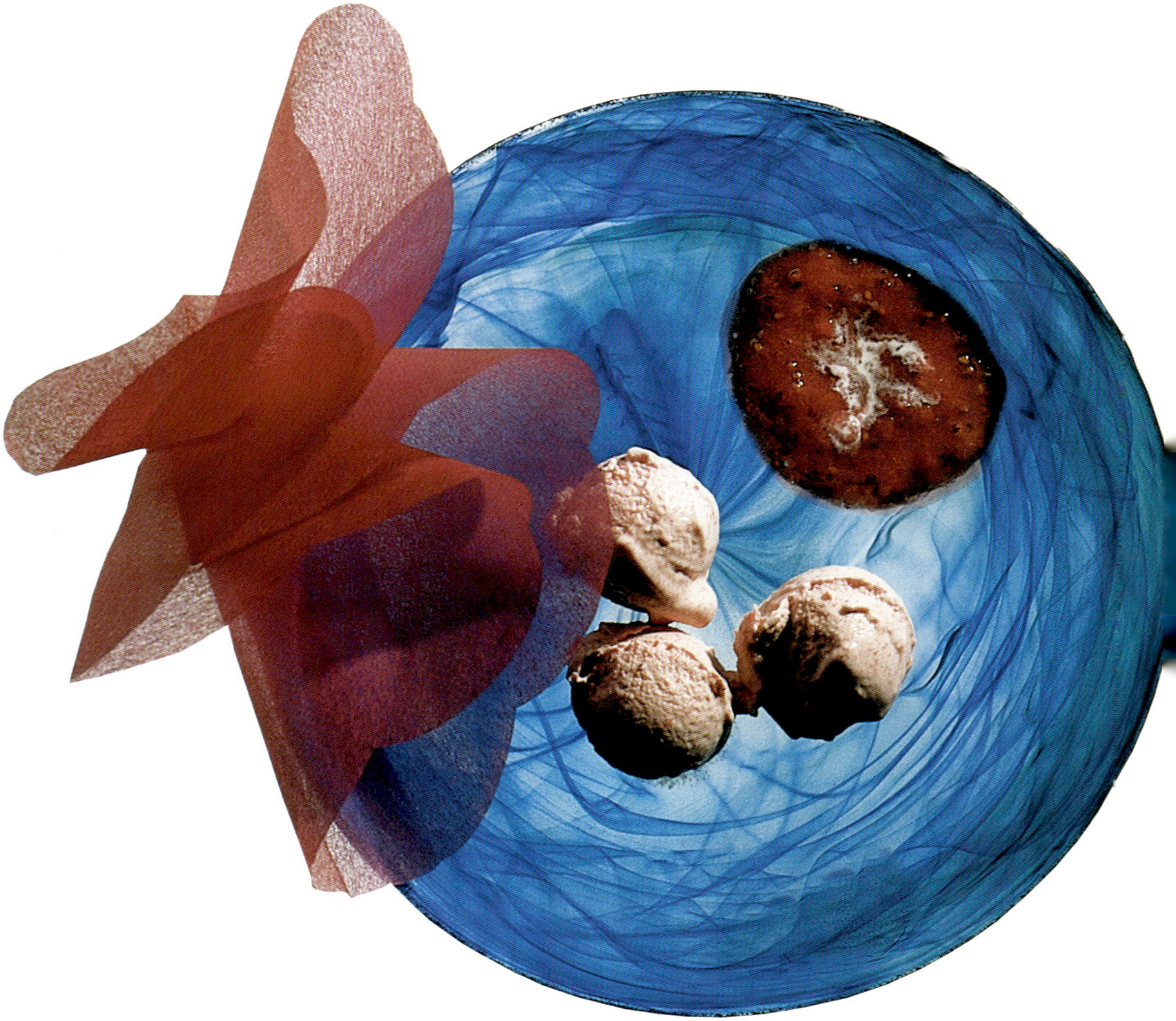

Zubereitung:
Tiefgefrorene Erdbeeren etwa zwei Stunden bei Zimmertemperatur antauen lassen – nicht gänzlich auftauen!
Frische Erdbeeren putzen, halbieren.
Die frischen oder angetauten Früchte mit den übrigen Zutaten in den Mixer füllen und etwa 50 Sekunden zerkleinern.

… mit und ohne Eismaschine

Die Masse in den Behälter der Eismaschine füllen und 20–30 Minuten gefrieren lassen.
Frische Erdbeeren müssen mindestens eine Stunde in den Kühlschrank gestellt werden, sonst gelingt die Zubereitung in der Eismaschine nicht.

Sie können dieses Eis natürlich auch ohne Eismaschine herstellen. Das Ergebnis ist dann nicht so cremig.
Die Fruchtmasse in geeignetem Gefäß in das Gefrierfach stellen. In der ersten Stunde zwei- bis dreimal mit stabilem Schneebesen durchrühren.

Grießpudding

Zutaten:

100	g	Hartweizen
300	g	Wasser
250	g	süße Sahne
3	EL	Honig
1	TL	Vanillegewürz
		Schale einer unbehandelten Zitrone

Zubereitung:
Hartweizen fein mahlen.
Mit Schneebesen unter Rühren nach und nach in kochendes Wasser einlaufen lassen. Mit der Zitronenschale aufkochen, dann ausquellen lassen.
Vanille und Honig unter die abgekühlte Masse geben.
Steif geschlagene Sahne unter den Pudding ziehen.

Die Speise mit geschlagener Sahne und Früchten der Saison verzieren.

Variation:
Beerenfrüchte pürieren, eventuell mit Honig süßen und über den Pudding gießen.

Halva

Zutaten:
Blättrig geschnittene Mandeln,
Honig und Butter zu gleichen Teilen (je 125 Gramm).

Zubereitung:
Honig in der Pfanne erhitzen, unter Zugabe von Butter *leicht* bräunen (karamellisieren).
So viele Mandeln zugeben, dass eine homogene Masse entsteht.
Mit Teelöffel in Pralinenförmchen setzen.
Erkalten lassen.

Variation:
An Stelle von Mandeln können Nüsse, Sesam oder Sonnenblumenkerne verwendet werden.

Auf gefettetes Pergamentpapier setzen und mit dem Messerrücken zu Riegeln formen.
Oder in eckige Kunststoffbehälter füllen.
Lässt sich nach Erkalten leicht lösen, wenn man den Boden des Behälters kurz unter fließendes, heißes Wasser hält.

Wer sagt denn, dass es in der Vollwertküche karg zugeht. Natürlich darf genascht werden. Aber wenn, dann sollte es Qualität sein!

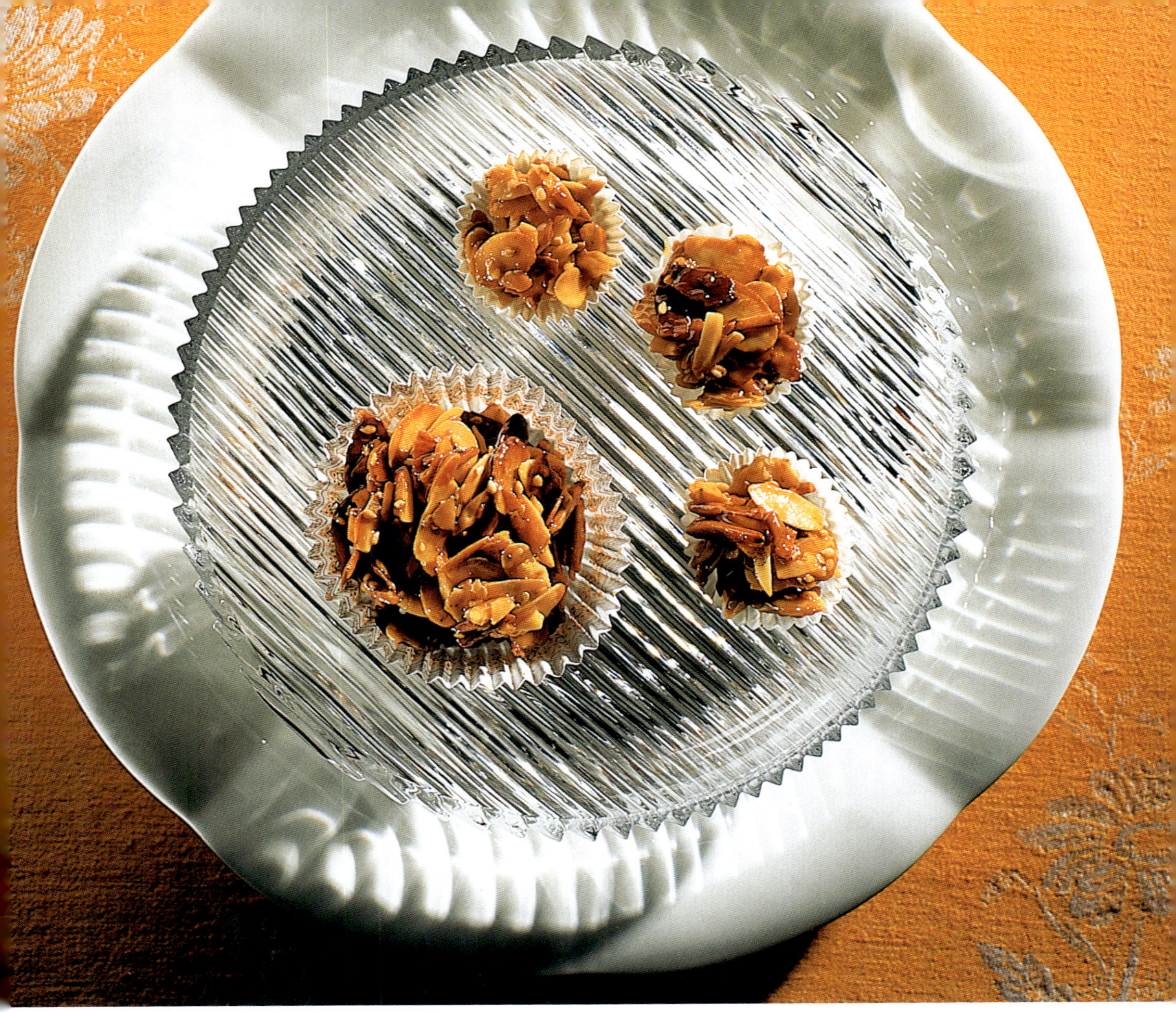

Heiße Banane in Karamell

Zutaten pro Person:

1	Banane
100 g	Butter
100 g	Honig

Zubereitung:

Honig in der Pfanne erhitzen, bis er leicht bräunt.
Butter zugeben.
Bananen von allen Seiten glasig braten.
Heiß servieren.

Variation 1:
Orangenscheiben, Aprikosen, Pfirsiche in der Karamellsoße wenden. Heiß oder gekühlt servieren.

Variation 2:
Mandeln, Nüsse, Sonnenblumenkerne dazugeben.

Köstlich und schnell gemacht!

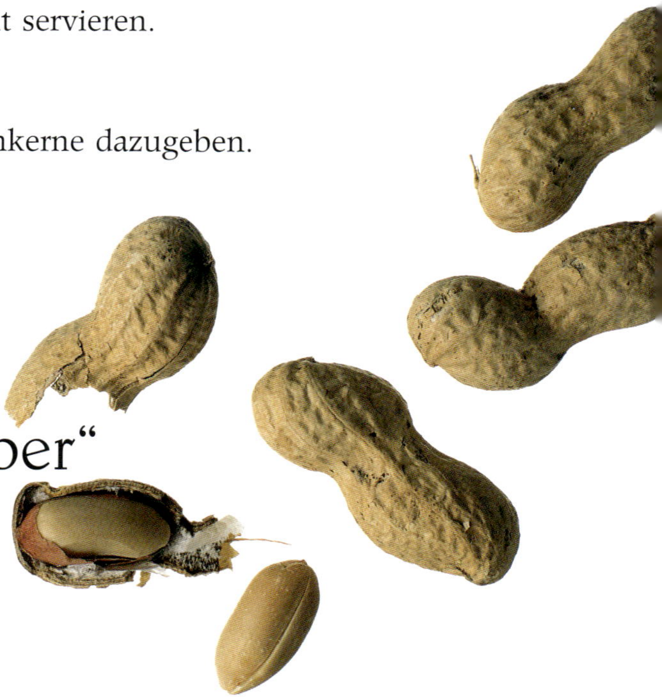

Nougatcreme „Schwarzer Zauber"

Zutaten:

125	g	Erdnussmus
125	g	Butter
100	g	Honig
1 1/2	EL	Kakao

Zubereitung:
Butter schaumig schlagen und mit allen anderen Zutaten gut verrühren.

Für besondere Gelegenheiten Tortenplatte mit weißer Küchenpapierspitze belegen.
Bananenscheiben von etwa 1 cm Stärke aufsetzen. Mit Spritzbeutel die Nougatmasse auf Bananenscheiben geben und servieren.

Oder
In Pralinenförmchen spritzen, gefrieren lassen und als Eiskonfekt servieren.

Oder
... als süßen Brotaufstrich verwenden.

Denkfix rund ums Essen

Muntermacher für Kinder und Erwachsene

Vollwert-Wortspiele

Lassen Sie die Mahlzeiten nicht langweilig verstreichen. Bringen Sie Ihrer Familie Spaß am vollwertigen Essen bei. Wie wäre es mit Wortspielen?
Wer schafft zum Beispiel die meisten Neubildungen aus folgenden (und anderen) Worten?

- Speisekarte (Speise, Karte, Eis usw.)
- Tomatensuppe
- Apfelstrudel
- Vollkornkuchen
- Gemüseauflauf
- Obstsalat
- Kartoffelpuffer
- Himbeereis

Gesundheit ist erlernbar! … spielend

Vielleicht können bei der Gelegenheit die Essenswünsche von Groß und Klein berücksichtigt und unmerklich spielerisch in die richtigen Bahnen gelenkt werden?

Süße Sommerlaune

Zutaten:

500	g	Beerenfrüchte
1	l	Apfelsaft, naturbelassen
100	g	Honig
100	g	Reismehl
250	g	Sahne
		Vanillegewürz
		Nelken
		Zimt
		Anis
1		Zitrone, unbehandelt

Zubereitung:
Mehl mit dem kalten Apfelsaft verrühren, unter Rühren zum Kochen bringen. Ausquellen lassen.
Ein Drittel der Früchte (Erdbeeren, Himbeeren, Johannisbeeren, Brombeeren, Blaubeeren, Kirschen) pürieren und mit den restlichen Früchten zum Apfelsaft geben.
Mit Zitronensaft, abgeriebener Zitronenschale, Honig und den anderen Gewürzen abschmecken.
Abkühlen lassen.
Mit geschlagener Sahne servieren.

… oder Rote Grütze

Variation:
Statt Reismehl Gerstenschrot verwenden. Etwas stärker angedickt, haben Sie dann eine Rote Grütze.

Womit darf man denn überhaupt noch süßen?

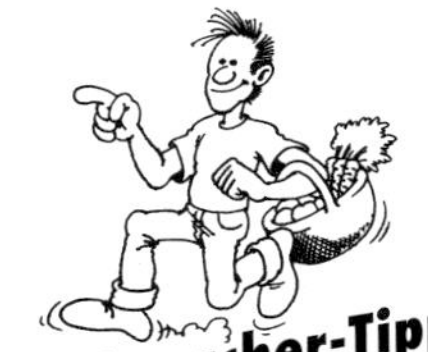

Sie dürfen alles. Verboten wird nichts.
Gegenfrage: Was wollen Sie denn innerhalb der Vollwertkost noch alles süßen?
Wird die Ernährung so durchgeführt, wie in diesem Buch vorgeschlagen, bleibt für zusätzliches Süßen kaum noch etwas übrig.
Der tägliche Kaffee und der schwarze/grüne Tee, meinen Sie?
Lassen Sie diese Drogen doch einmal für vier Wochen weg.
Das fällt Ihnen schwer, das schaffen Sie nicht? Sie kommen sonst morgens nicht in Gang und haben mittags/nachmittags ein Tief?
Das ist aber schlimm. Dann sind Sie schon ganz schön abhängig und sollten schleunigst etwas tun, um wieder ein freier Mensch zu werden. Im Übrigen können Kaffee und Tee zur so genannten Unverträglichkeit der Voll-

Kaffee und schwarzer Tee sind Drogen

1995 trank jeder Bundesbürger etwa 165 Liter Bohnenkaffee

Bei Kaffee- und Teetrinkern sind Kopfschmerzen und Migräne vorprogrammiert

wertkost genauso beitragen wie Fabrikzuckerarten, Säfte und gekochtes Obst.
In unseren Seminaren klagen am zweiten, dritten Tag viele Teilnehmer über Kopfschmerzen und Abgeschlagenheit. Fast ausnahmslos bestätigen sie, dass sie Kaffee- oder Teetrinker sind. Da sie ihn in unserem Hause nicht angeboten bekommen, stellen sich Entzugserscheinungen in Form von Kopfschmerzen oder Migräne ein. Kaffeetrinker, die unter Migräne leiden, werden die Beschwerden nur los, wenn sie sich von der „Droge Kaffee“ endgültig verabschieden.
Mit Kaffee als *Dauergenuss* überziehen Sie außerdem ständig Ihr Leistungskonto. Sie geben Ihrem „inneren Pferd“ die Sporen und holen mehr aus sich heraus, als der Organismus normalerweise zu leisten imstande wäre.
Durch diesen gefäßaktiven Stoff kommt es unweigerlich zu gesundheitlichen Beeinträchtigungen. Ausführliches in der Broschüre von Dr. M. O. Bruker „Vom Kaffee und seinen Wirkungen“ (emu).
Zurück zum Süßen ... Für Kuchen, Gebäcke und andere Süßspeisen eignet sich ein neutral schmeckender Honig, z. B. Rapshonig, Kleehonig, Lindenblütenhonig oder Akazienhonig. Intensiv schmeckende Honigsorten – wie Waldhonig, Heidehonig, Lavendelhonig – sind dazu nicht geeignet. Durch Erhitzung verändert sich das Aroma nachteilig. Im Extremfall ist dadurch die Speise oder das Gebäck nicht mehr zu genießen.

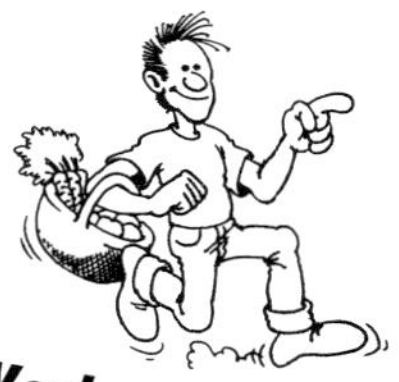

Verbraucher-Tipp

Ich habe gelesen, dass Honig durch Erhitzen nicht besser ist als Fabrikzucker

Das Gerücht wird gern verbreitet, besonders von der Werbeabteilung der Zuckerindustrie.
Fabrikzucker ist ein „leeres“ Kohlenhydrat, frei von Vitaminen und Mineralstoffen. Beide benötigt er aber zu seinem Abbau, also entzieht er sie dem menschlichen

Organismus. Fabrikzucker ist ein „Vitamin- und Kalkräuber“.

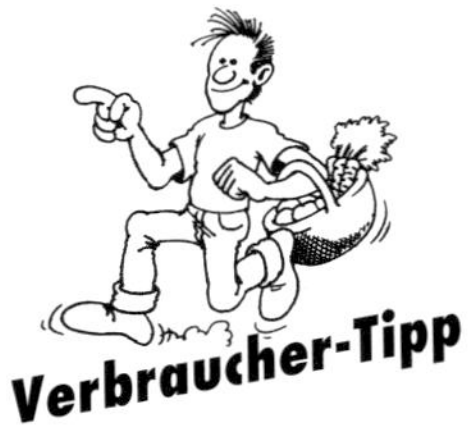

Honig enthält natürlich auch Zucker. Aber nicht den raffinierten, sondern den von der Natur mitgegebenen. Und er bringt alle biologischen Wirkstoffe mit, die vom Stoffwechsel zu seinem Abbau benötigt werden.

Durch Erhitzung des Honigs gehen Mineralien nicht verloren. Lediglich Enzyme, Aromastoffe und bestimmte Vitamine werden beeinträchtigt. Dies hängt aber von der Dauer und Intensität der Hitze ab.

Honig und Zahnkaries

Mit Honig gesüßte Speisen können also niemals die gesundheitlichen Nachteile hervorrufen, die durch das Präparat Fabrikzucker entstehen. Ausnahme: Zahnkaries. Wer Honig isst und die Zähne danach nicht putzt, kann Karies bekommen, wenn die klebrige Süßigkeit auf den Zahn länger einwirkt.

Was halten Sie von Süßstoffen?

… nicht empfehlenswert

Sie sind in der vitalstoffreichen Vollwertkost fehl am Platz.

Es handelt sich um industriell hergestellte organisch-chemische Verbindungen, die vor allem den Nachteil haben, dass sie das Verlangen nach Süßem aufrecht erhalten.

Aspartam, Cyclamat, Saccharin werden zum Beispiel als Süßstoff angeboten, als Zuckeraustauschstoff und zahnschonende Süßmacher Xylit, Sorbit oder Isomalt. In größeren Mengen genossen können sie Magen-Darm-Probleme verursachen, ja sogar Übelkeit und Durchfall.

Für den Diabetiker können Süßstoffe **gelegentlich** verwendet werden.

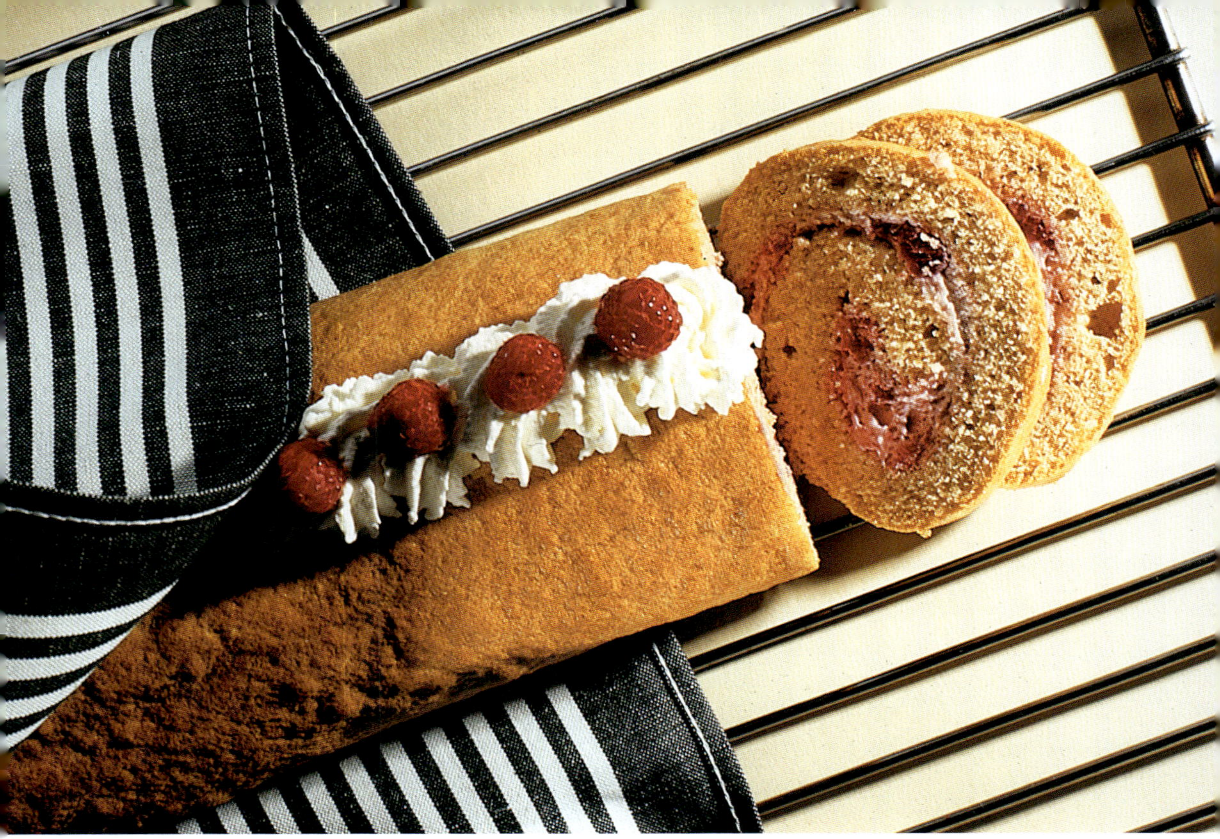

Biskuit-Roulade

Zutaten:

4–5		Eier
125	g	Honig
3	EL	warmes Wasser
175	g	Weizenvollkornmehl
1		gestr. TL Backpulver

Füllung:

250	g	Sahne
80	g	Honig
		frische Früchte der Saison

Zubereitung:

Eigelb und Honig mit Handmixer oder Küchenmaschine rühren, Wasser esslöffelweise zugeben. So lange rühren, bis die Masse sehr schaumig ist. Ein Schnitt mit dem

Küchenmesser sollte zu sehen sein! Zum Schluss Eischnee und Mehl abwechselnd mit dem Schneebesen leicht unterheben. Das Backpulver erst in das letzte Drittel des Mehls geben.
Backblech fetten und mit Pergamentpapier auslegen, das ebenfalls eingefettet wird.
Die schaumige Teigmasse gleichmäßig auftragen und in dem auf 200 Grad vorgeheizten Backofen 12–15 Minuten hellgelb backen.
Sofort auf ein Geschirrtuch stürzen. Das Pergamentpapier sofort abziehen. Die Biskuitplatte mit dem Tuch aufrollen und ca. 2 Stunden auskühlen lassen.

Steht der Teig zu lange, fällt er zusammen. Das Backblech daher gleich zu Beginn vorbereiten.

Füllung:
1/4 Liter Sahne schlagen. Bevor die Sahne ganz steif ist, etwa 80 Gramm Honig dazugeben. Frische Früchte (Erdbeeren, Himbeeren o. ä.) zerkleinern und unter die steife Sahne mischen. Die ausgekühlte Roulade auseinanderrollen, *mit der Füllung bestreichen, wieder zusammenrollen* und gut gekühlt servieren!
Wenn es ganz schnell gehen soll, rollen Sie die Biskuitplatte nicht auf. Nachdem sie abgekühlt ist, in vier gleichmäßige Streifen schneiden. Diese Stücke werden geschichtet; zwischen jede Lage wird die oben beschriebene Füllung gestrichen. Die fertige Torte rundherum mit Früchte-Sahne bestreichen – notfalls nochmals 1/4 Liter zusätzlich steif schlagen – und mit Früchten, Mandelsplittern, gerösteten, fein gemahlenen Haselnüssen o. ä. verzieren.

Variation:
Anstelle von Früchten können Sie auch Kakao, Honig und Vanille unter die geschlagene Sahne ziehen.

Biskuitteig

Zutaten:

3		Eier
3	EL	Wasser
3	EL	Honig (80–100 g)
1	EL	Vanillerum
		Schale von 1/2 Zitrone
100	g	Weizenvollkornmehl
1/2	TL	Backpulver

Zubereitung:

Dieses Rezept eignet sich zur Herstellung von Tortenböden, kann aber auch als Biskuit-Roulade verwendet werden.

3 Eiweiß mit 3 Esslöffel Wasser zu steifem Schnee schlagen.

Honig cremig rühren, mit Eigelb so schaumig wie möglich schlagen (mit einem Handrührgerät), Gewürze zugeben, zum Schluss das Gemisch aus Weizenvollkornmehl und Backpulver. Diese Masse vorsichtig, jedoch gründlich in den steifen Eischnee einrühren. Eine mit Pergamentpapier ausgelegte, gefettete und gebröselte Springform (24/26 cm Durchmesser) sollte bereitstehen oder auch ein mit Pergament- oder Backpapier ausgelegtes Backblech.

Den Tortenboden backen Sie auf der Mittelschiene bei 200 Grad ca. 20–25 Minuten, die Teigplatte für die Rolle auf der 2. Schiene von oben bei 180 Grad 12–15 Minuten.

Der Tortenboden wird 3–5 cm hoch, Sie können ihn also zum Füllen durchschneiden.

Die Teigplatte für die Rolle auf keinen Fall kross backen, weil sie sonst leicht bricht. Ist die Teigplatte gebacken, stürzen Sie sie sofort auf ein sauberes, mit Semmelbröseln bestreutes Tuch (Geschirrtuch), drücken rundherum mit zwei Fingern den Rand ein und rollen die heiße Platte in dem Tuch ein. Nach dem Erkalten vorsichtig aufrollen, füllen und garnieren.

Backpulver
Verwenden Sie nach Möglichkeit Weinstein-Backpulver. Sie zahlen zwar dafür etwas mehr. Im Gegensatz zum chemisch hergestellten gewöhnlichen Backpulver wird es aber aus den natürlichen Ablagerungen, die sich in Weinfässern finden, hergestellt.

... schon gewusst?

Das Pergamentpapier lässt sich von dem gestürzten Kuchen leicht abziehen, wenn Sie es sofort mit kaltem Wasser bestreichen.

Früchtekuchen

Zutaten:

400	g	Weizenvollkornmehl
3	TL	Backpulver
2	MS	Vollmeersalz
500	g	Datteln
250	g	Hasel- oder Walnüsse
4		Eier
250	g	Butter

Zubereitung:
Vollkornmehl und Backpulver mischen. Die Datteln entkernen und kleinschneiden. Die Nüsse fein reiben. Zerlassene Butter, geschlagene Eier und alle anderen Zutaten unter das Mehl kneten. Den fertigen Teig auf ein gefettetes Blech streichen. Bei 200 Grad 15 Minuten backen. Abkühlen lassen und in kleine Würfel schneiden.

Gedeckter Apfelkuchen

Zutaten:

300	g	Weizenvollkornmehl
200	g	Butter
1	Prise	Salz
5	EL	eiskaltes Wasser oder Mineralwasser
1	TL	Honig

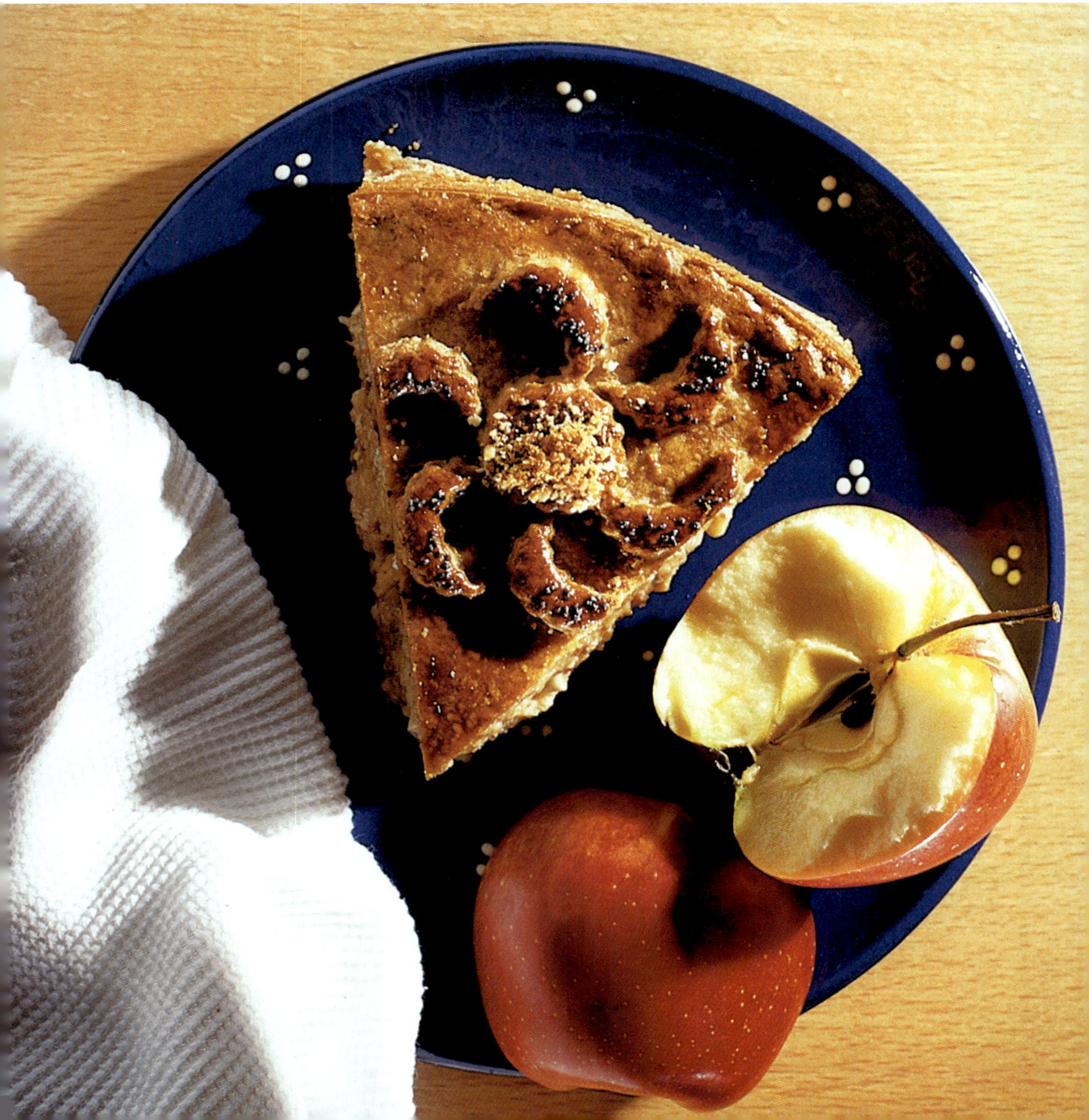

Füllung:

1–1,5	kg	Äpfel	
		Saft von 1/2 Zitrone	
2–3	EL	Honig	
		Vanillegewürz	
		Zimt nach Geschmack	
50–100	g	gehackte Mandeln	
100	g	Rosinen	
2	EL	sehr fein gemahlenes Weizenvollkornmehl	*ohne Tiereiweiß*

Zubereitung:

Alle Zutaten schnell verkneten, etwas mehr als die Hälfte des Teiges ausrollen und eine Springform damit auslegen. Teigrand hochziehen.

Äpfel schneiden oder grob raspeln, mit den übrigen Zutaten mischen und auf den Teig füllen.

Den restlichen Teig ausrollen, auf die Füllung legen. Teigränder etwas zusammendrücken. In die Mitte der oberen Teigplatte ein Kreuz einritzen, damit der Dampf abziehen kann. Ca. 40 Minuten bei 200 Grad backen.

Hefezopf mit Nussfüllung

mit oder ohne Tiereiweiß

Zutaten:

1	kg	Weizenvollkornmehl
1		Würfel Hefe
0,3 l		Sahne
2		Eier
130	g	Honig
100	g	Butter
		Schale und Saft 1 Zitrone

Füllung:

250	g	Haselnüsse
200	g	Honig
1	EL	Kakao
1	EL	Vanillerum
1–2	EL	Wasser

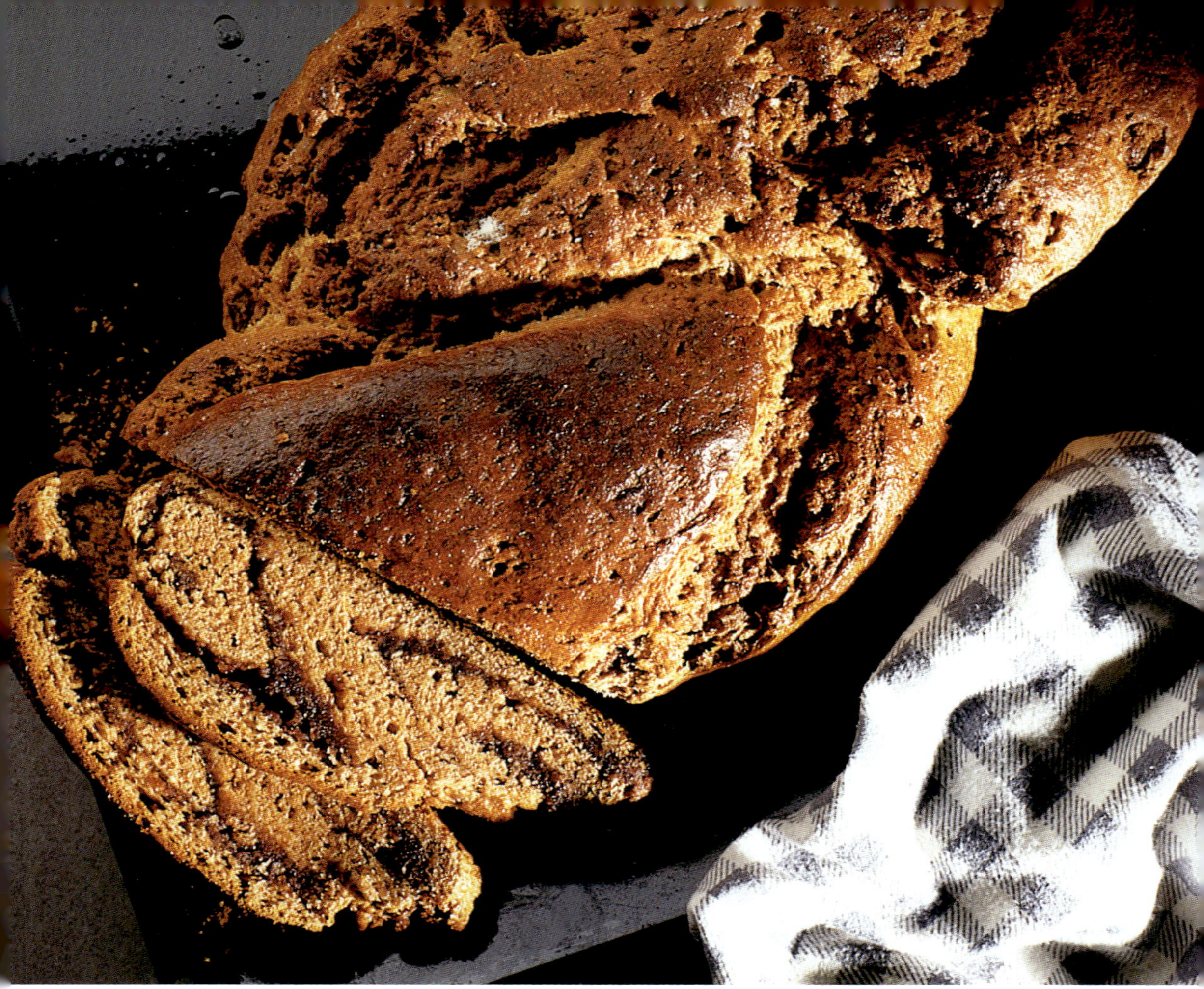

Hefezopf

Zubereitung:
Aus diesen Zutaten einen Hefeteig bereiten (s. S. 219), zum Schluss die weiche (jedoch nicht zerlassene) Butter zugeben, gründlich einkneten. Gönnen Sie dem Teig etwa 1 Stunde Ruhezeit, gut zugedeckt bei Zimmertemperatur. Zwischendurch ein- oder zweimal zusammenkneten, er soll ohne Streumehl ausrollfähig sein.

Inzwischen eine *Füllung* vorbereiten:
Haselnüsse *leicht* in der Pfanne rösten, auf ein Geschirrtuch schütten, kräftig reiben, damit sich die braune Haut löst. Die Nüsse fein mahlen, mit Honig und den anderen Zutaten zu einer pastenartigen Füllung verkneten.

Den Hefekloß zu einer großen rechteckigen Platte ausrollen. Die Füllung fast bis an die Ränder aufstreichen. Von der Längsseite her dicht aufrollen. Die zwei Strangenden zueinander führen und vorsichtig umeinanderwinden. Mit Schwung das Gebilde auf ein gefettetes Blech legen. Teighaut gründlich mit Eigelb oder Sahne bepinseln. Blech in den *kalten* Ofen geben, bei 200 Grad ca. 40–50 Minuten backen. Die letzten 15 Minuten mit Pergamentpapier bedecken.

Variation:
Mandeln fein mahlen. Füllmasse mit Honig, Zitronensaft und Vanillerum herstellen.

Der Hefezopf gelingt auch ohne Eier. Den Sahneanteil dann etwas erhöhen. Statt 100 Gramm Butter 180 Gramm verwenden. Statt Weizen Hartweizen nehmen.

Johannisbeerkuchen

Zutaten:

200	g	Weizenvollkornmehl
60	g	Honig
60	g	Butter
3		Eigelb
1	TL	Backpulver

Belag:

150	g	Johannisbeeren
100	g	Honig
3		Eiweiß

Zubereitung:
Teigzutaten verkneten.
In gefettete Springform streichen.
Bei 180 Grad 15 Minuten backen.
Gut auskühlen lassen.

Eiweiß mit Honig zu steifem Schnee schlagen. Johannisbeeren unterheben, auf den Kuchen streichen. Bei 180 Grad 20 Minuten hellbraun backen.

Variation:
Mit Sahne bestreichen, mit Johannisbeeren bestreuen.

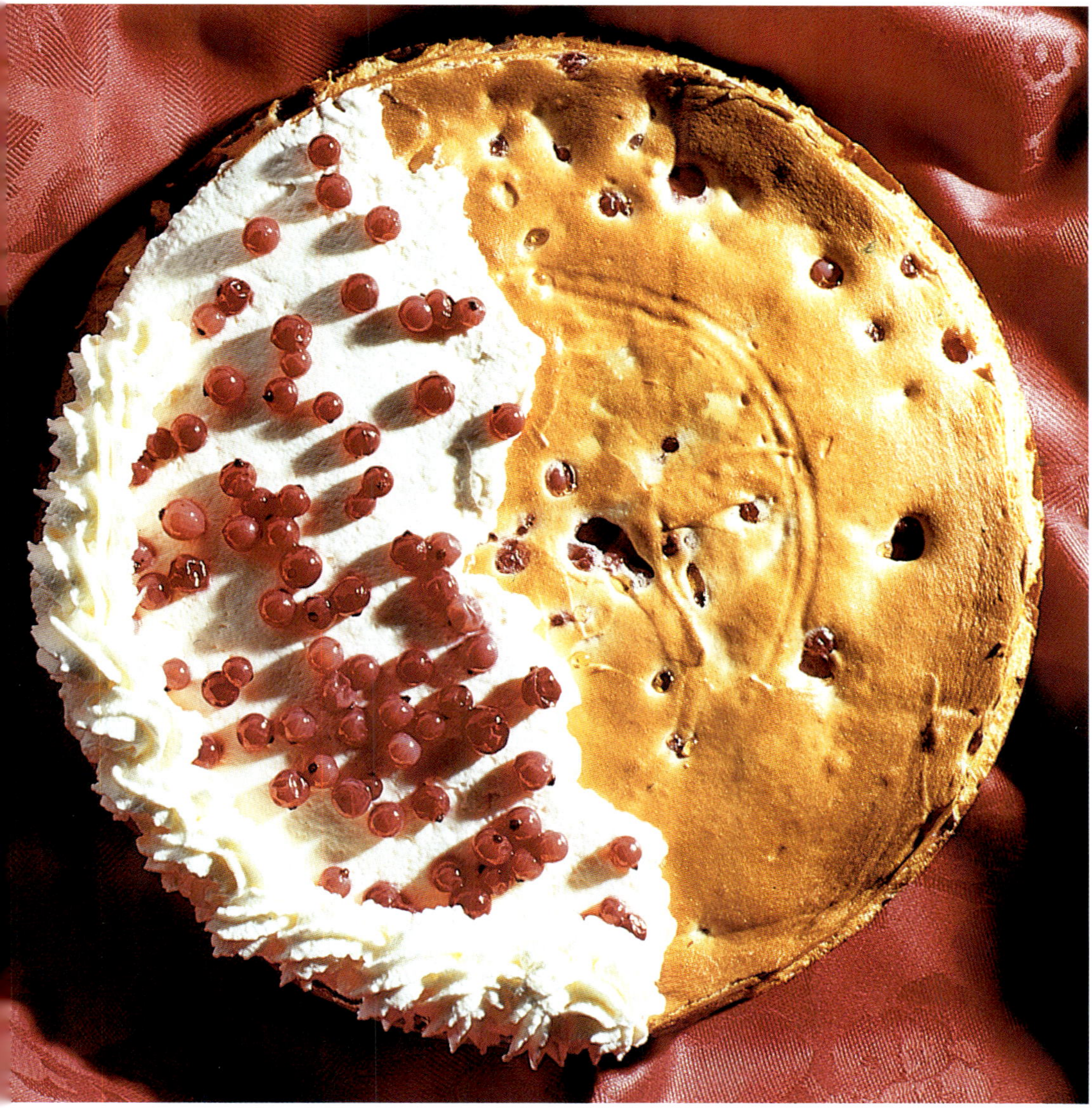

Kirschkuchen

Zutaten:

ohne Tiereiweiß

500	g	Weizenvollkornmehl
500	g	Sauerkirschen
200	g	weiche Butter
3	EL	Honig
1	TL	Backpulver
1/2	TL	Zimt oder/und Vanillegewürz
1		Tasse Mineralwasser

Zubereitung:

Aus allen Zutaten (außer den Sauerkirschen!) einen lockeren Teig kneten.
Die entsteinten Sauerkirschen unter den Teig heben.
In eine gefettete Springform füllen.
Bei 180 Grad etwa 40 Minuten backen.
Mit geschlagener Sahne servieren.

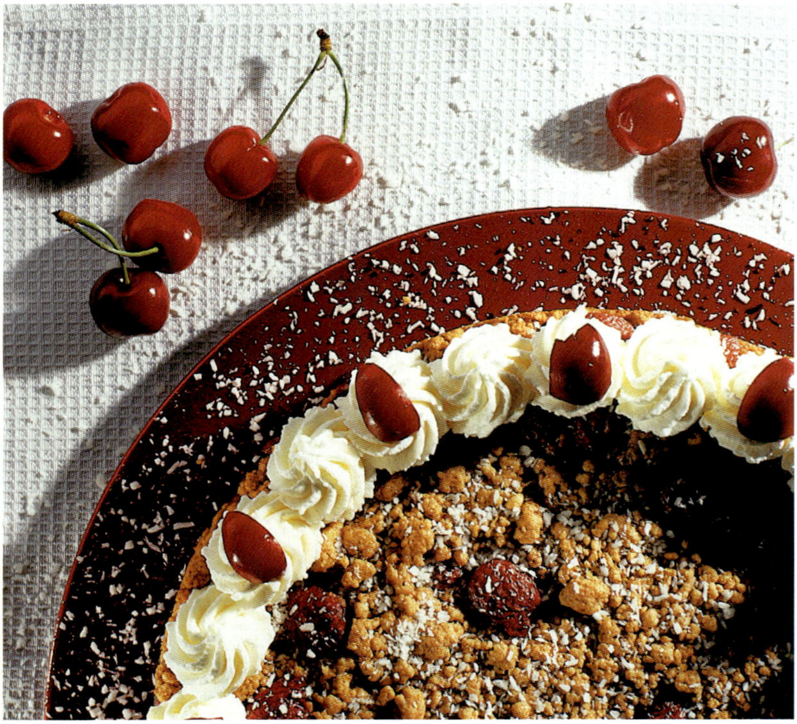

Mohntorte

... üppige, sehr leckere Festtagstorte

Zutaten:

250	g	Butter
250	g	Honig
250	g	Mohn, frisch gemahlen
150	g	Haselnüsse, fein gemahlen
7		Eier
		Rum, Zimt, Vanille nach Geschmack

Zubereitung:

Butter schaumig rühren.
Honig und Eigelb langsam zugeben, dann die Gewürze.
Eiweiß steif schlagen.
Abwechselnd Mohn, Haselnüsse und Eischnee von Hand unterheben.
Springform (26 cm Durchmesser) mit Backpapier auslegen.
Bei 160 Grad 30 Minuten, dann bei 180 Grad 30 Minuten backen.
Nach Wunsch mit Sahne garnieren.

Rührteig

Zutaten:

150	g	Weizenvollkornmehl
100	g	Butter
2		Eier
2		gehäufte EL Honig
1	TL	Backpulver

Zubereitung:

Eignet sich als Tortenboden oder als Grundteig mit beliebig zu variierendem Belag.
Butter, Eier und Honig schaumig rühren. Das mit Backpulver gemischte Mehl unterrühren. Springform fetten, mit geriebenen Haselnüssen oder Semmelmehl ausstreuen. Teig einfüllen, bei 150–170 Grad 45 Minuten backen.

Kuchen nach dem Abkühlen aus der Form nehmen.
Mit Erdbeeren, Kirschen oder anderem Obst belegen und mit Schlagsahne verzieren, die nach Geschmack mit Honig gesüßt wird.

Variationen:
Kuchenteig vor dem Backen mit Apfelschnitzen, Rosinen, grob gemahlenen Haselnüssen belegen, mit Zimt

Erdbeertorte
Rezept siehe Rührteig

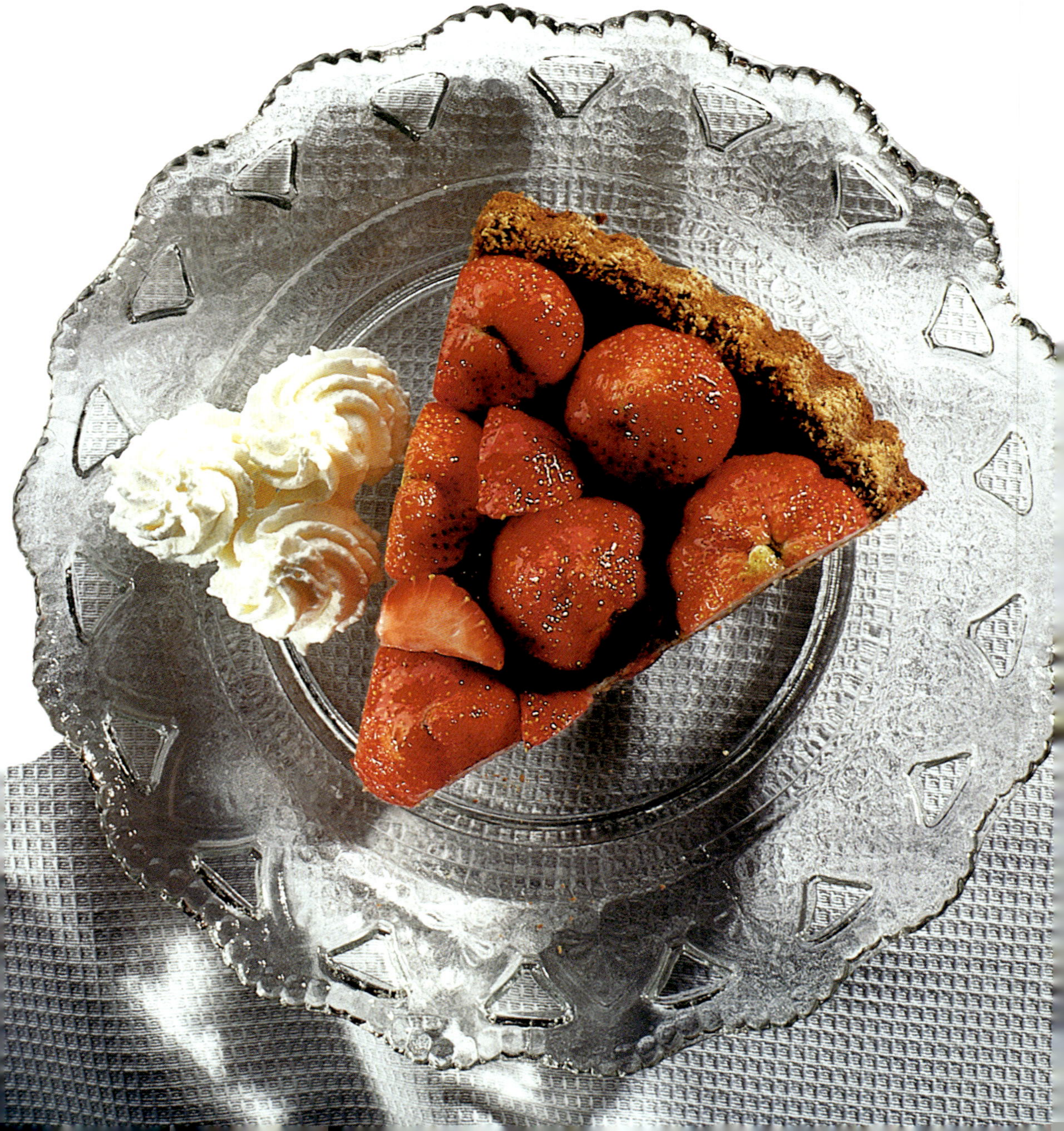

bestreuen und mit Honig beträufeln, dann backen. Schmeckt auch vorzüglich, wenn er mit Zwetschgen belegt wird.

Streuselknusper

Zutaten:

500	g	Weizenvollkornmehl
1		Würfel Hefe
1/2		Tasse Wasser oder Sahne
3	EL	Honig oder mehr
1	MS	Vollmeersalz
200	g	Butter

Streusel:

300	g	Weizenvollkornmehl
180	g	Honig
100	g	Butter
1	TL	Vanillegewürz oder Zimt

Zubereitung:

ohne Tiereiweiß

Hefe in Flüssigkeit auflösen, Butter flüssig machen und mit allen anderen Zutaten verkneten. Sofort mit nassen Händen aufs Backblech streichen.

Für den Streusel alle Zutaten mit einer Gabel zerdrücken, bis feste Krümel entstehen. Die Butter sollte dafür nicht zu weich sein.
Auf vorbereiteten Teig krümeln.
Bei 180–200 Grad 20–30 Minuten hellbraun backen.
Das Gebäck hat knusprige Konsistenz.

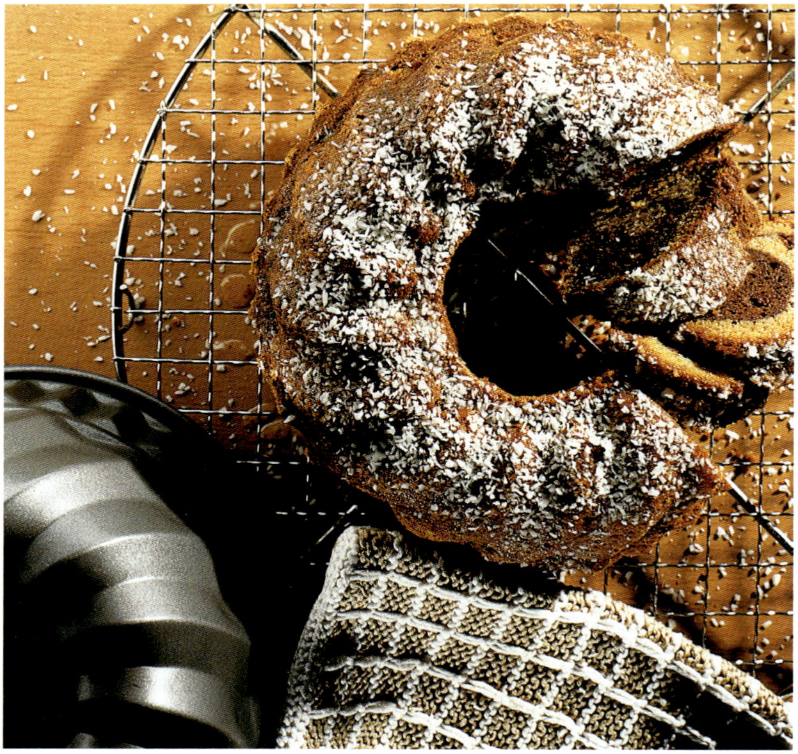

Topfkuchen

Zutaten:

250 g	Butter
200 g	Honig
500 g	Dinkelvollkornmehl
250 g	Sahne
125 g	Wasser
1	Backpulver
	Zitronenschale
1 TL	Vanillegewürz

Zubereitung:

Butter und Honig schaumig rühren. Dann das Mehl mit dem Backpulver und der Flüssigkeit unterheben. Die abgeriebene Schale einer Zitrone (unbehandelt) und das Vanillegewürz runden den Geschmack ab.

Alternative: Die Hälfte des Teigs kann mit 2 Esslöffel Kakao gemischt und schichtweise in eine gefettete Guglhupfform gefüllt werden. Oder den Kakao weglassen und dafür 125 Gramm Weinbeeren in den Teig rühren.

Wenn die gefettete Form mit geriebenen Haselnüssen oder Semmelbröseln ausgestreut wird, lässt sich der Kuchen besonders gut stürzen.
Backzeit 1 Stunde bei 175 Grad.

Obsttorte
Rezept siehe
Rührteig

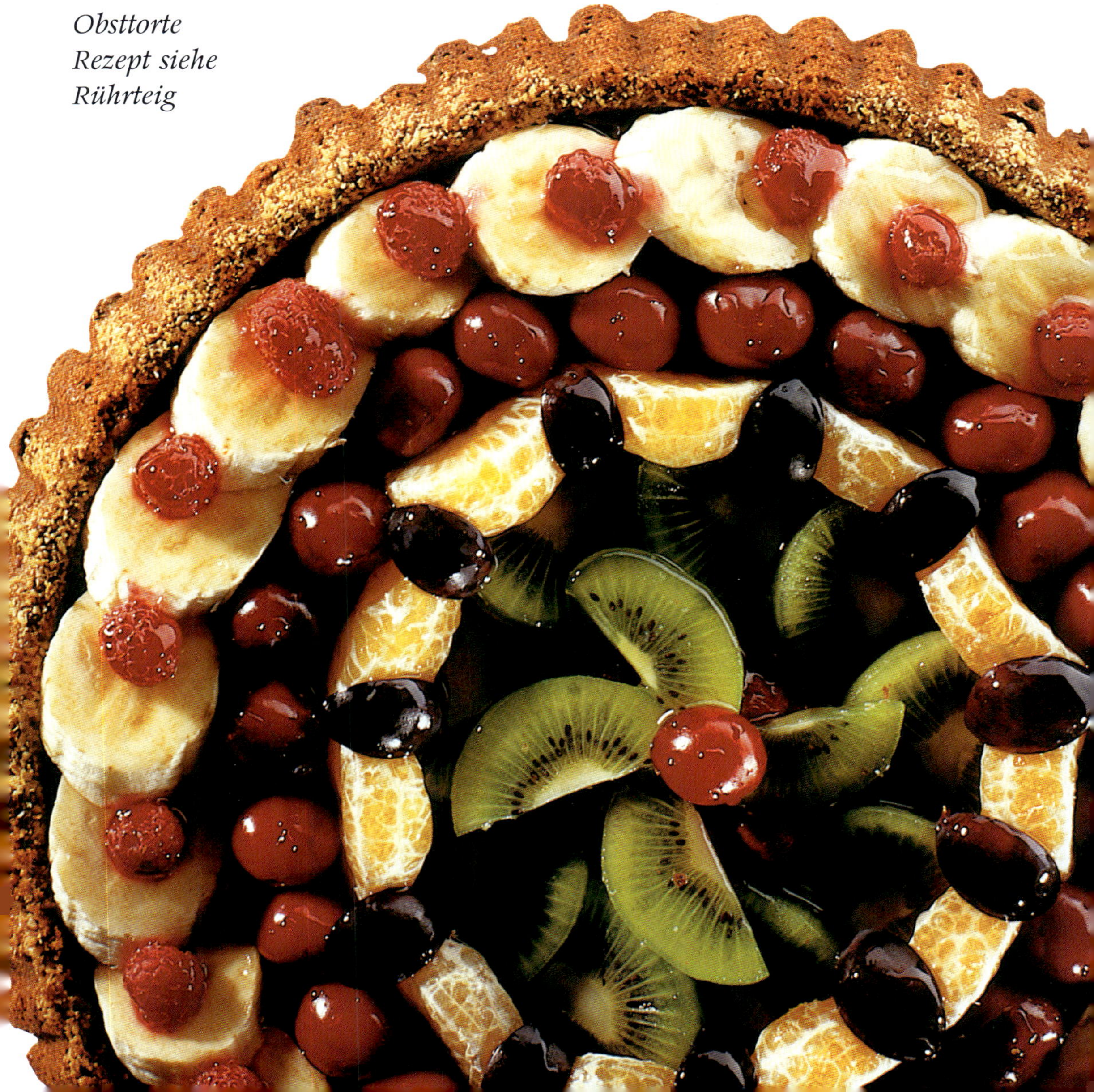

Den größten Schaden in Beziehung auf die Anerkennung und Verbreitung meiner Lehre fügte ich mir leider selbst zu. Ich war durch meine eigene Unwissenheit ihr schlimmster Feind geworden. Ich hatte mich an der Weisheit des Schöpfers versündigt und dafür meine gerechte Strafe empfangen. Ich wollte sein Werk verbessern, und in meiner Blindheit glaubte ich, dass in der wundervollen Kette von Gesetzen, welche das Leben an der Oberfläche der Erde fesseln und immer frisch erhalten, ein Glied vergessen sei, das ich, der schwache, ohnmächtige Wurm ersetzen müsse.

Justus Freiherr von Liebig
(1803–1873)
Chemiker, Begründer des
Laboratoriumsunterrichts

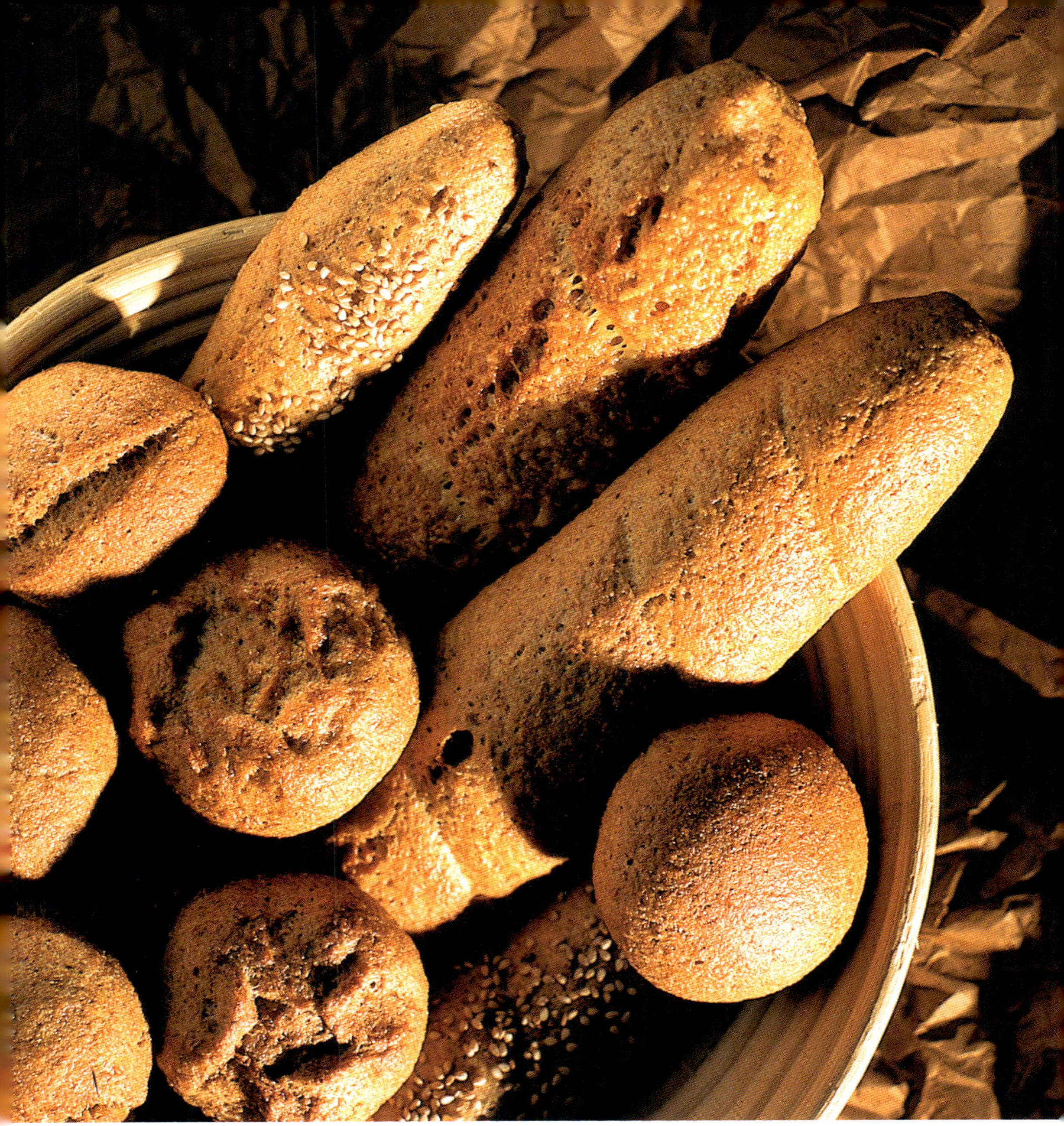

Brotbacken

Unser täglich Gipsbrot gib uns heute oder Von der Verdummung des Verbrauchers

Ein Tag ohne Brot ist lang.

Russisches Sprichwort

Seit mindestens 10 000 Jahren gibt es Kulturgetreide. (Neue Funde am See Genezareth aus dem Jahr 2004 belegen 23 000 Jahre!)
Seit mindestens 6000 Jahren gibt es Brot.
Getreide, Wasser, Salz und sonst nichts hatten unsere Altvordern. Glaubt man den Aussagen der Mehl- und Backindustrie, glichen die Produkte vor Einsatz der Backchemie den Wackersteinen aus dem Märchen vom Wolf und den sieben Geißlein.
Nicht einmal die Mehlherstellung aus dem ganzen Getreidekorn, wie es bis Ende des 19. Jahrhunderts üblich war, findet Gnade vor den Augen der heutigen Mehl- und Backdesigner. Sie geben sich nicht zufrieden mit der gesundheitlich katastrophalen Erfindung der Auszugsmehlproduktion, die ab 1876 mit Hilfe der Sulzbergmühle ihren weltweiten Siegeszug antrat. Die Mühlenchemie GmbH aus Ahrensburg (MC) berichtet zum Beispiel stolz, dass sie seit über 70 Jahren auf dem Gebiet der „Mehlveredelung“ tätig sei. „Mühlenchemie makes good flours better“ … „macht gutes Mehl besser“ – wird uns auf jeder PR-Mitteilung und jedem Briefbogen des Hauses schriftlich bestätigt. Da drängt sich die Frage auf, ob der Gesunde mit Hilfe des Mittels X noch gesünder gemacht werden kann als gesund.

„Mehlveredelung“ … der Anfang allen Übels

Was bietet MC also als „Mehlveredelung" an? „Qualität wird ins Mehl eingebaut", wie zum Beispiel Alpha-Amylasen mit backaktiven Nebeneffekten, pulverförmige Lecithine. Letztere bewirken eine höhere Elastizität des Teiges, er „lässt sich stärker beanspruchen und besser verformen". „Richtig eingestellte Teige" triumphiert MC, „bilden die Voraussetzung für optimale Maschinenfähigkeit". Ganz ungeniert wird gesagt, mit welchen Mehlbehandlungsmitteln spezifischen Backproblemen vorgebeugt werden kann.

Zum Beispiel ...

Wirtschaftliche Interessen haben Vorrang

Problem: zu wenig Qualitätsweizen
Lösung: MC-Mehlbehandlung mit Glutin A, Mulgaprot plus und Alphamalt

oder

Problem: zu geringe Wasseraufnahmefähigkeit des Mehls
Lösung: MC-Mehlbehandlung mit Leciflor 45 und Mulgaprot plus, eventuell auch Zusatz von Quellmehlen

oder

Problem: Getreide hat zu geringe Mehlausbeute
Lösung: Glutin A, Leciflor 45, Alphamat und/oder Alphamat Pro-Serie

„Maßgeschneiderte Wirkstoffkomplexe"

Perfekte Manipulation

Ob die Mehlqualität nicht stimmt, das Getreide zu geringe oder zu starke Klebereigenschaften hat, die Eigenarten bestimmter Gebäckgruppen wie Toastbrot, Baguette, Waffeln oder Kräcker und Keksen berücksichtigt werden müssen, alles, alles lässt sich im Voraus bedenken und kann bereits in der Müllerei manipuliert werden.
Für die Herstellung von Fertigmehlen und Backmitteln bietet MC (und natürlich auch andere Backmittelfirmen)

beispielsweise „kundenorientierte, maßgeschneiderte Wirkstoff-Komplexe“ an. Gips, Kreide, Konservierungsmittel, Zusatzstoffe und Hilfsmittel machen uns satt. Gesund bleiben wir dabei nicht.

Das Handwerk stirbt aus

Die Backmittel GmbH Ulmer Spatz (unter diesem harmlosen, niedlich klingenden Namen kann doch wohl nichts Übles angeboten werden) dient „Goldmalz“ als Brötchenbackmittel an. Was so positiv klingt, ist in Wirklichkeit ein Gemisch aus Zucker, Malzextrakt getrocknet, Weizenmehl, Verdickungsmittel (Guarkernmehl), Sojamehl, Emulgator (veresterte Mono- und Diglyceride), pflanzlichem Öl gehärtet, Trennmittel (Phosphat), Bohnenmehl, Säureregulator (Calciumcarbonat), Stabilisator (Calciumsulfat), Enzymen, Mehlbehandlungsmitteln (Ascorbinsäure, L-Cysteinhydrochlorid). Die Mengen entsprechen in fallender Folge der Deklaration, das heißt, dass Fabrikzucker am stärksten vertreten ist, gefolgt von Malzextrakt, Weizenmehl usw.

Von der Gleichmacherei

Während bei dem bewährten Sauerteigverfahren (Drei-Stufen-Sauer) die Brotherstellung etwa 20 Stunden dauert, benötigt der Bäcker unter Verwendung entsprechender Backmittel nur noch knapp 2,5 Stunden. Backmittel gewährleisten gleichbleibende „Qualität“, gleichbleibendes Aussehen, immer gleiches Volumen, gleiche Elastizität, gleiche „Frische“, gleiche Konsistenz und Krume, gleichbleibende Grundlage für problemloses Aufstreichen... Sie erlauben den Einsatz moderner Maschinen, die wiederum Zeitersparnis bringen. Der „kleine“ Bäckereibetrieb, das goldene Hand-Werk stirbt aus.

Was sind Backmittel?

Nach der Definition, die der Bund für Lebensmittelrecht und Lebensmittelkunde (ein selbst ernannter Verein, gegründet von entsprechenden Interessengruppen) herausgibt, „sind Backmittel pulver- oder pastenförmige, kremartige oder flüssige Zubereitungen aus Lebensmitteln (zum Beispiel Backzutaten) und/oder Lebensmittelzusatzstoffen, die zur Verbesserung der Qualität von Brot und anderen Backwaren und/oder zur Erleichterung ihrer Herstellung bestimmt sind". Derselbe Verein führt aus, was er unter anderem, Letzteres wird mehrfach wiederholt, was er also unter anderem darunter versteht:

> Milchsäure, Zitronensäure, saure Phosphate, Quellmehle, Lecithin, Milchprodukte, zum Beispiel Molkenprodukte, Traubenzucker, Zucker, Malzmehl, Diacetylweinsäureester, Ascorbinsäure, Cystein, Enzympräparate, Fette, Magermilchpulver, Sorbinsäure, Propionsäure, Monoglyceride, Guarmehl usw.

Cystein aus Menschenhaaren im Teig

Quellmehle gewinnt man durch das Anteigen von Mehl mit Wasser, das Aufschließen (Verkleistern) durch Kochen oder Dämpfen und das anschließende Trocknen unter hohen Temperaturen und Druck.
Cystein wird aus Menschen- oder Tierhaaren(!) und Horn gewonnen. Es dient ebenfalls dazu, den Teig „maschinabel" zu halten.
Alle Stoffe werden wohlwollend beurteilt, ob Konservierungsstoffe, Verdickungsmittel, Antioxidantien, Geliermittel, Emulgatoren, Säuerungsmittel, Backtriebmittel, Geschmacksverstärker oder minderwertige Ziehmargarinen. Aber die Backtechniker dürfen ja nichts hineintun, was nicht auch „von oben" abgesegnet wurde.

Die Jasager vom Dienst

Deshalb wurde/wird jeder Zusatzstoff vor seiner Zulassung vom ehemaligen Bundesgesundheitsamt und den jetzigen Nachfolgern sowie vom Bundesministerium für Ernährung, Landwirtschaft und Forsten „mit aller nur erdenklichen Sorgfalt geprüft". Wenn dann das Bundesministerium für Jugend, Familie und Gesundheit diese Mixturen auch noch als gesundheitlich unbedenklich

und technologisch notwendig bezeichnet und meint, „Ohne die Verwendung von Zusatzstoffen wäre es nicht möglich, die Bevölkerung unter den Gegebenheiten unserer Industriegesellschaft mit einem reichhaltigen Angebot einwandfreier Lebensmittel aus den verschiedensten Teilen der Welt – nahezu unabhängig von der Jahreszeit – zu versorgen", dann schauen wir doch recht beschämt und bekümmert ungläubigen Auges in unseren häuslichen Brotkorb, aus dem uns Vollkornanhängern die selbst gebackenen Brötchen und das gute Sauerteigbrot ohne chemischen Schnickschnack entgegenduften.
Laut Aussagen der „Forschungs- und Informationszentrale für Brot und feine Backwaren" müssen die selbst hergestellten beziehungsweise vom Bäcker „natürlich" bearbeiteten Produkte überwiegend „hart, flach oder klitschig" ausfallen. Dem ist aber nicht so!
Darf uns denn der selbst gemachte oder vom Bäcker (der sein Handwerk noch versteht) erstandene Brotlaib überhaupt noch schmecken? Handeln wir nicht unverantwortlich, wenn wir uns dieses Produkt simpler Herkunft (sprich Teigführung) zumuten? Dürfen wir uns trotzdem wohlfühlen? Ist Chemie Chemie? Sind wir gar zu Backwarenhypochondern verkommen?

Der Vollkornschwindel der Industrie

Die Backindustrie zieht mit – Vollkorn ist „in"

Die Backbranche schaut selbstverständlich dem Verbraucher aufs Maul. So registrierte sie auch den überraschenden Trend zum vollen Korn.
Als wir das Zeitalter durchlebten, in dem „die Kohlenhydrate" pauschal ohne Qualitätsdifferenzierung über Nacht zu Dickmachern erklärt wurden, gingen die Umsatzzahlen der Backwarenhersteller drastisch zurück. Zur Zeit werden pauschal „dem Fett" alle Gesundheitsmiseren in die Poren geschoben (von der DGE natürlich), ebenfalls ohne Differenzierung von Butter, minderwertiger Marga-

Von der „Zauberei" des Chemiekonzerns Boehringer

rine, raffinierten oder naturbelassenen Ölen. Fett macht nun angeblich fett! Dafür darf die Backbranche wieder aufatmen. Sie hat grünes Licht erhalten. Sie boomt.
Die Bäckerbranche passt auf. Vollkornbackwaren sind „in". Man reagiert prompt. Der Chemieriese Boehringer aus Ingelheim – er zählt zu den großen Vier neben Ireks, Nestlé und Unilever – hat sich dazu etwas einfallen lassen. Er zeigt, wie man flugs aus minderwertigem Auszugsmehl Type 550 „eine riesige Vielfalt von leckeren Vollkornbackwaren herstellen" kann – so seine Aussage. Er bietet:

- Vollkorn-Brötchen
- Vollkorn-Mehrkornbrötchen
- Vollkorn-Baguettes
- Vollkorn-Hefeteiggebäcke
- Vollkorn-Croissants
- Vollkorn-Quarkteigbackwaren
- Vollkorn-Sandkuchen
- Vollkorn-Mürbeteiggebäcke
- Vollkorn-Dauerbackwaren

...und viele neue Vollkorn-Gebäckideen...

Die Gesundheit bleibt auf der Strecke

Wenn da das Bäckerherz nicht höher schlägt!
Wie das funktioniert? Ganz einfach! Mit Nutra Vital von Boehringer. „Für Vollkorn-Backwaren mit Nutra Vital verwenden Sie 1 Teil Nutra Vital + 2 Teile Weizenmehl Type 550". Die „ausgesuchten Inhaltsstoffe" sind unter anderem: Kleie, stabilisierter Keimling, Malzmehl, Weizenkleber, Molkenpulver, Enzyme, Apfelballaststoffe, jodiertes Speisesalz, Mehlbehandlungsmittel Ascorbinsäure ... na, wem das nicht schmeckt, ist selber schuld. Das Backergebnis kann sich jedenfalls sehen lassen.
Um „Vollkorn"-Croissants zu erhalten, empfiehlt Boehringer dem Bäcker die Rezeptmischung Nr. 3228:

Weizenmehl Type 550	2,700 kg
Nutra Vital	1,500 kg
Croissantfix	0,700 kg

Wasser	ca. 2,820	l
Hefe	0,280	kg
Ziehmargarinen	2,000	kg

Ergibt garantiert gleichbleibend gut aussehende Croissants. Vollkorn bleibt dabei auf der Strecke. Die Gesundheit auch.

Vom „Bio"-missbrauch …

Selbst kleine Mühlen treten als Chemie-Müllerei an den Bäcker mit Bio-Vollkorn-Brötchen- und Brot-Gemischen heran. Inhaltsstoffe: Bio-Weizenmehl, jodiertes Speisesalz, Bio-Gersten-Vollkornmalz, Bio-Malzmehl, Bio-Weizenkleber, Bio-Sojamehl, Bio-Sonnenblumenöl, Bio-Vollmilchpulver, Enzyme und Ascorbinsäure. So tönt die Mühle Haberstumpf aus Uttenreuth im tiefsten Bayern.

„Backkraft aus der Natur"

… und Sponsoring

Und Aurora bietet Pro Natur mit Malz-Lecithin-Backmitteln als „Backkraft aus der Natur" an. Dahinter verbirgt sich: Malzmehl, Saccharose, Lactose, Lecithin, Monoglyceride, Diglyceride, Tierische Fette und Öle, Calciumcarbonat, Sojamehl, Natriumphosphat, Polyphosphate, Alginsäure, Amoniumphosphatide, Zitronensäuremonohydrat, Tricalciumphosphat, Ascorbinsäure…
Was den Kundenservice anbelangt, werden die deutschen Bäcker von ihren Backmittellieferanten verwöhnt. Die Großen Vier, aber auch Pudding-Oetker mit der Tochter Martin Braun Backmittel und Essenzen KG und dem Braun-Ableger Siebin, legen sich schwer ins Zeug. Da werden Seminare finanziert, ob die was mit Backmitteln zu tun haben oder nicht. Sie gelten ferner branchenweit als erster Adressat für jedwede Bitte um Sponsoring und bieten andere Gefälligkeiten (s. Back-Journal 5/93).
Das Back-Business läuft und wird auch von Regierungsseite gehegt und gepflegt. So sagte Bonn denn auch

Von der Scheinheiligkeit der so genannten Wissenschaft

Schützenhilfe zu für dieses „veredelnde“ Geschäft. Das Bundesministerium für Ernährung, Landwirtschaft und Forsten ist grundsätzlich bereit, in „gemeinsamen Aktionen“ mit dem Zentralverband des Bäckerhandwerks auf einen stärkeren Verzehr von Brot und Backwaren hinzuwirken. Unterstützung leistet dabei kräftig die Deutsche Gesellschaft für Ernährung (DGE), die die Nahrungsmittelindustrie ganz im Sinne der Wirtschaftspolitik vertritt. Zeugnis haben die Politiker in Bonn nicht nur versprochen, sondern bereits anlässlich der Grünen Woche in Berlin 1995 abgelegt, aber auch bei der iba (internationale Backausstellung). Die Gefahr der Wettbewerbsverzerrung sieht der Zentralverband nicht, da sich die Bundesregierung „auf die Empfehlungen der Wissenschaft berufen könne, zum Beispiel die Ernährungsberichte der DGE“. Wirtschaft um jeden Preis, umrankt von so genannter Wissenschaft!

Sie vernichten Getreide
und sammeln Brot für die Welt.

Karlheinz Deschner
„Bissige Aphorismen“

Produktübersicht 1994 von Boehringer Backmittel GmbH (verkürzte Wiedergabe):

Für Brot

Teigsäuerungsmittel
Boerol; Lezisauer; Almerol neu; Lezimild; Mildsauer; Milpan neu; Buttermilchpulver Boehringer, Vollsauer Boehringer

Spezifische Brotbackmittel
Malzyrol flüssig = Bräunungsmittel; Malzyrol Pulver = Bräunungsmittel; Brotstabil; Correctol = Säuerungsmittel/Säureregulator; Ropal = Säureregulator

Für Frischhaltung
F1; Malzfrisch; Belipan

Für Weizengebäck
Olympial plus = Spitzenbackmittel mit dem Plus bei Teigverhalten, Gärstabilität, Bräunung, Glanz, Rösche... Topmalz = Backmittel mit mehr Malz, Geschmack, Rösche... Gärcontroller = Backmittel für die Gärzeitsteuerung; Multiback = Backmittel für die universelle Herstellung, kombiniert mit zuverlässiger Produktionssicherheit; Lezym = für gute Gärstabilität und Malzcharakter; *Weißback* = gegen Fadenziehen; P1 = für Gebäcke nach französischer Art; Orkan = Enzymatisches Backmittel ... maschinenfreundliche, wollige Teige bei schnellem Gärverlauf und hoher Gärstabilität; Frosting = besonders geeignet für lange Aufbewahrungszeit unter Frosterbedingungen; Wibema = Fertigmischung für die praxisgerechte Herstellung von Gebäcken aus Brandmasse.

... aus Platzgründen begnügen wir uns mit diesen Beispielen. Das Programm umfasste 1994 genau 84 Angebote für „Problemlösungen".

maschinenfreundlich

schnell

praxisgerecht

universell

stabilisierend

Rezeptur für Presshefe:

1,2–1,3	t	Rüben- oder Rohrzuckermelasse
75	kg	Ammoniaklösung 25%ig (NH_3)
15	kg	Schwefelsäure 96%
11	kg	Phosphorsäure 85%
4	kg	Magnesiumsulfat
30	kg	Kochsalz
20	kg	Kartoffelstärke
2	kg	Schaumdämpfungsöl

... und Antibiotika zwecks „Gesunderhaltung" der Hefebakterien!

Ausmahlungsverluste bei Weizen

Verhältnis Vollkornmehl zu Auszugsmehl Type 405 (Durchschnittswerte)

Mineralstoffe/ Spurenelemente	Verlust in %	*Vitamine*	Verlust in %
Eisen	84	Vitamin B1	86
Kupfer	75	Vitamin B2	69
Magnesium	52	Vitamin B6	50
Mangan	71	Niacin	86
Kalium	76	Panthothensäure	54
Calcium	50	Provitamin A	100
		Vitamin E	100

Faserstoffe (so genannte Ballaststoffe) fast 100%

Lebensleiter

Ein Mensch gelangt, mit Müh und Not,
Vom Nichts zum ersten Stückchen Brot.
Vom Brot zur Wurst gehts dann schon besser;
Der Mensch entwickelt sich zum Fresser
Und sitzt nun, scheinbar ohne Kummer,
Als reicher Mann bei Sekt und Hummer.
Doch sieh, zu Ende ist die Leiter:
Vom Hummer aus gehts nicht mehr weiter.
Beim Brot, so meint er, war das Glück. –
Doch findet er nicht mehr zurück.

Eugen Roth

Fladenbrot

Der Fladen war und ist die einfachste Form der Brotherstellung. Abgewandelt finden Sie dieses Rezept als Pfannengericht auf Seite 149.

Zutaten:

500	g	Weizenvollkornmehl
1	TL	Vollmeersalz
5–6	EL	Sonnenblumenöl
300	g	Wasser

Zubereitung:

Alle Zutaten zu einem geschmeidigen Teig verkneten.
10 Minuten ruhen lassen.
Kleine Teigstückchen auf gefettetem Blech sehr dünn ausrollen.

1–2 Esslöffel Sesam unter den Teig kneten

Der Fladen sollte so dünn ausgerollt sein, dass man eine Zeitung dadurch lesen kann. Ist natürlich spaßig gemeint. Aber wenn er zu dick wird, schmeckt er mehlig und pappig.
Bei 250 Grad 10 Minuten hellbraun und knackig backen.

Variation:

Teig großflächig (und ebenfalls wieder sehr dünn) auf dem Blech ausrollen.
Mit Brotmesser kleine Rechtecke circa (5 × 5 cm) markieren.
Nach dem Backen und Auskühlen vorsichtig auseinanderbrechen.
Hält sich, trocken gelagert (am besten in Blechdosen), sehr lange und schmeckt lecker als Knabberei, so zwischendurch.

„Echtes“ Brotbacken

„Echter “ Sauerteig ist die Grundlage

Dazu gehört ein Sauerteig, so wie „die Alten“ ihn seit Jahrtausenden gekonnt und gemacht haben. Ein Bäcker arbeitet heutzutage während seiner Ausbildung nicht (mehr) damit. Braucht er auch nicht. Die Backindustrie beliefert die Branche zuverlässig mit Fertig-Natursauer.

Herstellung des Sauerteigs:

1. Stufe	3 EL frisch gemahlenes Roggenvollkornmehl
	3 EL Wasser, ca. 40 Grad warm

Mehl mit Wasser verrühren. Gut abdecken und bei 25–28 Grad einen Tag (besser zwei Tage) stehen lassen.

Als Gefäß eignet sich sehr gut ein hohes Weckglas (2-l-Glas) mit Deckel.

2. Stufe	3 EL frisch gemahlenes Roggenvollkornmehl
	3 EL Wasser, ca. 40 Grad warm

Diese Menge mit dem vorigen Ansatz (1. Stufe) verrühren. Der erste Ansatz riecht bereits angenehm säuerlich. Erste Bläschen sind sichtbar. Die ganze Masse wieder abdecken und wieder 24 Stunden bei 25–28 Grad stehen lassen.

3. Stufe	100 g	frisch gemahlenes Roggenvollkornmehl
	100 g	Wasser, ca. 40 Grad warm

Diese Menge mit dem vorigen Ansatz (Stufe 1 und 2) verrühren, nochmals einen Tag abgedeckt bei circa 25–28 Grad stehen lassen. Man sieht ihn förmlich wachsen!
Den nicht benötigten, verbleibenden Sauerteigrest in ein Schraubglas füllen und im Kühlschrank aufbewahren. Beim nächsten Backen geht die Sauerteigzubereitung mit dem Rest (den verwahrten 100 g) viel schneller.

Roggen-Weizen-Mischbrot

Vorteig:

125 g Sauerteig
400 g Roggenvollkornmehl
350 g Wasser, ca. 40 Grad

Zubereitung Vorteig: Alle Zutaten verrühren, abdecken und 12 Stunden bei 25–28 Grad gären lassen.

Hauptteig:

800 g Weizenvollkornmehl
400 g Roggenvollkornmehl
30 g Vollmeersalz
700 g warmes Wasser, circa 40 Grad

Kümmel, Koriander, Fenchel kann – je nach Geschmack – beigegeben werden.
Je nachdem, wie trocken dieses Getreide ist, kann die Wassermenge etwas erhöht werden.
Vorteig und Hauptteig zusammenkneten und zwei Stunden gehen lassen – je nach Raumtemperatur.
Danach noch einmal gut durchkneten, in geölte Kastenformen setzen und nochmals eine Stunde gehen lassen.

Backzeit: 10 Minuten bei höchster Hitze backen, danach 45 Minuten bei 190 Grad

Die Gesamtmenge ergibt zwei Brote von jeweils 1400 Gramm.

Geölte Kastenform mit Sesam, Kümmel oder Leinsamen ausstreuen. Das gebackene Brot lässt sich dann leichter aus der Form lösen.

Hilfe, ich hab' die Motten!

Getreide kühl und luftig aufbewahren, bewegen

Getreide sollte kühl und luftig gelagert werden. Am besten bewahren Sie es in atmungsaktiven Behältern auf, also Holzkisten, Jute- oder Papiersäcken, Glasgefäßen, Tonkrügen oder Ähnlichem.
Bewegung tut gut (mindestens wöchentliches Umrühren), denn die kleinen Tierchen, die diese nahrhafte Speise mögen, vermehren sich gern, wenn sie in Ruhe gelassen werden und es schön warm haben.
Sind Motten, Milben oder Kornkäfer erstmal vorgedrungen, hilft nur, den unbeliebten Gästen das Milieu zu entziehen. Und das kann so mühsam werden, dass man das befallene Getreide am besten gleich auf den Kompost bringt. Also lieber vorher aufpassen.

Motten und Käfern das Milieu entziehen

Getreidemotten fliegen herum. Man kann Jagd auf sie machen. Es gibt aber auch mit Motten-Sexualhormonen präparierte Klebestreifen. In der Nähe des gelagerten Getreides befestigt, kommen die Motten aus ihren Schlupfwinkeln und setzen sich auf den Leimstreifen.

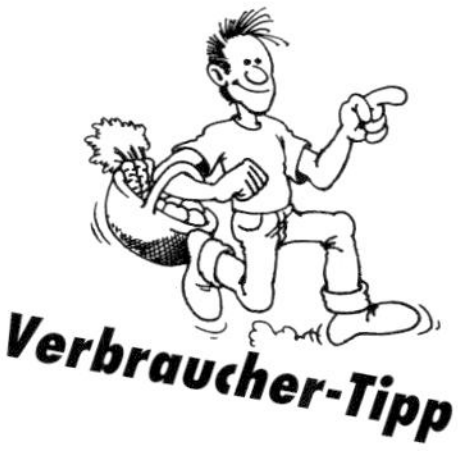

Mit Motten befallenes Mehl oder Getreide (Eiablage) ist an den spinnenwebartigen Verklumpungen zu erkennen. Diese Nester sollten sofort entfernt, das Getreide schnell verbraucht werden.

Mehlmilben werfen kleine Häufchen auf. Streichen Sie das vermutlich befallene Mehl mit einem größeren Messer glatt. In den nächsten Tagen sehen Sie die Verwerfungen. Dann hilft nur noch Kompostieren!

Kornkäfer haben die Größe von normalen Ameisen. Sie bohren das Getreidekorn an, legen das Ei hinein, verschmieren das Loch mit einem Sekret. Der Käfer entwickelt sich im Getreidekorn, frisst sich dort satt und verlässt danach das ausgehöhlte Korn, um neuen Unfug zu stiften. Die Tierchen sind sehr vermehrungsfreudig, zäh und anhänglich. Wenn das Getreide in größerer Menge befallen ist, können Sie es nur vernichten. Kornkäfer halten sich über Jahre in Nischen und Ritzen auf. Die Vorratsschränke, in denen derart befallenes Getreide lag, müssen gründlichst in allen Ritzen abgesaugt und ausgewaschen werden. Geben Sie dem Putzwasser Lavendelöl zu, das lieben die Kornkäfer (aber auch die Motten) angeblich nicht.

Waltrauds Zwiebel-Käse-Fladen

Zutaten:

1	kg	Weizenvollkornmehl
650	g	Wasser
1	TL	Salz
40	g	Hefe
200	g	Hartkäse, grob raffeln
3		große Zwiebeln
		Öl

Zubereitung:

Zwiebeln in sehr dünne Ringe schneiden, in Öl goldbraun rösten, herausnehmen, abkühlen lassen – am besten auf Küchenkrepp.

In kaltem Wasser die Hefe auflösen, Salz und Mehl einarbeiten.

Käse und Zwiebeln einkneten.

Zwei- bis dreimal je 30 Minuten zugedeckt gehen lassen.

Dazwischen immer wieder gut durchkneten.

Der Teig soll nicht zu fest sein.

Teig auf gefettetes Backblech geben und mit nassen Händen ein großes rundes Brot formen, das ruhig etwas auseinanderlaufen sollte.

Nochmals 20 Minuten gehen lassen.

Vorschlag: Familie oder/ und Freunde treffen sich zum heißen Zwiebelfladen und klönen. Gemeinsames Brotessen macht gesprächig!

... und froh

... und nachdenklich

... und dankbar!

Die Teighaut mit Wasser besprühen.
In den *kalten* Ofen schieben! Mittlere Schiene.
15 Minuten bei 250 Grad backen.
30–35 Minuten bei 225 Grad.
Das Brot kann warm gegessen werden.

Variation:
15 Brötchen formen, eines in die Mitte legen und die anderen als Kranz herumlegen.

Welche Getreidemühle ist die richtige?

Wer regelmäßig Brot backen will, braucht eine robuste, leistungsstarke Mühle

Wer die Vollwertkost durchführen will, kommt um die Anschaffung einer Getreidemühle nicht herum. Das Getreide für den Frischkornbrei kann man noch mit einer Kaffeemühle oder einer kleinen Handmühle mahlen – falls die Familienmitglieder nicht allzu zahlreich sind. Aber spätestens dann, wenn regelmäßig Brot gebacken wird, hört der Spaß am Muskeleinsatz auf. Diese Technik reicht nicht mehr.

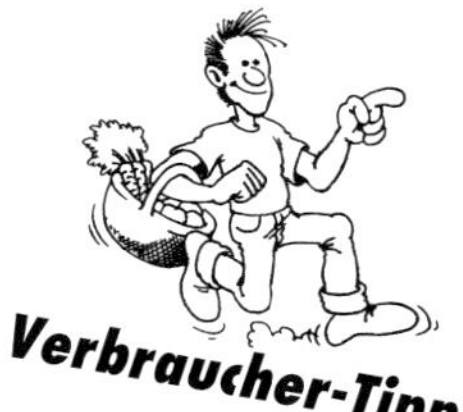

Es ist gleichgültig, ob Sie eine Mühle mit Stahlmahlwerk oder mit Steinen kaufen. Die Begründung, dass das Getreide bei den Steinmühlen nicht so stark erhitzt wird, ist nicht ausreichend. Die etwas stärkere Erwärmung tritt beim Stahlmahlwerk nur bei Feinsteinstellung auf. Wenn das Mehl dann für Gebäck oder andere Speisen erhitzt wird, spielt der geringe Wertverlust durch Wärme beim Mahlen ohnehin keine Rolle.

Vollkornmehl muss nicht superfein gemahlen sein.

Richtig ist, dass das Gebäck lockerer wird, wenn das Mehl sehr fein gemahlen werden kann. Und das schaffen Steinmühlen besser als diejenigen mit Stahlmahlwerk. Es gibt auch Mühlen, die das Getreide unter Druck in staubfreies Mehl verwandeln. Allerdings stehen sie nicht als Haushaltsmühlen zur Verfügung. Es ist auch die Frage angebracht, ob wir in der Vollwertküche denn alles wirklich superfein und auszugsmehlgleich produzieren müssen.

Für Bäcker spielt die Anschaffung einer Mühle mit Feinstmahlung und großer Leistung schon eher eine Rolle, denn er muss in der heutigen Zeit mehr denn je wettbewerbsfähig sein.
Achten Sie beim Kauf darauf, ob die Mühle die Leistung für die Mengen Getreide bringt, die Sie verarbeiten wollen. Staubfreies Mahlen ist ebenfalls wichtig. Das Preis-Leistungs-Verhältnis muss stimmen. Die teuren Mühlen sind nicht unbedingt die besten!

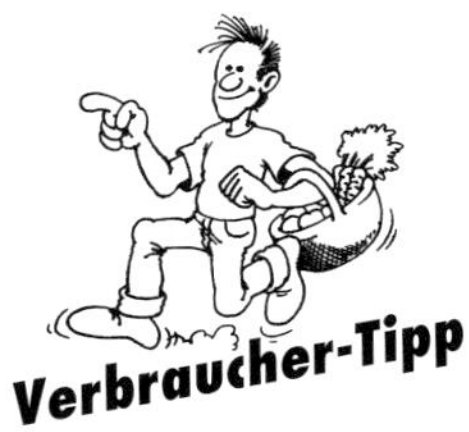

Dinkelbrötchen

Erikas Spezialrezept

Zutaten:

750	g	Dinkel
1/2	l	Wasser
1		Würfel Hefe
2	TL	Salz

Zubereitung:
Mehl in eine Backschüssel geben.
Hefe in etwa 100 Gramm warmem Wasser auflösen und mit dem Dinkelmehl zu einem dicklichen Brei rühren.
Mit Mehl bestäuben, 15 Minuten gehen lassen.
Danach Salz in dem restlichen Wasser auflösen und alles etwa 5–10 Minuten zu einem zähen Teig verarbeiten.
Mit angefeuchteten Händen pfirsichgroße Stücke zu länglichen Brötchen formen und sofort auf ein gefettetes Blech setzen.
Sofort (nicht mehr gehen lassen!) mit einer Blumenspritze gut ansprühen und in den auf 220 Grad vorgeheizten Backofen schieben.
10 Minuten bei 250 Grad, dann 10 Minuten bei 200 Grad backen.

Wenn die fertigen Brötchen aus dem Backofen genommen werden, nochmals mit Wasser besprühen.

Sollen die Brötchen eine Kerbe haben, wird vor dem Backen mit einem feuchten Messer ein Schnitt in der Mitte des Brötchens gezogen.

Noch ein Tipp:

Die Brötchen schmecken sehr gut. Backen Sie doch gleich die doppelte Menge und frieren Sie den Vorrat ein. Bei Bedarf unaufgetaut in den vorgeheizten Backofen (180–200 Grad) schieben. Nach 10 Minuten herausnehmen. Schmecken „wie frisch gebacken".

Schnelle Brötchen

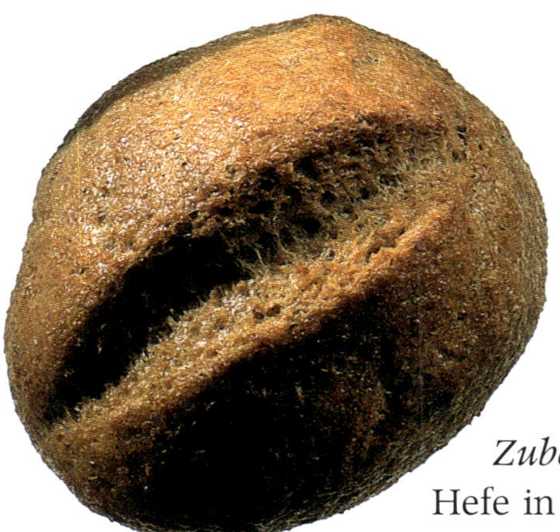

Zutaten:

500 g Weizenvollkornmehl
300 g Wasser
50 g Sahne
100 g Butter
100 g grob gehackte Nüsse
1 TL Salz
1 Würfel Hefe

Zubereitung:

Hefe in etwas Wasser auflösen.
Mit allen Zutaten so lange kneten, bis sich der Teig von der Schüssel löst.
Sofort mit einem Löffel kleine Häufchen auf gefettetes Blech setzen.
Zugedeckt 20–30 Minuten gehen lassen.
Bei 200 Grad 20–30 Minuten backen.

Variation:

Honig, Rosinen und etwas mehr Butter einkneten.

Was heißt „Mehltype"?

Die Typenzahl auf der Mehltüte gibt an, wie hoch der Mineralstoffgehalt des Mehls ist. „Type 405" bedeutet zum Beispiel, dass in 100 Gramm Mehl nur noch 405 Milligramm Mineralstoffe enthalten sind.

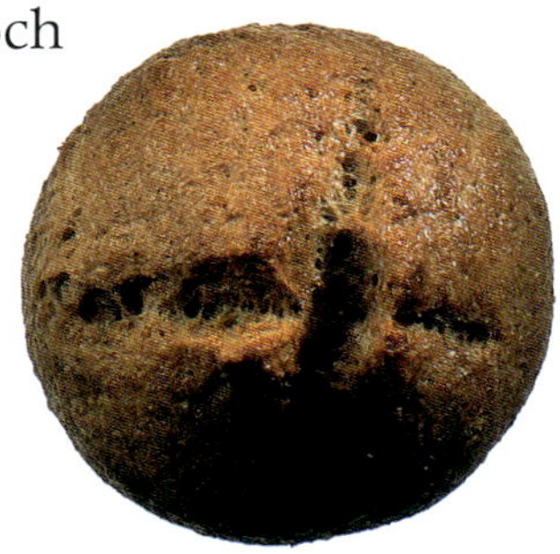

Die höchste Typenzahl des im Handel befindlichen Mehls ist bei Weizen 1700 und bei Roggen 1800.

Die Typenzahl (Aschegehalt) wird ermittelt, indem man das Mehl verascht (verbrennt) und danach den Mineralstoffgehalt misst.

Wenn Sie das Getreide selbst mahlen, enthält es etwa 2000 Milligramm Mineralstoffe auf 100 Gramm Mehl – je nach Getreidesorte etwas mehr oder weniger.

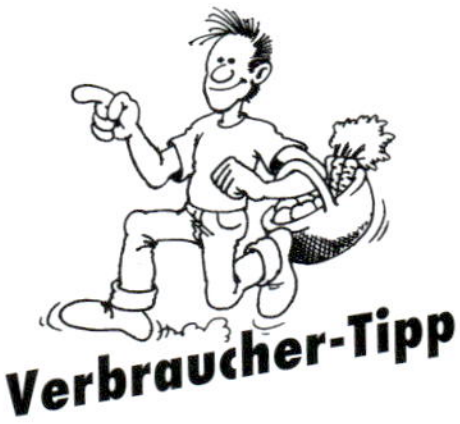

Lassen Sie sich nicht von der Typenzahl täuschen. Im üblichen Handel befindliches Vollkornmehl ist so konserviert, dass es Monate haltbar ist.

Man diskutiert zur Zeit die Abschaffung der Typenzahl, um den Kunden nicht länger „zu verunsichern". Mit anderen Worten: Kritische Auswahl ist nicht erwünscht. Es ist in der Qualität nicht vergleichbar mit selbstgemahlenem Mehl.

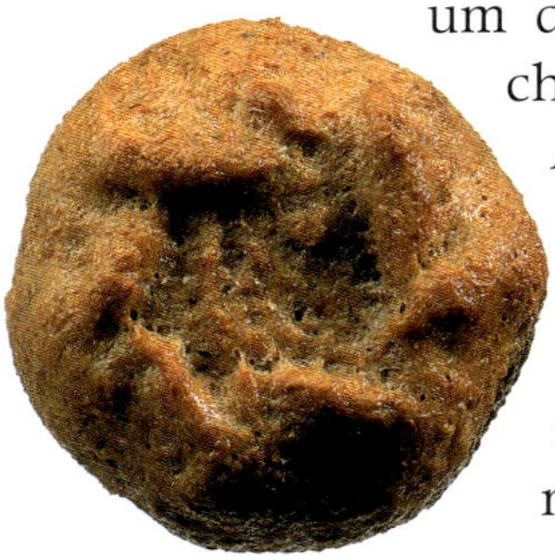

Mehle mit hoher Typenzahl bezeichnet man als „hochausgemahlen", Mehle mit niedriger Typenzahl als „niedrigausgemahlen".

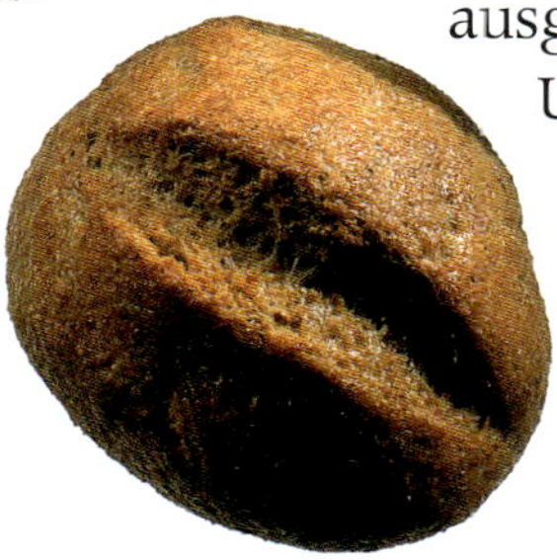

Unter „Ausmahlungsgrad" versteht man wiederum den Gewichtsanteil des anfallenden Mehls in Bezug zum Getreideausgangsgewicht.

Der Ausmahlungsgrad bei selbst gemahlenem Vollkornmehl beträgt 100 Prozent. Das gesamte Getreide steht – ohne Verlust – als Mehl zur Verfügung.

Brotreste

Ich kann kein Brot wegwerfen. Sie auch nicht?
Wenn etwas übrig bleibt, sammeln Sie es. An luftigem Ort trocknen, Paniermehl daraus machen.
Oder in Würfel schneiden. In Butter gebräunt schmecken sie zu vielen Gemüsegerichten und Suppen.
Das nachfolgende Rezept taucht seit Jahren immer wieder bei mir auf. Weil es so gut schmeckt und beliebig abgewandelt werden kann, und weil altes Brot Verwendung findet.

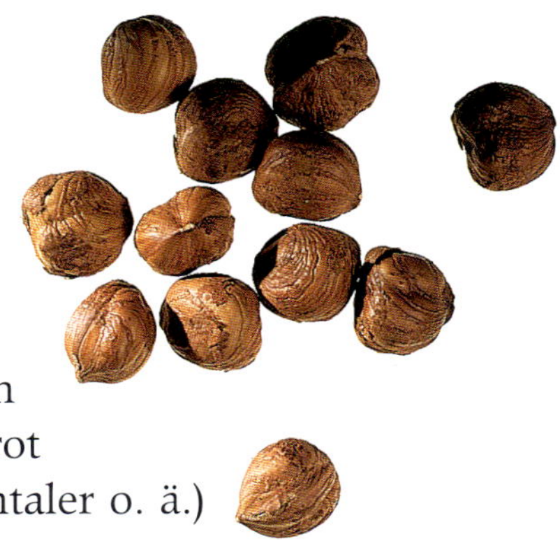

Nussküchle

Zutaten:

200	g	alte Vollkornbrötchen oder altes Vollkornbrot
150	g	Käse (Gouda, Emmentaler o. ä.)
100	g	Haselnüsse
2		Zwiebeln
		Kräutersalz

Zubereitung:

Alle Zutaten durch den Fleischwolf oder durch Gemüseraffel geben, mit so viel warmem Wasser verkneten, dass es eine feste Masse ergibt (ähnlich wie bei einem Fleischteig für Bratlinge). Mit Kräutersalz und – nach Geschmack – mit Petersilie oder/und anderen Kräutern würzen.
Kleine Frikadellen formen, in Mehl wälzen und in der Pfanne braun braten.

Variationen:

- Die Hälfte des Brotes durch gekochten Buchweizen (ungemahlen) ersetzen. Nüsse, Gemüse und Kräuter dazugeben.

oder

- Haselnüsse mit Walnüssen ergänzen oder austauschen; auch Mandeln, Sonnenblumenkerne, Cashewkerne sind geeignet.

oder

- In den Grundteig Gemüsereste einarbeiten (Sauerkraut oder Erbsen, Paprika, Bohnen o. ä.).
- Sparen Sie nicht mit Gewürzen. Der Bratling muss pikant (und nicht lasch!) schmecken!

Schmeckt auch ohne Käse (tierisch eiweißfrei).

Aufbewahren von Brot

Selbst gebackenes Sauerteigbrot hält sich mehrere Wochen. Das Brot in ein Geschirrtuch wickeln, in eine Plastiktüte stecken. Die Tüte allerdings nicht verschließen, sondern lediglich die Öffnung lose umschlagen.
Das Brot muss nicht in den Kühlschrank gelegt werden.

Für kurzfristige Aufbewahrung reicht es, das Brot mit der Schnittfläche auf ein Holzbrett zu stellen und mit einem Geschirrtuch abzudecken.

Brot und Brötchen lassen sich gut einfrieren.
Nicht auftauen, sondern in den vorgeheizten Backofen schieben.
Bei 200 Grad 10–20 Minuten backen, je nach Brotgröße.
Knusprig – wie frisch!

Mach doch mal wieder eine

Butterpfanne!

Diesem Wunsch von Mathias (Dr. Jung) und dem Senior (Dr. M. O. Bruker) kam ich gern nach – weil es so einfach ist.

250 g Butter werden in der Pfanne schaumig erhitzt, nicht gebräunt.
Etwas Kräutersalz dazu – fertig!
Auf Wunsch auch Zwiebeln, fein gewürfelt, dazugeben.

Finden sich noch ein paar Champignons oder Pfifferlinge im Vorrat, treten sie die Reise in die Pfanne ebenfalls an, brutzeln wenige Minuten mit und erhöhen die Gaumenfreuden.
Und dann saßen wir drum herum (um die Pfanne), tunkten unsere Brotbrocken und -bröckchen hinein und überlegten des Tages Arbeit bei gemütlichem Klönen. Dazu noch ein Salat!

Mutterkorn (Secale cornutum)

Mutterkorn ist ein schmarotzender Pilz, der vorwiegend auf Roggen wächst, gelegentlich auch auf Weizen. Wenn das Getreide gut gereinigt ist, was man eigentlich erwarten darf, werden Sie kein Mutterkorn darin finden.
Mutterkorn ist leicht erkennbar. Es ist dunkel, fast schwarz, leicht sichelförmig gebogen, dicker als ein Getreidekorn, von stumpfem Aussehen und kann ein bis maximal fünf Zentimeter lang werden. Es ist leicht vom Getreide zu unterscheiden und sollte dann aussortiert werden.
Warnungen vor Mutterkorn sind berechtigt, wenn jemand es regelmäßig verzehren will. Wenn einmal ein kleines Mutterkorn beim Mahlen des Getreides durchrutscht, werden Sie davon nicht krank.
Mutterkorn kommt sehr selten vor. Es wird für medizinische Zwecke extra gezüchtet.

Milch ...

verwenden wir nicht in der Vollwertküche. Kinder, die an ständiger Infektanfälligkeit und Hautausschlägen leiden, sollten Milch strikt meiden. Der Gesundheitszustand verbessert sich schlagartig.
Sie meinen, Milch sei wichtig als Calciumquelle? Das ist eine Aussage der Milchwirtschaft.
Näheres in „Der Murks mit der Milch“, Bruker/Jung (emu).

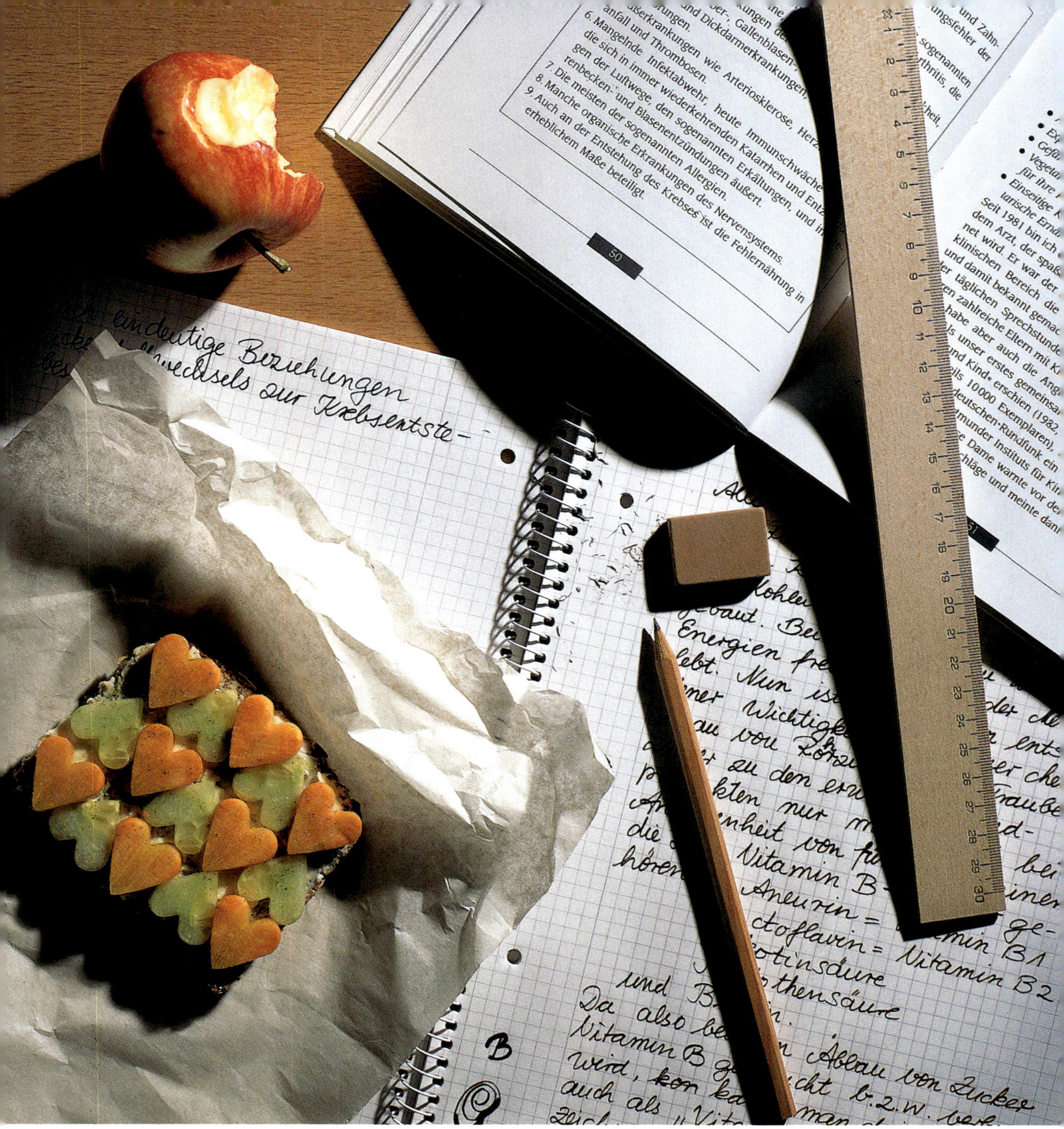

Brotaufstriche

Es hieße, Eulen nach Athen tragen, wollte ich hier mit neuen Brotaufstrichen aufwarten. In unserem gemeinsamen Buch „Streicheleinheiten", das im Herbst 1995 bei emu erschien (inzwischen in der 18. Auflage), haben Erika Richter und ich mehr als sechzig Brotaufstriche vorgestellt. Es kann uns niemand mehr weismachen, dass ohne Wurst, Quark, Käse das Brotessen langweilig wird. Im Gegenteil. Unsere Aufstriche sind so vielseitig, fantasievoll und schmackhaft gelungen, dass es ab sofort für Sie keine Ausrede mehr gibt. Schon gar nicht, wenn Sie das tierische Eiweiß einschränken wollen/sollten/müssten! Machen Sie es sich nicht so schwer. Wenn Sie Butter im Haus haben, Nüsse, Kräuter, einige Gewürze, dann kann eigentlich nicht mehr viel passieren.
Schlagen Sie die Butter schaumig, geben Sie fein gemahlene Pistazienkerne, fein gemahlene Cashewnüsse, etwas Senf, etwas Meerrettich, frisch gehackte Kräuter, Pfeffer und Salz hinzu ... abschmecken ... fertig!

Variationen nach Belieben möglich.

Inzwischen gibt es die Fortsetzung „Mehr Streicheleinheiten" in der 6. Auflage.

Hier drei Rezepte aus den „Streicheleinheiten".

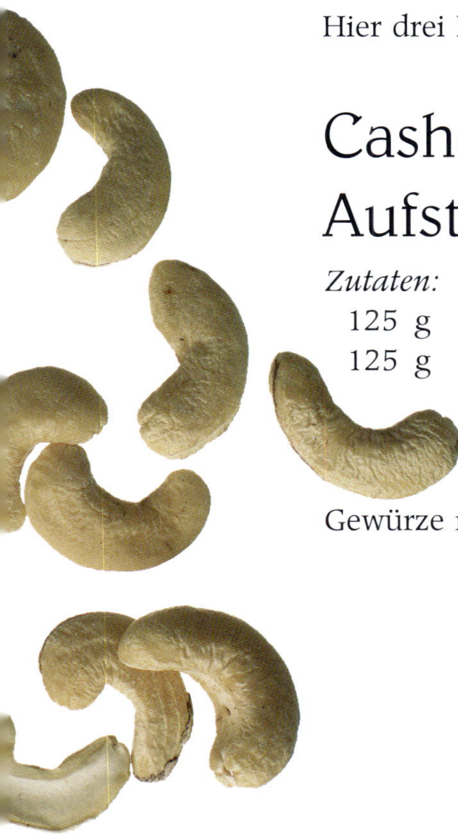

Cashew-Meerrettich-Aufstrich

Zutaten:

125	g	weiche Butter
125	g	Cashewkerne
		Meerrettich nach Geschmack, frisch oder aus dem Glas

Gewürze nach Geschmack:

Senf
Zwiebeln, sehr fein geschnitten
Schnittlauch
Petersilie
Sellerieblätter
Kräutersalz
Pfeffer

Zubereitung:
Butter schaumig schlagen. Cashewkerne fein mahlen, mit Butter und Meerrettich vermengen. Pikant abschmecken.

Achtung!
Den Meerrettich nach Geschmack beigeben. Bei frisch geriebener Meerrettichwurzel genügt eventuell 1 Teelöffel voll. Meerrettich aus dem Glas hat seine Schärfe durch die Erhitzung eingebüßt, so dass Sie davon mehr verwenden können.

Hotpeppi

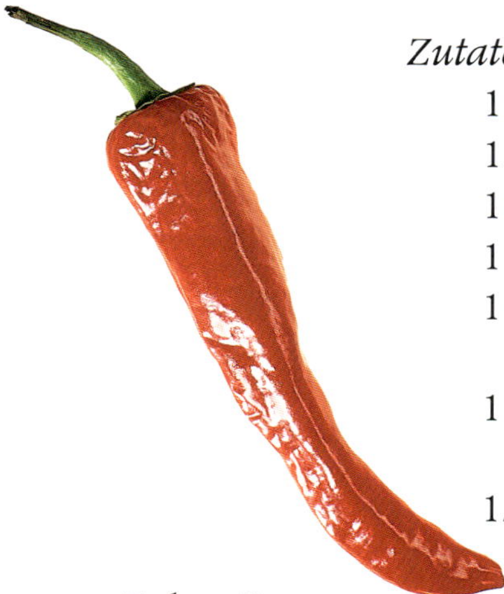

Zutaten:

125	g	weiche Butter
1/2		Peperoni, rot
1 1/2	EL	Schnittlauchröllchen
1 1/2	EL	Petersilie, fein gehackt
1		Knoblauchzehe, fein gehackt
1	EL	Zwiebel, klein gewürfelt
1/2	TL	Kräutersalz

Zubereitung:
Butter schaumig schlagen. Peperoni *sehr fein* würfeln. Alle Zutaten vermischen und nochmals kräftig abschmecken.

Kakao-Creme

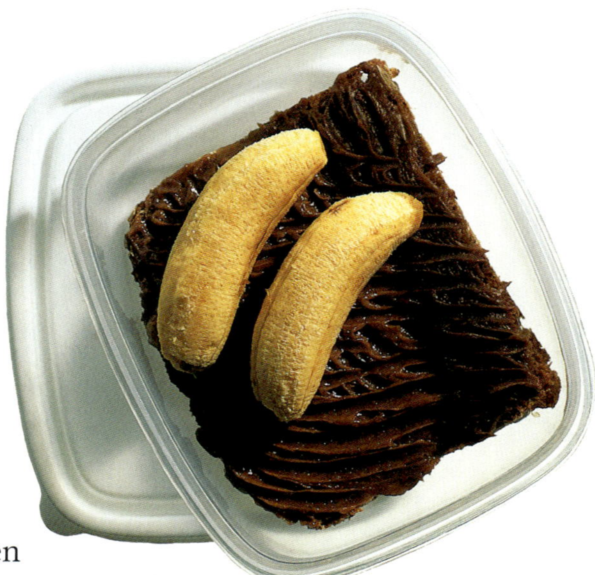

Zutaten:

150	g	weiche Butter
100	g	Haselnüsse
1	EL	Kakao
1	EL	Honig
2	MS	Vanille
		Vollmeersalz

Zubereitung:
Butter schaumig schlagen.
Ganze Haselnüsse in der trockenen Pfanne leicht anrösten – nicht braten! Danach zwischen den Händen reiben, damit die letzten Schalenteile entfernt werden. Dann fein mahlen.
Alle Zutaten gut verrühren und kühl stellen.

Leben und Gesundheit sind kostbar

Danke an Sie, liebe Leserin, lieber Leser, dass Sie sich bis zu dieser Seite durchgearbeitet haben. Einen praktischen Ratgeber versprach ich Ihnen in der Einleitung. Ich hoffe, Sie haben – nicht zuletzt auf Grund der sehr schönen Fotos – den Eindruck gewonnen, dass eine vitalstoffreiche Vollwertkost kein unansehnliches Trockenfutter ist, sondern eine abwechslungsreiche, schmackhafte und im Grunde ganz natürliche Gaumenfreude.

Unsere Vorfahren haben bereits so gegessen. Und für uns sollte dies nicht ausreichend sein, zumal wir heute eine weitaus größere Lebensmittelauswahl haben?

Leben und Gesundheit sind kostbar. Wie sehr, das merken wir erst, wenn uns Krankheiten heimsuchen. Dass wir sehen, riechen, hören, fühlen, schmecken, sprechen, laufen können und ohne Beschwerden jeden Morgen aufstehen, ist uns selbstverständlich. Erst wenn eine Funktion ausfällt, merken wir, dass wir ein Wunder sind. Einmalig.

Dieses Buch soll mehr vermitteln als das Nachkochen einfacher Rezeptvorschläge. Meine Gedanken begleiten es bis zu Ihnen nach Hause, in der Hoffnung, Lesenswertes vermittelt zu haben.

Immer, wenn ich ein Stück Brot esse, denke ich daran, mit welcher Andacht und Dankbarkeit meine Mutter und Großmutter das Brot aßen. Als der Flüchtlingsstrom Ende des Krieges einsetzte, wurde bei uns niemand an der Tür abgewiesen, der um ein Stück Brot bat. Wir waren eine siebenköpfige Familie, und es galt der Spruch: „Wo so viele satt werden, reicht es auch noch für einen anderen."

Dass Sie an Leib und Seele satt werden, das wünsche ich Ihnen.

Täglich fünf Brote

Abu Omar kaufte bei seinem Bäcker jeden Tag fünf Brote.
Der Bäcker, verwundert über den großen Bedarf, fragte ihn eines Tages, was er eigentlich mit all dem Brot mache.
Abu Omar antwortete weise: „Ein Brot kaufe ich für mich, um es zu essen, zwei Brote gebe ich zurück, und die beiden übrigen leihe ich aus."
Der Bäcker, der mit dieser Antwort nichts anzufangen wußte, fragte erstaunt: „Entschuldige, mein bester Abu Omar, wenn Allah meinen Verstand getrübt hat, doch ich begreife nicht deiner Rede Sinn. Kannst Du es mir nicht eingehender erklären?"
Abu Omar erwiderte: „Das Brot, das ich für mich kaufe, verspeise ich selber, wie ich schon gesagt habe. Die zwei Brote, die ich zurückgebe, gebe ich meinen Eltern. Ich schulde sie ihnen, weil sie mich im Kindesalter ernährt haben. Die beiden Brote aber, die ich ausleihe, gebe ich meinen Söhnen mit der Bitte, sie mir zurückzugeben, wenn ich alt bin und mein Brot nicht mehr selber verdienen kann."

Arabische Weisheit

Stichwortverzeichnis

Ein Verlag, ein Haus, eine Philosophie.

Millionen Bundesbürger kennen den kämpferischen Ganzheitsarzt Dr. Max Otto Bruker (1909–2001) aus dem Fernsehen, aus Vorträgen, durch den „Mundfunk" überzeugter Patienten. Vor allem lesen sie aber die rund 30 Bücher des schwäbischen Humanisten und Seelenarztes. Mit einer Gesamtauflage von mehreren Millionen Exemplaren ist Max Otto Bruker der wohl bedeutendste medizinische Erfolgsautor im deutschsprachigen Raum. Der – in der Nachfolge des Schweizer Reformarztes Bircher-Benner scherzhaft „Deutschlands Vollwertpapst" genannte – Massenaufklärer, langjährige Klinikchef und Ernährungsspezialist lehrt zwei fundamentale Erkenntnisse Patienten wie Gesunden: Der Mensch wird krank, weil er sich falsch ernährt. Der Mensch wird krank, weil er falsch lebt.

Hinter den Erfolgstiteln des emu-Verlages steht ein bedeutender Forscher und Arzt, eine Bewegung, ein Haus und tausende Schülerinnen und Schüler. 1994 wurde das „Dr.-Max-Otto-Bruker-Haus", das Zentrum für Gesundheit und ganzheitliche Lebensweise, auf der Lahnhöhe in Lahnstein bei Koblenz bezogen. Es stellt die äußere Krönung des Brukerschen Lebenswerkes dar: Der lichte Bau mit seinem Grasdach, den Sonnenkollektoren, seinen Seminarräumen, dem Foyer mit der Glaskuppel, 18 biologischen Gäste-Appartements, dem wunderschönen Brukergarten mit Kneippanlage, Raum der Stille, Naturwald mit Barfußpfad und dem Lehrpfad sind als Treffpunkt für all jene konzipiert, denen körperliche und seelische Gesundheit, ökologische und spirituelle Harmonie Herzensbedürfnis und Sehnsucht sind.

Hinter dem eleganten Halbmondkorpus mit dem markanten Grasdach verbirgt sich eine Begegnungsstätte für Gesundheitsbewusste, Seminarteilnehmer, Trost-, Ruhe- und Anregungsbedürftige.

Feste Termine:

Jeden Dienstag, 18.30 Uhr: Vortrag Dr. phil. Mathias Jung (Lebenshilfe und Philosophie)
Jeden Mittwoch, 10.30 Uhr: Fragestunde mit Dr. med. Jürgen Birmanns (Ärztlicher Rat aus ganzheitlicher Sicht)

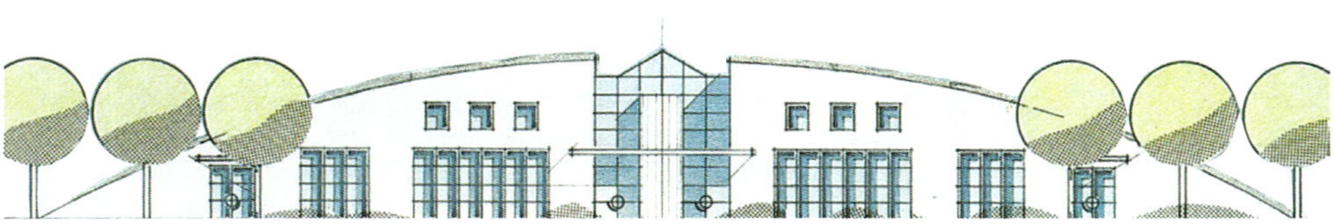

Das Dr.-Max-Otto-Bruker-Haus

Ausbildung Gesundheitsberater/in GGB
Lebensberatung/Frauen-, Männer- und Paargruppen

Die vitalstoffreiche Vollwertkost hat ihre Verbreitung, auch im klinischen Bereich, durch die unermüdliche Information und praktische Durchführung von Dr. M. O. Bruker gefunden. Um die Erkenntnisse gesunder Lebensführung und die durch falsche Ernährung provozierte Krankheitslawine ins öffentliche Bewusstsein zu rücken, bildet die von ihm 1978 gegründete „Gesellschaft für Gesundheitsberatung GGB e. V." ärztlich geprüfte Gesundheitsberater/-innen GGB aus. Über 5700 Frauen und Männer haben bislang die berufsbegleitende Ausbildung bestanden und wirken in Volkshochschulen, Bioläden, Lehrküchen, Krankenhäusern, ärztlichen Praxen, Krankenversicherungen und ähnlichen Bereichen.

Das Basiswissen Ernährung und Gesundheit wird im Grundlagenseminar vermittelt. Es kann von jedem Interessierten besucht werden. Auf der Lahnhöhe erhalten Sie durch das GGB-Expertenteam nicht nur eine sorgfältige Grundlagenausbildung über die vitalstoffreiche Vollwerternährung und den Krankmacher der „entnatürlichten" (denaturierten) Zivilisationsernährung (raffinierter Fabrikzucker, Auszugsmehle, fabrikatorische Öle und Fette, tierisches Eiweiß usw.), sondern gewinnen auch Einblick in die leibseelischen Zusammenhänge der Krankheiten.

Praxisseminare/Kochkurse

Das Dr.-Max-Otto-Bruker-Haus verfügt über eine Lehrküche sowie einen großen Kräutergarten. Es werden zahlreiche vegetarische Koch- und Backkurse für eine moderne vitalstoffreiche Vollwertkost angeboten. Der Schwerpunkt liegt auf einer „alltagstauglichen", aber dennoch fantasievollen, gesunden Ernährung ohne Tiereiweiß.

Das Programm umfasst Einführungskurse in die vitalstoffreiche Vollwertkost, Brotbackkurse, Männerkochkurse, Weihnachtsbäckerei und seit 2011 auch Wildkräuterseminare (incl. Zubereitung von Wildkräutergerichten).

Anfragen zur Gesundheitsberater-Ausbildung und Praxis-Seminaren in der Lehrküche in Lahnstein, wie zu den Selbsterfahrungsgruppen, Lebensberatung, Paartherapie und Psychotherapie bei Dr. Mathias Jung und Psychologischer Psychotherapeut Hassan El Khomri, zu weiteren Tages- und Wochenendseminaren sowie Einzelberatung sind zu richten an die

Gesellschaft für Gesundheitsberatung GGB e.V.,
Dr.-Max-Otto-Bruker-Str. 3,
56112 Lahnstein
Tel.: 02621/917017, 917018,
Fax: 02621/917033
E-Mail: seminare@ggb-lahnstein.de
Internet: www.ggb-lahnstein.de

Fordern Sie ebenfalls ein kostenloses Probe-Exemplar der Zeitschrift „Der Gesundheitsberater" an.

Literaturhinweise: Dr. med. M. O. Bruker mit Co-Autoren:

Bruker: **Unsere Nahrung – unser Schicksal**
464 S., gebunden,
ISBN 978-3-89189-223-7

Bruker: **Lebensbedingte Krankheiten**
363 S., gebunden,
ISBN 978-3-89189-006-6

Bruker: **Idealgewicht ohne Hungerkur**
121 S., gebunden,
ISBN 978-3-89189-005-9

Bruker: **Stuhlverstopfung**
145 S., gebunden,
ISBN 978-3-89189-004-2

Bruker: **Herzinfarkt**
177 S., gebunden,
ISBN 978-3-89189-007-3

Bruker: **Leber-, Galle-, Magen-, Darm- und Bauchspeicheldrüsen-erkrankungen**
187 S., gebunden,
ISBN 978-3-89189-008-0

Bruker: **Erkältungen**
165 S., gebunden,
ISBN 978-3-89189-009-7

Bruker: **Rheuma – Ursache und Heilbehandlung**
176 S., gebunden,
ISBN 978-3-89189-010-3

Bruker/Gutjahr: **Biologischer Ratgeber für Mutter und Kind**
352 S., gebunden,
ISBN 978-3-89189-011-0

Bruker: **Diabetes – Ursachen und biologische Behandlung**
132 S., gebunden,
ISBN 978-3-89189-012-7

Bruker: **Allergien müssen nicht sein**
248 S., gebunden,
ISBN 978-3-89189-033-2

Bruker/Gutjahr: **Zucker, Zucker...**
345 S., gebunden,
ISBN 978-3-89189-034-9

Bruker: **Kopfschmerzen**
158 S., gebunden,
ISBN 978-3-89189-035-6

Bruker/Gutjahr: **Diäten**
Wunderdiäten genau betrachtet
277 S., gebunden,
ISBN 978-3-89189-205-3

Bruker/Gutjahr: **Cholesterin**
141 S., gebunden,
ISBN 978-3-89189-036-3

Bruker/Gutjahr: **Osteoporose**
140 S., gebunden,
ISBN 978-3-89189-038-7

Bruker/Gutjahr: **Reine Frauensache**
293 S., gebunden,
ISBN 978-3-89189-042-4

Bruker/Jung: **Der Murks mit der Milch**
249 S., gebunden,
ISBN 978-3-89189-045-5

Bruker/Gutjahr: **Fasten – aber richtig**
161 S., gebunden,
ISBN 978-3-89189-061-5

Bruker/Gutjahr: **Störungen der Schilddrüse**
176 S., gebunden,
ISBN 978-3-89189-062-2

Bruker/Gutjahr: **Keine Angst vor Bakterien**
155 S., Broschur,
ISBN 978-3-89189-210-7

Bruker/Gutjahr: **Krampfadern**
110 S., gebunden,
ISBN 978-3-89189-074-5

Bruker: **Ärztlicher Rat aus ganzheitlicher Sicht**
2 Bände, 816 Seiten,
ISBN 978-3-89189-002-8

Bruker/Gutjahr: **Naturheilkunde**
318 S., gebunden,
ISBN 978-3-89189-072-1

Bruker/Ziegelbecker: **Vorsicht Fluor**
490 S., Broschur,
ISBN 978-3-89189-013-4

I. Gutjahr: **Vollwertkost zum Kennenlernen**
32 S., Drahtheftung,
ISBN 978-3-89189-075-2

I. Gutjahr: **Vollwertkost ohne Tiereiweiß**
27 S., Drahtheftung,
ISBN 978-3-89189-229-9

I. Gutjahr: **Iss, mein Kind**
136 S., Broschur,
ISBN 978-3-89189-064-6

I. Gutjahr/E. Richter: **Streicheleinheiten**
134 S., gebunden,
ISBN 978-3-89189-063-9

I. Gutjahr/E. Richter: **Mehr Streicheleinheiten**
144 S., gebunden,
ISBN 978-3-89189-170-4

I. Gutjahr/E. Richter: **Brot backen**
112 S., Broschur mit Klappen,
ISBN 978-3-89189-113-1

I. Gutjahr: **... einfach raffiniert Neue Vollwertrezepte – schnell, lecker & gesund!**
111 S., Broschur mit Klappen,
ISBN 978-3-89189-099-8

I. Gutjahr/W. Sonntag: **Sport und Vollwerternährung**
244 S., Broschur mit Klappen,
ISBN 978-3-89189-108-7

W. Becker: **Lust ohne Reue**
190 S., gebunden,
ISBN 978-3-89189-068-4

W. Becker: **Korngesund. Das Getreidehandbuch**
124 S., Broschur mit Klappen,
ISBN 978-3-89189-105-6

G. Gummerer/W. Taibon: **HochGenuss**
183 S., gebunden,
ISBN 978-3-89189-171-1

M. Vogl: **Wilde Köstlichkeiten**
188 S., Halbleinen mit Schutzumschlag,
ISBN 978-3-89189-186-5

M. Vogl: **Wildkräuter in der Vollwertküche**
234 S., gebunden,
ISBN 978-3-89189-209-1

H. Danner: **Das große Bio-Kochbuch für Kinder**
297 S., Broschur,
ISBN 978-3-89189-192-6

A. Eideloth/K. Müller: **Süße Träume**
Himmlische Kuchen, zauberhafte Torten, fantastische Desserts und mehr ...
Ein Vollwertbackbuch
129 S., gebunden,
ISBN 978-3-89189-193-3

I. Gutjahr: **Mit Vollkorn in Bestform**
Der Frischkornbrei als Basis einer gesunden Ernährung
196 S., flexibel gebunden,
ISBN 978-3-89189-203-9

I. Gutjahr/C. Beck: **Einfach selbst gemacht**
127 Rezepte, Tipps & Tricks aus der Vollwertküche
135 S., flexibel gebunden
ISBN 978-3-89189-206-0